五运六气——经典理论导读

◎ 主审 苏 颖（长春中医药大学）
　　　　杨 威（中国中医科学院）

◎ 著者 邹勇

◎ 循本求原，以经解经，
探文索义，重类七篇
疑难注释，全篇导读，
探讨理论，拓展视野

人民卫生出版社

图书在版编目（CIP）数据

五运六气经典理论导读 / 邹勇著. —北京：人民
卫生出版社，2020
ISBN 978-7-117-29717-2

Ⅰ. ①五… Ⅱ. ①邹… Ⅲ. ①运气（中医） Ⅳ.
①R226

中国版本图书馆 CIP 数据核字（2020）第 102293 号

人卫智网	www.ipmph.com	医学教育、学术、考试、健康，购书智慧智能综合服务平台
人卫官网	www.pmph.com	人卫官方资讯发布平台

五运六气经典理论导读

著　　者：邹　勇
出版发行：人民卫生出版社（中继线 010-59780011）
地　　址：北京市朝阳区潘家园南里 19 号
邮　　编：100021
E - mail：pmph @ pmph.com
购书热线：010-59787592　010-59787584　010-65264830
印　　刷：保定市中画美凯印刷有限公司
经　　销：新华书店
开　　本：710×1000　1/16　印张：19
字　　数：351 千字
版　　次：2020 年 7 月第 1 版　2020 年 7 月第 1 版第 1 次印刷
标准书号：ISBN 978-7-117-29717-2
定　　价：55.00 元
打击盗版举报电话：010-59787491　E-mail：WQ @ pmph.com
质量问题联系电话：010-59787234　E-mail：zhiliang @ pmph.com

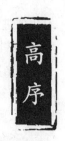

高序

　　邹勇教授是我的学生。1982年，我担任山东中医学院（现为山东中医药大学）八二级中医基础理论课的老师时，便与1982年入学的他结下了师生之谊。若干年后，被遴选为全国第二批优秀中医临床人才研修的邹勇又拜我为师。他虚心好学、勤于钻研的学习态度给我留下了深刻的印象。十多年过去，邹勇同学在中医基础理论和内科临床诊疗方面都取得了长足的进步，尤其是对众人都望而生畏的运气学说的研究更是有独到心得，先后完成《五运六气入门与提高十二讲》《三因司天方解读》等专著，最近又闻新作《五运六气经典理论导读》即将出版，并邀我作序，更觉他对五运六气理论的学习和研究有了进一步的认识。

　　运气理论是先哲在天人相应思想指导下形成的中医理论体系，是中医理论的基础和渊源。《黄帝内经》成书后，专论五运六气理论的七篇大论散佚，得唐代王冰从其师藏秘本中发现，并给予注释、校注、重新编排，编入《重广补注黄帝内经素问》，运气理论方得以流传。由于其理论深奥难懂，虽经刘温舒、汪石山、张景岳等历代医家的诠释、解读，运气学说得以推进、流传，但由于各家均将个人偏见加入其中，致使现在人们所知悉的运气学说已经与《黄帝内经》的本义大相径庭。幸有我的老师方药中先生作《黄帝内经素问运气七篇讲解》，对当代五运六气理论的研究和发展起到了重要的奠基作用。

　　邹勇教授在学习历代医家五运六气理论和临床研究成果的基础上，循本求原，以经解经，重类运气七篇，作《五运六气经典理论导读》，并提出九篇大论可能存在于七篇大论之中的观点，对运气学说的研究做出了大胆的探索和尝试。

　　全书对重类后的运气七篇作注释、导读，在继承历代医家研究的前提下，提出了许多新的看法，如对"君火以明，相火以位"的认识，指出"明"为清明，少阴君火始于清明，少阳相火顺其序位，阐释了二火的运行顺序。对病机

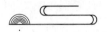
十九条进行了全新的诠释，认为病机十九条讨论的是六气病机，非六气主客病机，亦非五运病机，表达了风、寒、暑、湿、燥、火六气之化之变的症状特点和发病之机。对南政、北政等提出了新观点，指出"视岁南北"为视一岁之南北，而非视南北岁；北为司天，岁半之前为北政；南为在泉，岁半之后为南政。提出《素问遗篇》为刘温舒所补，指出刘温舒在《素问入式运气论奥》所作五天气图，冬至在虚宿，非真实的《黄帝内经》时代的二十八宿天象图，《汉书》载冬至在牵牛初。

本书还将《素问遗篇》命为《素问补篇》作导读；并对《素问》《灵枢》中五运六气理论论述较多的经文各选五篇予以导读，并在附篇中选出五运六气理论探讨论文九篇，梳理标本中气理论，提出天地人病时系统辨证，提出五运六气临证方药，提出客观运气学假说等。虽然书中的有些观点还需要进一步探索，但他敢于将自己独特的观点示于众人评判的勇于探索的精神让我十分敬佩。

本书既有邹勇教授对运气理论的继承和发扬，又有结合临床实践的独特见解。相信本书的出版，可以帮助读者拓展视野，启迪思路，了解中医理论的博大精深，对深入研究五六气理论，传承和发扬中医学术具有重要意义。特为之序。

高思华

2018 年 3 月 23 日

于北京中医药大学

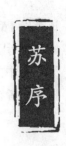

苏序

五运六气是研究天时气候变化规律及天时气候变化规律对人体生命影响的一门科学，它充分体现了《黄帝内经》"人与天地相参"的整体医学观。《素问·至真要大论》指出："天地之大纪，人神之通应也。"认为由于天体的周转，寒暑才有交替，气候才有温凉，从而产生各种生命现象及世间万物，进而形成了基于人与自然息息相通的生命观，研究了六十甲子周期中自然气候变化规律及其与人体生命的密切关系，发现人体生命活动具有与自然阴阳变化规律相一致的生命特征，认为人与自然阴阳变化是不可分割的有机整体，研究人体健康及疾病要依据这一整体运动观予以考察和分析。可见，依据自然阴阳变化规律对于临床诊治疾病、预防疾病、提高疗效显得尤其重要。

五运六气理论出自《黄帝内经》，源于古代医学家长期对自然气候变化与人体疾病关系的观察及总结，被历代医家运用于临床并在实践中得到充实和提高，促进了中医经典理论的临床运用，推动了中医学发展。中医学许多重要理论均出自五运六气篇章，例如：六淫致病、气化学说、升降出入、亢害承制、标本中气、三虚致病、三年化疫、病机十九条、正治反治、制方组方、四气五味用药、司岁备物等，为后世医学留下了宝贵财富。研究五运六气理论，对于研究古代自然科学成就，揭示中医学理论体系中包括五运六气周期节律在内的各周期节律的自然科学背景，以及顺应自然、阴阳、天地各周期节律指导临床防病治病均具有重要意义。近年，五运六气变化周期对于人体生命活动的影响颇受关注，五运六气理论及其临床运用亦受到重视。

邹勇医生在中医临床工作中，钻研五运六气理论的临床运用，在临床诊治疾病中充分运用五运六气理论指导临床实践，在继承与创新方面做了许多工作。日前，接到了邹医生寄来的新作《五运六气经典理论导读》书稿，

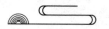

该著对《黄帝内经》五运六气篇章经文进行了注释和导读，将部分原文依据内容进行了类编，分享了五运六气理论临床运用心得及临证方药，对五运六气理论中的南北政、标本中气等问题进行了学术探讨，并提出了个人观点，相信读者在阅读学习及临床运用过程中定能有所启发，故为序。

苏　颖

2018 年 3 月 18 日

于长春中医药大学五运六气研究所

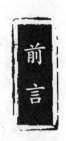

前言

　　编写完《五运六气入门与提高十二讲》《三因司天方解读》，意犹未尽。深感学好五运六气理论，必须研读七篇大论等《黄帝内经》原文，方能体味经典原著的深奥内涵。而七篇大论深奥难懂，困扰很多初学者，故再作《五运六气经典理论导读》，把七篇大论等《黄帝内经》文献以原貌展现给读者。

　　七篇大论文义晦奥，许多内容编排也会让初学者读起来难以理解，究其原因，可能与后人重新编次有关。编次《黄帝内经》，自古有之，唐代杨上善做《黄帝内经太素》，王冰作《重广补注黄帝内经素问》，明代张景岳作《类经》。本书重新类编七篇大论，试图探究运气七篇原本，作为一家之言，希望有助于读者学习。

　　本书主要分五部分内容：上篇为《素问》运气七篇，根据作者的学习和理解，对《素问》七篇大论重新类编。重新编次七篇大论是一项艰难的工作，作者通览七篇，从篇题所要表达的意思，从内容、逻辑、语义，从每一个段落、每一句话等方面，努力寻找上下文联系，将相近的内容进行归类，虽尽全力，但仍不可能尽达原义，请读者根据自己的理解，循本求原，批评指正。运气七篇中所引上古文献更加晦奥，作者以为，七篇大论有可能就是仲景所言《阴阳大论》，是几代人不断研究的成果。鬼臾区曰："臣斯十世，此之谓也。"十世三百年，在这漫长的研究过程中，其文古而奥，因此本书对运气七篇作注释、导读，以帮助读者理解。

　　中篇为《刺法论》《本病论》两篇，通常也称《素问遗篇》《素问亡篇》。《重广补注黄帝内经素问》云："新校正云：详此二篇，亡在王注之前……而今世有《素问亡篇》及《昭明隐旨论》，以谓此三篇，仍托名王冰为注，辞理鄙陋，无足取者。"作者在《五运六气入门与提高十二讲》中做了考证，《素问遗篇》可能为宋代刘温舒所补，并对五运六气理论有所发展，因此，本书以《素问补篇》为名。

　　下篇选《素问》《灵枢》相关五运六气理论经文各五篇，并作导读。《黄帝内经》以天人相应为指导思想，每一篇几乎都包含了天地阴阳之理，从《素问·阴阳应象大论》《素问·六节脏象论》《灵枢·九宫八风》等篇章的通篇策论，

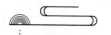

再到七篇大论的专篇，可以看出运气理论发展的历程，可以侧证七篇大论完成于《素问》《灵枢》成书之后。

附篇一为作者对五运六气理论所做的学术探讨和发挥，收录五运六气理论发展历程、南政北政探微、论标本中气、客观运气学假说等对运气理论的研究认识等文章九篇，以帮助读者理解五运六气经典理论。关于五运六气临证方药，作者在《五运六气入门与提高十二讲》中做了简要论述，在《三因司天方解读》一书中做了较为详细的探讨，作者临床应用取得了明显的疗效，收入本书以帮助读者指导临床应用。

附篇二附以七篇大论原文，并将每一条文编号，与正文一致，供读者对照鉴别。为了更好地理解七篇大论，作者以直译与意译相结合的方法再作白话解，虽不能信达，但力求意合。

本书尊重经典，尊重原著，对七篇大论虽重新编次，但不改动原文一字，只对原有编排顺序予以适当调整，作导读以助读。经文的注释，百人可有百解，全凭个人领悟，读者自己去品悟会更好；本书以经解经，适当参考历代注家，尽量避免个人注解引误后人。对于运气七篇大论，根据作者理解，似乎还可以分为九篇，即是将《素问·六元正纪大论》一分为三，分别为《六元正纪》《五运纪》《司天政纪》，如此九篇大论的内容包含于七篇之中，此看法供读者参考，本书仍以运气七篇为题。

编次七篇大论，没有对其娴熟的掌握不能为也。作者苦读三载，虽力不从心，尤勉而为之，以尊崇之意，感怀先人，心不敢篡经改典，念不敢别文造次，如有妄犯，悯天下求知者，谅之，谅之！对于读者，虽我心系，但个人水平和能力所限，不能尽展经文原本，望以宽容之心，谅之，谅之！

本书所引《素问》七篇大论以人民卫生出版社《黄帝内经素问》1963年6月第1版为蓝本。

本书承长春中医药大学苏颖教授、中国中医科学院中医基础理论研究所杨威研究员主审，并提出宝贵意见，谨表谢忱！我的老师北京中医药大学高思华教授对全书给予了具体的指导并为我作序，深表感谢！

邹 勇

2018年3月

于烟台毓璜顶医院

目
录

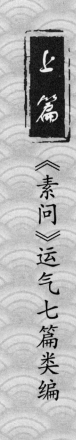

上篇

《素问》运气七篇类编

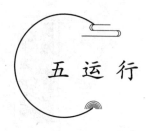

五 运 行

导读:《素问·天元纪大论》篇首:"黄帝问曰:天有五行,御五位,以生寒暑燥湿风,人有五脏,化五气,以生喜怒思忧恐,论言五运相袭而皆治之,终期之日,周而复始,余已知之矣,愿闻其与三阴三阳之候奈何合之?"故将《五运行》篇作为七篇大论之开篇。

原文:

黄帝坐明堂,始正天纲,临观八极,考建五常①,请天师而问之曰:论言天地之动静,神明为之纪,阴阳之升降,寒暑彰其兆。余闻五运之数于夫子,夫子之所言,正五气之各主岁尔,首甲定运,余因论之。鬼臾区曰:土主甲己,金主乙庚,水主丙辛,木主丁壬,火主戊癸。子午之上,少阴主之;丑未之上,太阴主之;寅申之上,少阳主之;卯酉之上,阳明主之;辰戌之上,太阳主之;巳亥之上,厥阴主之。(17条)

不合阴阳,其故何也?岐伯曰:是明道也,此天地之阴阳也。夫数之可数者,人中之阴阳也,然所合,数之可得者也。夫阴阳者,数之可十,推之可百,数之可千,推之可万。天地阴阳者,不以数推以象之谓也。(18条)

帝曰:愿闻其所始也。岐伯曰:昭乎哉问也!臣览《太始天元册》文,丹天之气经于牛女戊分,黅天之气经于心尾己分,苍天之气经于危室柳鬼,素天之气经于亢氐昴毕,玄天之气经于张翼娄胃。所谓戊己分者,奎壁角轸,则天地之门户②也。夫候之所始,道之所生,不可不通也。(19条)

《素问·五运行大论》

注释:

①五常:梅花本《黄帝内经素问》:"谓五气,行天地之中者也。"《汉书·艺文志》云:"五行者,五常之行气也。"

②天地之门户:张介宾:"予尝考周天七政躔度,列春分二月中,日躔壁初,以次而南,三月入奎娄,四月入胃昴毕,五月入觜参,六月入井鬼,七月入柳星张;秋分八月中,日躔翼末,以交于轸,循次而北,九月入角亢,十月入氐

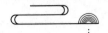

房心，十一月入尾箕，十二月入斗牛，正月入女虚危，至二月复交于春分而入奎壁矣。是日之长也，时之暖也，万物之发生也，皆从奎壁始；日之短也，时之寒也，万物之收藏也，皆从角轸始。故曰春分司启，秋分司闭。夫既司启闭，要分门户而何？然自奎壁而南，日就阳道，故曰天门；角轸而北，日就阴道，故曰地户。"

导读： 本文开篇即论"首甲定运"，提出天干化运（中运）和地支化气（司天）。

文中指出："土主甲己，金主乙庚，水主丙辛，木主丁壬，火主戊癸"，为十天干化运。"子午之上，少阴主之；丑未之上，太阴主之；寅申之上，少阳主之；卯酉之上，阳明主之；辰戌之上，太阳主之；巳亥之上，厥阴主之"，为十二地支化气。

文中指出了天地运行、阴阳升降与自然气候的关系，寒暑交替等自然现象是天地运行、阴阳升降的外在表现。回答了三阴三阳与五运之间的相互联系，并指出："夫数之可数者，人中之阴阳也"，"天地阴阳者，不以数推以象之谓也。"

文中进一步转载了《太始天元册》五气经天文。作者认为，五气经天是五运（小运）所见二十八宿之天象。五气是五行之气，即五运（小运），苍天之气为木运，丹天之气为火运，素天之气为金运，黔天之气为土运，玄天之气为水运。《素问·五运行大论》在论述了天干化运、地支化气之后，接着论述五运（小运）的二十八宿天象。

《太始天元册》以二十八宿为参照坐标，已经认识了五气经天。古人对二十八宿认识悠久，据考证据今约有六千多年的历史，《太始天元册》已经认识了天地阴阳升降规律，提出了"天地门户"的概念。

传统对五气经天的解释："丹天之气"，为红色，是火行所属的天气；"黔天之气"，为黄色，是土行所属的天气；"素天之气"，为白色，是金行所属的天气；"玄天之气"，为黑色，是水行所属的天气；"苍天之气"，为青色，是木行所属的天气。

王冰《玄珠密语·五运元通纪篇》云："自开辟乾坤，望见青气，横于丁壬，故丁壬为木运也；赤气横于戊癸，故戊癸为火运也；黄气横于甲己，故甲己为土运也；白气横于乙庚，故乙庚为金运也；黑气横于丙辛，丙辛为水运也。"

丹天之气，经由牛、女、奎、壁四宿。丹，即红色，在五行属火。其相对应的是戊癸所在的方位，所以"戊癸化火"，主火运。黔天之气，经于心、尾、角、轸四宿。黔，黄色，在五行属土，对应甲己所在的方位，所以"甲己化土"，主土运。素天之气，经于亢、氐、昴、毕四宿。素，白色，在五行属金，对应乙庚所在的方位，所以"乙庚化金"，主金运。玄天之气，经于张、翼、娄、胃四宿。玄，

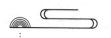

黑色，五行属水，与丙辛所在的方位相应，所以"丙辛化水"，主水运。苍天之气，经由危、室、柳、鬼四宿之上。苍，青色，五行属木，对应丁壬所在的方位，因此"丁壬化木"，主木运。

刘温舒在《素问入式运气论奥·论五天之气第十一》曰："盖天分五气，地列五行，五气分流，散与其上，经于列宿，下合方隅，则命之以为五运。丹天之气，经于牛、女、奎、壁四宿之上，下临戊癸之位，立为火运。黔天之气，经于心、尾、角、轸四宿之上，下临甲己之位，立为土运。素天之气，经于亢、氐、昴、毕四宿之上，下临乙庚之位，立为金运。玄天之气，经于张、翼、娄、胃四宿之上，下临丙辛之位，立为水运。苍天之气，经于危、室、柳、鬼四宿之上，下临丁壬之位，立为木运。此五气所经，二十八宿与十二分位相临，则灼然可见，因此以纪五天，而立五运也。"

刘温舒在《素问入式运气论奥》作五天气图，是对《素问·五运行大论》所引《太始天元册》文的示意图，而非真实的《黄帝内经》时代的二十八宿天象图，《汉书》载冬至在牵牛初，《后汉书·律历中》云："太初历斗二十六度三百八十五分，牵牛八度。"《大衍历议·日度议》云："歆以太初历冬至日在牵牛前五度。"而刘温舒所作五天气图，冬至在虚宿。

王友军研究认为，五气经天是在黄白交点退行周期中取观察者视角的月亮经天轨道变化规律。"丹天之气"，并不等于"天之丹气"，丹天、黔天、苍天、素天、玄天，指的是天道之方位，而非气之颜色。故五天者乃因见月行所出黄道之五方不同，地之五行成运即不同，故名五天统运，而非因气之显色而命五行之属。

原文：

帝曰：善。论言天地者，万物之上下，左右者，阴阳之道路，未知其所谓也。岐伯曰：所谓上下者，岁上下见阴阳之所在也。左右者，诸上见厥阴，左少阴右太阳；见少阴，左太阴右厥阴；见太阴，左少阳右少阴；见少阳，左阳明右太阴；见阳明，左太阳右少阳；见太阳，左厥阴右阳明。所谓面北而命其位，言其见也。（20条）

帝曰：何谓下？岐伯曰：厥阴在上则少阳在下，左阳明右太阴；少阴在上则阳明在下，左太阳右少阳；太阴在上则太阳在下，左厥阴右阳明；少阴在上则厥阴在下，左少阴右太阳；阳明在上则少阴在下，左太阴右厥阴；太阳在上则太阴在下，左少阳右少阴。所谓面南而命其位，言其见也。（21条）

《素问·五运行大论》

导读：天地乃万物之上下，阴阳在其间运行不息。上为司天，为天气；下为在泉，为地气。在讲完天干化运、地支化气、五运（小运）天象之后，本段以

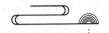

司天、在泉论述了天地之气的运行规律。

研究天气运行要以面北观，研究地气运动要以面南观。所谓面南、面北，非面向南北也。面北是先天之象观，源于河图、先天八卦的方法；面南是后天之象观，源于洛书、后天八卦的方法。要以动态思维研究天地之运行，后世刘温舒以平面图示天地运行，混淆了面南、面北观，虽然理解比较直观，但不是深入研究，会误导许多初学者。

面北命其位所得为不同年份的司天之气运行规律：厥阴、少阴、太阴、少阳、阳明、太阳，左右运行，循环往复。面南命其位所得为不同年份的在泉之气运行规律：少阳、阳明、太阳、厥阴、少阴、太阴，与司天相对应。下文"上者右行，下者左行，左右周天"，左右为司天在泉之气的运行规律，故云"阴阳之道路"。

如果单从司天之气看天地运行，与每岁中客气六步规律一致。在一岁之中，如果司天之气为厥阴风木，则其左右间气分别为少阴君火、太阳寒水；与之对应的在泉之气是少阳相火，其左右间气分别为阳明燥金和太阴湿土。这样就构成了一岁之中六气客气的运行规律。

因此，此段话从如上两个方面理解均符合天地之气的运行规律。

原文：

上下相遘①，寒暑相临，气相得则和，不相得则病。帝曰：气相得而病者何也？岐伯曰：以下临上，不当位②也。（22条）

《素问·五运行大论》

注释：

①相遘：互相交合。

②不当位：不和谐。

导读： 天地运动，司天、在泉之气上下交流，寒暑更易，天地之气相合则气令调和，人体健康，不相合则气令不调，人易发病。

关于当位、非位、不当位：《素问·六微旨大论》云："非其位则邪，当其位则正，邪则变甚，正则微。帝曰：何谓当位？岐伯曰：木运临卯，火运临午，土运临四季，金运临酉，水运临子，所谓岁会，气之平也。帝曰：非位何如？岐伯曰：岁不与会也。帝曰：土运之岁，上见太阴；火运之岁，上见少阳、少阴；金运之岁，上见阳明；木运之岁，上见厥阴；水运之岁，上见太阳，奈何？岐伯曰：天之与会也。故《天元册》曰天符。"

当位：即岁会，是指中运与岁支的五行属性相同，如木运临卯，火运临午，土运临四季，金运临酉，水运临子。六十甲子年中共有八年：丁卯、戊午、甲

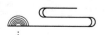

辰、甲戌、己丑、己未、乙酉、丙子。

非位：岁不与会，天与之会也，曰天符，指中运与司天之气五行属性相同。如土运之岁，司天为太阴；火运之岁，司天为少阳、少阴；金运之岁，司天为阳明；木运之岁，司天为厥阴；水运之岁，司天为太阳。六十年中有十二年属天符年：戊子、戊午，戊寅、戊申，丙辰、丙戌，为中运太过与司天之气同化；丁巳、丁亥，乙卯、乙酉，己丑、己未，为中运不及与司天之气同化。故《素问·六元正纪大论》云："太过而同天化者三，不及而同天化者亦三"，以非位区别不当位。

不当位是指司天在泉天地之气不和谐。如《素问·五运行大论》云："帝曰：气相得而病者何也？岐伯曰：以下临上，不当位也。"

上文"厥阴在上则少阳在下，左阳明右太阴；少阴在上则阳明在下，左太阳右少阳；太阴在上则太阳在下，左厥阴右阳明；少阳在上则厥阴在下，左少阴右太阳；阳明在上则少阴在下，左太阴右厥阴；太阳在上则太阴在下，左少阳右少阴。"天地之气相得却发病的原因在于司天、在泉之气的不和，如少阴在上则阳明在下，火克金，故可致气令不和，人体可能发病。

原文：

帝曰：动静何如？岐伯曰：上者右行，下者左行，左右周天[①]，余而复会也。（23条）

帝曰：余闻鬼臾区曰：应地者静。今夫子乃言下者左行，不知其所谓也，愿闻何以生之乎？岐伯曰：天地动静，五行迁复，虽鬼臾区其上候而已，犹不能遍明。夫变化之用，天垂象，地成形，七曜[②]纬虚，五行丽地。地者，所以载生成之形类也，虚者，所以列应天之精气也。形精之动，犹根本之与枝叶也，仰观其象，虽远可知也。（24条）

《素问·五运行大论》

注释：

①周天：地球公转一周的过程，天气右行，地气左行，以日月行星二十八宿为参照物，历经一岁约三百六十五天多一点，把每天分为1°，一岁为365.25°，完成一周天。《素问·六节脏象论》云："日行一度，月行十三度而有奇焉，故大小月三百六十五日成岁。"

②七曜：指日月和木、火、土、金、水五大行星。

导读：承接上文，指出天地之气的运行规律。司天右行，在泉左行，左右周天，循环往复。天垂象，地成形，观象以知天地。

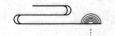

原文：

帝曰：地之为下否乎？岐伯曰：地为人之下，太虚之中者也。（25条）

帝曰：冯乎？岐伯曰：大气举之也。燥以干之，暑以蒸之，风以动之，湿以润之，寒以坚之，火以温之。故风寒在下，燥热在上，湿气在中，火游行其间，寒暑六入，故令虚而生化也。故燥胜则地干，暑胜则地热，风胜则地动，湿胜则地泥，寒胜则地裂，火胜则地固矣。（26条）

《素问·五运行大论》

导读：本段论述了六气相胜对地之影响。指出寒暑六气升、降、出、入为万物化生的条件，提出了"风寒在下，燥热在上，湿气在中，火游行其间"的道理。

太虚之中，地在人之下。寒暑往来，六气运动，万物化生，应之于大地。方药中先生指出："寒胜则地裂"，其"裂"字不合实际，可能是与下句中"火胜则地固"中之"固"字互误，因此拟改为"寒胜则地固"。这就是说太寒冷了，地面上就会出现地冻过甚的现象。"火胜则地裂"，就是说太热了，地面上就会出现干裂的现象。

原文：

帝曰：寒暑燥湿风火，在人合之奈何？其于万物何以生化？（30条）

岐伯曰：东方生风，风生木，木生酸，酸生肝，肝生筋，筋生心。其在天为玄，在人为道，在地为化。化生五味，道生智，玄生神，化生气。神在天为风，在地为木，在体为筋，在气为柔，在脏为肝。其性为暄，其德为和，其用为动，其色为苍，其化为荣，其虫毛，其政为散，其令宣发，其变摧拉，其眚为陨，其味为酸，其志为怒。怒伤肝，悲胜怒；风伤肝，燥胜风；酸伤筋，辛胜酸。（31条）

南方生热，热生火，火生苦，苦生心，心生血，血生脾。其在天为热，在地为火，在体为脉，在气为息，在脏为心。其性为暑，其德为显，其用为躁，其色为赤，其化为茂，其虫羽，其政为明，其令郁蒸，其变炎烁，其眚燔焫，其味为苦，其志为喜。喜伤心，恐胜喜；热伤气，寒胜热；苦伤气，咸胜苦。（32条）

中央生湿，湿生土，土生甘，甘生脾，脾生肉，肉生肺。其在天为湿，在地为土，在体为肉，在气为充，在脏为脾。其性静兼[①]，其德为濡，其用为化，其色为黄，其化为盈，其虫倮，其政为谧，其令云雨，其变动注，其眚淫溃，其味为甘，其志为思。思伤脾，怒胜思；湿伤肉，风胜湿；甘伤脾，酸胜甘。（33条）

西方生燥，燥生金，金生辛，辛生肺，肺生皮毛，皮毛生肾。其在天为燥，在地为金，在体为皮毛，在气为成，在脏为肺，其性为凉，其德为清，其用为固，其色为白，其化为敛，其虫介，其政为劲，其令雾露，其变肃杀，其眚苍落，其味为辛，其志为忧。忧伤肺，喜胜忧；热伤皮毛，寒胜热；辛伤皮毛，苦胜辛。（34条）

北方生寒，寒生水，水生咸，咸生肾，肾生骨髓，髓生肝。其在天为寒，在地为水，在体为骨，在气为坚，在脏为肾。其性为凛，其德为寒，其用为□②，其色为黑，其化为肃，其虫鳞，其政为静，其令□□③，其变凝冽，其眚冰雹，其味为咸，其志为恐。恐伤肾，思胜恐；寒伤血，燥胜寒；咸伤血，甘胜咸。（35条）

《素问·五运行大论》

注释：

①兼：并也。《白虎通》云："脾之为言并也，谓四气并之也。"《素问·太阴阳明论》："脾者土也，治中央，常以四时长四脏，各十八日寄治，不得独主于时也。"

②□：阙文。张介宾补为："其用为藏"。

③□□：阙文。高士宗补为："气令严贞。"注云："严寒贞固，故其令严贞。"可以补为严寒。

导读：论寒暑燥湿风火六元，与人相合。以五运阐释天、地、人万物相应之道，以六气与五方、五味、五脏、五体、五性、五德、五用、五色、五化、五虫、五政、五令、五变、五志等相联属，体现天人相应，五行生克规律。

以东方为例说明：在东方天生风，天风生地木，地木生酸味，酸味养肝气。筋为肝所主，酸味物质养筋，肝藏血以供养心。天道玄奥，人在自然，大地生化。五味由天地化生，探索自然，增长智慧，玄奥的宇宙产生神明，生化产生气机。

天运行化生风，大地草木萌生，人体筋脉舒弛，气和性柔，肝气萌动。春天温煦，天地温和，万物萌动，大地青青，生长茂盛，毛虫繁殖旺盛，阳气敷散，时气宣发。若有变化，和风变为狂风，可以摧毁万物。春天宜酸味以养，人的情志易怒。过怒可以伤害人的肝脏，悲伤可以克制；肝为风伤，燥金可以克制；过酸可以伤筋，用辛味可以制酸。

原文：

五气①更立，各有所先，非其位则邪，当其位则正②。（36条）
帝曰：病生之变何如？岐伯曰：气相得则微，不相得则甚。（37条）

《素问·五运行大论》

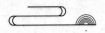

注释:

①五气:五运之气。

②非其位则邪,当其位则正:五运之气与其所行时令不相应,就是邪气;若其行与时令相应,则为正气。

导读: 本段探讨了正气和邪气,运气与时令相合为正,不相合为邪。正与邪的区别在于五运是否与时令相应,气相得则病轻,不相得则病重。

正气:在《黄帝内经》七篇大论之外的其他篇中为真气。《素问·离合真邪论》云:"真气者,经气也。"《灵枢·刺节真邪》云:"真气者,所受于天,与谷气并而充身也。正气者,正风也,从一方来,非实风又非虚风也。邪气者,虚风之贼伤人也,其中人也深,不能自去。正风者,其中人也浅,合而自去,其气来柔弱,不能胜真气,故自去。"七篇大论提到了正:《素问·五常政大论》云:"谷肉果菜,食养尽之,无使过之,伤其正也……无致邪,无失正,绝人长命。"《素问·六元正纪大论》亦云:"食岁谷以全其真,避虚邪以安其正。"《素问补篇·刺法论》云:"正气存内,邪不可干。"后世遂形成了以正气代替真气的概念。

原文:

帝曰:主岁何如?岐伯曰:气有余,则制己所胜而侮所不胜;其不及,则己所不胜侮而乘之,己所胜轻而侮之。侮反受邪,侮而受邪,寡于畏也。帝曰:善。(38条)

《素问·五运行大论》

导读: 本条论述五运(中运)太过、不及的乘侮规律。五行乘侮是以岁运太过、不及为前提,运气理论中的乘侮关系是指太过、不及年份的运气特点,其表现出的自然现象及其对人体发病的影响,说明人体感受邪气的发病规律。

全篇导读: 本篇原以"五运行大论"为篇名,提出天干化运、十二地支化气的内涵,提出了五气经天理论说理五运(小运)天象,说明天地上下(司天、在泉)运行规律。

阐发六气运行规律,认为寒暑六气升、降、出、入为万物化生的条件,探讨了运气与时令相合为正,不相合为邪,气相得则病轻,不相得则病重,并以五运、六气与五方、五味、五脏、五体、五性、五德、五用、五色、五化、五虫、五政、五令、五变、五志等相联属,体现天人相应及五行生克规律。论述了五运(岁运)太过、不及的乘侮规律。

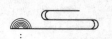

　　该篇实为五运六气理论的基础入门，从首甲定运，到天干化运、地支化气、五气经天（小运）、司天、在泉、天地三阴三阳运行顺序、立年知气，再到风寒暑湿燥火六元与人和万物相合及发病之机，论述了天、地规律及天人相应规律，概念清楚，逻辑清晰。

天元纪

原文：

　　黄帝问曰：天有五行，御五位，以生寒暑燥湿风，人有五脏，化五气，以生喜怒思忧恐，论言五运相袭而皆治之，终期之日，周而复始，余已知之矣，愿闻其与三阴三阳之候奈何合之？（1条）

　　鬼臾区稽首再拜对曰：昭乎哉问也。夫五运阴阳者，天地之道①也，万物之纲纪②，变化之父母，生杀之本始，神明之府也，可不通乎！故物生谓之化，物极谓之变，阴阳不测谓之神③，神用无方谓之圣④。（2条）

《素问·天元纪大论》

注释：

①道：规律。

②纲纪：法则。

③阴阳不测谓之神：苏颖：指自然界阴阳变化极其复杂，难以全面掌握。

④神用无方谓之圣：能够灵活运用神妙莫测的阴阳变化规律，没有约束者，称为圣人。

　　导读："黄帝问曰：天有五行御五位，以生寒暑燥湿风，人有五脏，化五气，以生喜怒思忧恐，论言五运相袭而皆治之，终期之日，周而复始，余已知之矣。"以承接上篇，并总结五运阴阳概念。指出五运即天之五行，掌令五方，化生六气，与人之五脏、五气、五志天人相应，提出五运如何与三阴三阳相合的问题。

　　五行在天，掌管五方，产生风、寒、暑、湿、燥、火六气；人有五脏，受五行之气所化，产生喜、怒、思、忧、恐五种情志。五运运行自有规律，来往终始，周而往复。

　　鬼臾区总结了五运阴阳的概念，与《素问·阴阳应象大论》所论阴阳概念完全相同，说明五运六气即天地阴阳之道。

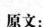
原文：

夫变化之为用也，在天为玄[1]，在人为道，在地为化，化生五味，道生智，玄生神。神在天为风，在地为木，在天为热，在地为火，在天为湿，在地为土，在天为燥，在地为金，在天为寒，在地为水，故在天为气，在地成形，形气相感而化生万物矣。（3 条）

然天地者，万物之上下也；左右者，阴阳之道路也；水火者，阴阳之征兆也；金木者，生成之终始也。气有多少，形有盛衰，上下相召而损益彰矣。（4 条）

《素问·天元纪大论》

注释：

[1] 玄：奥，深奥之义。《淮南子·主术训》："天道玄默，无容无则，大不可极，深不可测。"

导读： 在此文中，鬼臾区进一步解释了五运阴阳"神"的内涵："神在天为风，在地为木，在天为热，在地为火，在天为湿，在地为土，在天为燥，在地为金，在天为寒，在地为水"。故有厥阴风木、少阴君火、少阳相火、太阴湿土、阳明燥金、太阳寒水之称谓，内涵天地阴阳之理。指出了天、地、人变化之用，万物化生，源于天、地形气相感，三生万物。

关于"厥阴风木、少阴君火、少阳相火、太阴湿土、阳明燥金、太阳寒水"六气名称，冯茗渲、杨威研究指出："少阳相火"一词在《素问·六元正纪大论》出现 10 次；"厥阴风木"在《素问》全篇中出现 0 次，《素问·六元正纪大论》出现"厥阴木"10 次，《素问·至真要大论》出现"风木"1 次；"少阴君火"在《素问》全篇中出现 0 次，《素问·六元正纪大论》出现"少阴火"10 次，《素问·六元正纪大论》《素问·六微旨大论》分别出现"君火"一词共 5 次；"太阴湿土"在《素问》全篇中出现 0 次，《素问·六元正纪大论》出现"太阴土"10 次；"阳明燥金"在《素问》全篇中出现 0 次，《素问·六元正纪大论》出现"阳明金"10 次；"太阳寒水"在《素问》全篇中出现 0 次，《素问·六元正纪大论》出现"太阳水"10 次；"寒水"在《素问》全篇中出现 3 次，《刺热篇》所论"诸治热病，以饮之寒水乃刺之"为"冷水"之意；与"太阳寒水"相近之义"寒水"分别在《素问·六元正纪大论》《素问·至真要大论》各出现 1 次。

"厥阴风木、少阴君火、少阳相火、太阴湿土、阳明燥金、太阳寒水"六气概念完全确立见于《素问入式运气论奥》。

原文：

帝曰：愿闻五运之主时也何如？鬼臾区曰：五气运行，各终期日，非独主

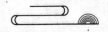

时也。（5条）

帝曰：请闻其所谓也。鬼臾区曰：臣积考《太始天元册》文曰：太虚①寥廓，肇基②化元，万物资始，五运终天，布气真灵，揔统坤元，九星③悬朗，七曜周旋，曰阴曰阳，曰柔曰刚，幽显④既位，寒暑弛张，生生化化，品物咸章。臣斯十世，此之谓也。（6条）

《素问·天元纪大论》

注释：

①太虚：指太空、天空。

②肇基：肇：始也；基：根本。

③九星：王冰指天蓬、天芮、天冲、天辅、天禽、天心、天任、天柱、天英。田合禄指出：九星指北斗九星。一说玄戈、招摇已经离开北斗二炳；二说指天枢、天璇、天玑、天权、玉衡、开阳、瑶光，开阳、瑶光之旁有小星，左为辅，右为弼，合为九星。竺可桢考证指出："孙星衍（清）以为九星者，即现有北斗七星外加招摇、大角……北斗杓三星玉衡、开阳、摇光，相距自五度至七度。而自摇光至玄戈，自玄戈招摇，亦各六气度……距今三千六百年以迄六千年前，包括右枢为北极星时代在内，在黄河流域之纬度，此北斗九星，可以常见不隐，终年照耀于地平线上。"作者认为，九星指天空繁星，星很多之意。王冰所论"天蓬、天芮"等九星为奇门遁甲格局中的值符，非天空之星。

④幽显：同幽明。下文："幽明何如？岐伯曰：两阴交尽故曰幽，两阳合明故曰明。幽明之配，寒暑之异也。"

导读：本段提出五运非独主时，以《太始天元册》文阐述天地七曜万物阴阳柔刚的生化运行规律。

《太始天元册》，据《黄帝内经》为上古之文，但上古距《黄帝内经》时代不会超过300年。依据目前所见甲骨文，为公元前16世纪—公元前11世纪殷商文字，对五运的认识约公元前356—公元前302年战国时代，"六气"一词，最早见于公元前541年，且对刚柔的认识也不会距汉代久远，故推测《黄帝内经》所言上古不会太久远。

天空广阔，开天辟地，万物萌生，天行五运，大气流动，统领大地，天布繁星，日月交替，五星环转，天运阴阳，地行柔刚，各归所位，阴阳交接，四季交替，万物化生，自然规律。研究此道，鬼臾区家族历经十世。《说文解字》："三十年为一世。"

原文：

帝曰：善。愿闻阴阳之三也何谓？岐伯曰：气有多少，异用也。（479条）

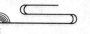
帝曰：阳明何谓也？岐伯曰：两阳合明也。（480 条）

帝曰：厥阴何也？岐伯曰：两阴交尽也。（481 条）

《素问·至真要大论》

帝曰：幽明何如？岐伯曰：两阴交尽故曰幽，两阳合明故曰明。幽明之配，寒暑之异也。（509 条）

帝曰：分至何如？岐伯曰：气至之谓至，气分之谓分，至则气同，分则气异，所谓天地之正纪也。（510 条）

《素问·至真要大论》

导读： 阴阳分三阴三阳，两阳相合为阳明，两阴交尽为幽，幽明历寒暑，分至气异同，乃天地运行之规律。把《素问·至真要大论》文提于此处，上对天元纪之题，下接"气有多少"之文。

当代肖军从晷仪的日影测量，认为《黄帝内经》中三阴三阳是源于"移光定影"，指出少阳、阳明、太阳标定了太阳升起的三个点，厥阴，少阴、太阴标定了太阳落下的三个点，从而找到了三阴三阳在古代天文中的原始含义，说明三阴三阳是和太阳的周年运行相互关联的，表明天人合一思想在古代是有具体标定的。此正如《素问·六微旨大论》所言："因天之序，盛衰之时，移光定位，正立而待之。"

原文：

帝曰：善。何谓气有多少，形有盛衰？鬼臾区曰：阴阳之气各有多少，故曰三阴三阳也。形有盛衰，谓五行之治，各有太过不及也。（7 条）

故其始也，有余而往，不足随之，不足而往，有余从之，知迎知随，气可与期。（8 条）

应天为天符①，承岁为岁直②，三合③为治。（9 条）

帝曰：上下相召奈何？鬼臾区曰：寒暑燥湿风火，天之阴阳也，三阴三阳上奉之。木火土金水火，地之阴阳也，生长化收藏下应之。天以阳生阴长，地以阳杀阴藏。天有阴阳，地亦有阴阳。木火土金水火，地之阴阳也，生长化收藏。故阳中有阴，阴中有阳。（10 条）

所以欲知天地之阴阳者，应天之气，动而不息，故五岁而右迁，应地之气，静而守位，故六期而环会，动静相召，上下相临，阴阳相错，而变由生也。（11 条）

帝曰：上下周纪，其有数④乎？鬼臾区曰：天以六为节，地以五为制。周天气者，六期为一备；终地纪者，五岁为一周。君火以明，相火以位。五六相合而七百二十气，为一纪，凡三十岁；千四百四十气，凡六十岁，而为一周，不及

太过,斯皆见矣。(12条)

《素问·天元纪大论》

注释:

①天符:中运与司天的五行属性相同。

②岁直:中运与岁支的五行属性相同。

③三合:中运、司天、岁支的五行属性相同,也称"太乙天符"。

④数:指规律。

导读: 本段以阴阳气之多少而分三阴三阳,五运有太过、不及,提出了天符、岁直、三合等概念;分别论述了天地阴阳之相承相应,五运有五步节律,六气以六步节律;天地之气上下交流,产生大自然各种变化。并进一步提出了"五六相合",指出了三十年为一纪,六十年一周的太过、不及甲子规律。

本篇第三条:"在天为气,在地成形,形气相感而化生万物矣。"形、气概念在此文作出了明确的回答:气指三阴三阳之气,"阴阳之气各有多少,故曰三阴三阳也";形指五运,"形有盛衰,谓五行之治,各有太过不及也。"

关于"君火以明,相火以位",历代医家注释不尽如人意,王冰注:"君火在相火之右,但立于君位,不立岁气,故天之六气,不偶其气以行,君火之政,守位而奉天之命,以宣行火令尔。以名奉天,故曰君火以名,守位禀命,故云相火以位。"谓君火不主岁气,故而火主岁之年,则由相火代之以宣行火令。《景岳全书·杂证谟·论君火相火之病》论云:"经曰:君火以明,相火以位。此就火德辨阴阳,而悉其形气之理也。盖火本阳也,而阳之在上者,为阳中之阳,故曰君火;阳之在下者,为阴中之阳,故曰相火,此天地生成之道也。其在于人,则上为君火,故主于心;下为相火,故出于肾。主于心者,为神明之主,故曰君火以明。出于肾者,为发生之根,故曰相火以位。"张介宾以上下论君相二火,与人之心火肾火相对应。《素问直解·卷之六》云:"五运者,五行也。六气者,亦五行也。六气之中,有二火,则君火以明,相火以位。君主神明,故曰以明;相主辅佐,故曰以位。"高士宗之解亦多牵强。当代李伟等认为:"明"通"孟",为起始之意,"位"通"立",为终止之意。从文字训诂角度,"君火以明,相火以位"中之"明"字意为起始,而"位"字意为终止,乃是论述从君火开始而至相火终止的一个循环过程。在运气学说中君火为少阴,相火为少阳,而五运六气以六十甲子为一循环周期,始于甲子年,止于癸亥年。甲子年为少阴君火司天,阳明燥金在泉,癸亥年为厥阴风木司天,少阳相火在泉,故可知在六十年的一个完整的五运六气周期中,始于甲子年少阴君火司天,而止于癸亥年少阳相火在泉,此亦正是"君火以明,相火以位"的本原含义。此说似乎合理,但不是经文本义。

解释经文，应先看全文意宗，即全文要表达的宗旨，再看上下文联系，再解文段内涵，再解每句含义，再释每文字义，综合全篇所论，方可解释经义。盖因古人传播不便，记录困难，故字简而义奥，一字而多义，尤以上古之文为甚。通常读其一字，要知其本义、象义和化义。

本文"帝曰：上下周纪，其有数乎？鬼臾区曰：天以六为节，地以五为制。周天气者，六期为一备；终地纪者，五岁为一周。君火以明，相火以位。五六相合而七百二十气，为一纪，凡三十岁；千四百四十气，凡六十岁，而为一周，不及太过，斯皆见矣。"全篇论天地运行规律，此段上文论"上下相召"，下文为结束语，全段用三句话论天地之气的一年、一纪、一周运行规律。第一句："天以六为节，地以五为制。周天气者，六期为一备；终地纪者，五岁为一周。"论述了一年天地之气的运行，天气运行有六步节律，地气运行遵五行规律；天气运行一年，完成六步之化；地气运行一周，终五行之运。关键是此处"五岁为一周"，是五年一周吗？肯定不是。地气运行一周，需木、火、土、金、水五行太过不及十年，故此"五岁为一周"乃一年之五运。而后面又论述了"六十岁而为一周"，所以，同为"一周"，含义不同。说完第一句，再说第三句："五六相合而七百二十气，为一纪，凡三十岁；千四百四十气，凡六十岁，而为一周。"五运、六气相合，行七百二十气为一纪，共三十岁；一千四百四十气为一周，共六十年。说明了六十年一个甲子的天地之气运行规律。

而第二句话："君火以明，相火以位"是接上句还是接下句呢？从语义分析，显然是接上句。是说"少阴君火"始于清明，"少阳相火"顺其序位，告诉我们二火的运行顺序。《黄帝内经》本义，初之气始于立春，二之气则始于清明之节，《黄帝内经》是以节气定六气起始坐标，而不是其他。从文字分析，"明"为清明，"位"是运行之序位；"明"是文字化义，本义是"光亮"，化为节气之"清明"，以"明"指代清明；"位"的本义是"座位"，象义为"位置"，化义则为"顺序"。

原文：

帝曰：夫子之言，上终天气，下毕地纪，可谓悉矣。余愿闻而藏之，上以治民，下以治身，使百姓昭著，上下和亲，德泽下流，子孙无忧，传之后世，无有终时，可得闻乎？鬼臾区曰：至数之机，迫迮以微①，其来可见，其往可追，敬之者昌，慢之者亡。无道行私，必得夭殃，谨奉天道，请言真要。（13条）

《素问·天元纪大论》

帝曰：善言始者，必会于终，善言近者，必知其远，是则至数②极而道不惑，所谓明矣。愿夫子推而次之，令有条理，简而不匮，久而不绝，易用难忘，为之纲纪，至数之要，愿尽闻之。鬼臾区曰：昭乎哉问！明乎哉道！如鼓之应

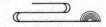

桴，响之应声也。臣闻之，甲己之岁，土运统之；乙庚之岁，金运统之；丙辛之岁，水运统之；丁壬之岁，木运统之；戊癸之岁，火运统之。（14条）

《素问·天元纪大论》

注释：

①迫迮以微：非常需要精微。

②至数：至：最，深；数：规律。指最高深的规律。

导读：此文对"上终天气，下毕地纪"作了总结，指出了天地运行规律是可以预见的道理，进一步论述了天干统五运规律。

原文：

帝曰：其于三阴三阳，合之奈何？鬼臾区曰：子午之岁，上见少阴；丑未之岁，上见太阴；寅申之岁，上见少阳；卯酉之岁，上见阳明；辰戌之岁，上见太阳；巳亥之岁，上见厥阴。少阴所谓标①也，厥阴所谓终②也。厥阴之上，风气主之；少阴之上，热气主之；太阴之上，湿气主之；少阳之上，相火主之；阳明之上，燥气主之；太阳之上，寒气主之。所谓本也，是谓六元③。（15条）

《素问·天元纪大论》

注释：

①标：开始。

②终：结束。

③六元：指六气。

导读：此文回答了黄帝"愿闻其与三阴三阳之候奈何合之？"的问题，呼应本篇开篇。再述六气标本与十二支化气，三阴三阳与地支相合，风、寒、暑、湿、燥、火为六气之本，为天之气，也称六元。

原文：

帝曰：光乎哉道！明乎哉论！请著之玉版，藏之金匮，署曰《天元纪》。（16条）

《素问·天元纪大论》

全篇导读：天元纪意在讨论天地规律，指出五运阴阳及三阴三阳之道。五运即天之五行之气运动，掌令五方，化生六气，与人之五脏、五气、五志天人相应，五运阴阳与阴阳概念一致。阐明厥阴风木、少阴君火、少阳相火、

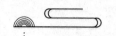

太阴湿土、阳明燥金、太阳寒水六气标本相合的深刻内涵，如厥阴风木，在天为风，在地为木，厥阴为标，寓天地阴阳之理；指出天化气，地成形，形气相感而万物化生的道理。

提出五运非独主时，阐述天地七曜万物阴阳柔刚的生化运行规律。指出阴阳分三阴三阳，两阳相合为阳明，两阴交尽为幽，幽明历寒暑，分至气异同，乃天地运行之规律。

五运有太过、不及，中运与司天的五行属性相同为天符，中运与岁支的五行属性相同为岁直，中运、司天、岁支的五行属性相同为三合而治，也称"太一天符"。

论述了天地阴阳之相承相应，五运以五步节律，六气以六步节律；天地之气上下交流，产生大自然各种变化；指出了三十年为一纪，六十年为一周的太过、不及甲子规律。

进一步论述了天干统五运规律和六气标本与十二支化气规律，回答了五运六气与三阴三阳相合的问题；指出天地运行规律是可以预见的。

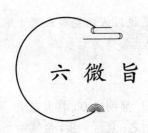

六 微 旨

原文：

黄帝问曰：呜呼远哉！天之道也，如迎浮云，若视深渊，视深渊尚可测，迎浮云莫知其极。夫子数言谨奉天道，余闻而藏之，心私异之，不知其所谓也。愿夫子溢志尽言其事，令终不灭，久而不绝，天之道可得闻乎？岐伯稽首再拜对曰：明乎哉问天之道也！此因天之序，盛衰之时也。（39条）

帝曰：愿闻天道六六之节盛衰何也？岐伯曰：上下有位，左右有纪①。故少阳之右，阳明治之；阳明之右，太阳治之；太阳之右，厥阴治之；厥阴之右，少阴治之；少阴之右，太阴治之；太阴之右，少阳治之。此所谓气之标②，盖南面而待也。（40条）

故曰：因天之序，盛衰之时，移光定位③，正立而待之。此之谓也。少阳之上，火气治之，中见厥阴；阳明之上，燥气治之，中见太阴；太阳之上，寒气治之，中见少阴；厥阴之上，风气治之，中见少阳；少阴之上，热气治之，中见太阳；太阴之上，湿气治之，中见阳明。所谓本④也，本之下，中⑤之见也，见之下，气之标也，本标不同，气应异象。（41条）

《素问·六微旨大论》

注释：

①纪：规律。

②标：标示，六气之本以三阴三阳标示。《素问·天元纪大论》云："寒暑燥湿风火，天之阴阳也，三阴三阳上奉之。"

③移光定位：圭表测影，观察日光成影的位置。

④本：指风寒暑湿燥火六气。《素问·天元纪大论》云："所谓本也，是谓六元。"

⑤中：即中气。

导读：本段论述了天道六六之节的运行规律，也就是客气的运行规律，并

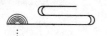
提出了标本中气理论。所谓气之标，盖南面而待也，是说以人的主观命名六气之标。正立而待之，即面北观。是以太阳形成的客观光影作为记录。

原文：

帝曰：善。愿闻地理之应六节①气位②何如？岐伯曰：显明之右，君火之位也；君火之右，退行一步，相火治之；复行③一步，土气治之；复行一步，金气治之；复行一步，水气治之；复行一步，木气治之；复行一步，君火治之。相火之下，水气承之；水位之下，土气承之；土位之下，风气承之；风位之下，金气承之；金位之下，火气承之；君火之下，阴精承之。（45条）

帝曰：何也？岐伯曰：亢④则害，承⑤乃制，制则生化，外列盛衰，害则败乱，生化大病。（46条）

《素问·六微旨大论》

注释：

①六节：六：六气；节：节气。

②气位：气，五行之气；位：位置。

③复行：再行。

④亢：超过正常限度。

⑤承：顺应，承袭。

导读：提出了地气应天之六节气位规律，也就是主气的运行规律，符合五行克制规律，天地之气互相制约，方能维持动态平衡，一旦有一方亢胜，则生邪害，生化疾病。

"相火之下，水气承之；水位之下，土气承之；土位之下，风气承之；风位之下，金气承之；金位之下，火气承之；君火之下，阴精承之。"说明人体之气与地气相承。

对显明的解释，王冰注为春分。《重广补注黄帝内经素问·六微旨大论》云："日出谓之显明，则卯地气分春也。自春分后六十日有奇，斗建卯正至于巳正，君火之位也。"张介宾注："显明者，日出之所，卯正之中，天地平分之处也。"显明指太阳所出的正东方卯位。从春分上推，木气所始，起于大寒。地气始于大寒的根源在于王冰对显明的解释。显明为日出之所与运气理论没有任何联系，运气理论是以节气为时间坐标。而且，本文所论也很明确："愿闻地理之应六节气位何如？"讲的就是地气运行遵循六气节气（二十四节气）规律。因此，作者认为，显明为见于清明。显，见也。《尔雅·释古》："显，见也，光也。"明，清明。将显明之右释为见于清明之右，则木气所始，起于春。如此，则天地之气起源一致，同起于立春，符合经文原旨。

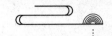

原文：

帝曰：善。愿闻其步何如？岐伯曰：所谓步者，六十度而有奇，故二十四步积盈百刻而成日也。（55条）

　　　　　　　　　　　　　　　　　　　　　《素问·六微旨大论》

导读：将此文前提，说明六气各步运行时间。

原文：

帝曰：何谓初中？岐伯曰：初凡三十度而有奇，中气同法。帝曰：初中何也？岐伯曰：所以分天地也。帝曰：愿卒闻之。岐伯曰：初者地气也，中者天气也。（65条）

　　　　　　　　　　　　　　　　　　　　　《素问·六微旨大论》

帝曰：其升降何如？岐伯曰：气之升降，天地之更用也。（66条）

帝曰：愿闻其用何如？岐伯曰：升已而降，降者谓天；降已而升，升者谓地。天气下降，气流于地；地气上升，气腾于天。故高下相召，升降相因，而变作矣。（67条）

　　　　　　　　　　　　　　　　　　　　　《素问·六微旨大论》

　　导读：把"初中"前提，补充完善天地六节、六步规律，阐明天地初中之气的升降规律，说明六气中每步再分初气和中气，初气是地气，中气是天气。一气之中，天地之气主导各半。个人理解，初者地气，为天气下降，客气主导前三十天；中者天气，为地气上升，主气主导后三十天。此处"中气"与标本中气之"中气"不同。

　　《重广补注黄帝内经素问·六微旨大论》云："帝曰：六气应五行之变何如？岐伯曰：位有终始，气有初中，上下不同，求之亦异也。帝曰：求之奈何？岐伯曰：天气始于甲，地气始于子，子甲相合，命曰岁立，谨候其时，气可与期。"王冰注曰："气与位互有差移，故气之初，天用事，气之中，地主之。地主则气流于地，天用则气腾于天，初与中皆分天步而率刻尔，初中各三十日余四十三刻四分刻之三也。"王冰注与《黄帝内经》所论不同。

　　东汉《易纬·河图数》云："五运皆起于月初，天气之先至，乾知大始也。六气皆起于月中，地气之后应，坤作成物也。"《易纬·河图数》与《黄帝内经》也是同时代作品，提出五运起于月初，六气起于月中，与《黄帝内经》认识也不同，这需要在临床实际中去观察、去研究。

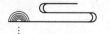

原文：

帝曰：六气应五行之变何如？岐伯曰：位有终始，气有初中，上下①不同，求之亦异也。帝曰：求之奈何？岐伯曰：天气始于甲，地气治于子，子甲相合，命曰岁立②，谨候其时，气可与期。（56条）

帝曰：愿闻其岁，六气始终，早晏何如？岐伯曰：明乎哉问也！甲子③之岁，初之气，天数始于水下一刻，终于八十七刻半；二之气，始于八十七刻六分，终于七十五刻；三之气，始于七十六刻，终于六十二刻半；四之气，始于六十二刻六分，终于五十刻；五之气，始于五十一刻，终于三十七刻半；六之气，始于三十七刻六分，终于二十五刻。所谓初六，天之数也。（57条）

乙丑岁，初之气，天数始于二十六刻，终于一十二刻半；二之气，始于一十二刻六分，终于水下百刻；三之气，始于一刻，终于八十七刻半；四之气，始于八十七刻六分，终于七十五刻；五之气，始于七十六刻，终于六十二刻半；六之气，始于六十二刻六分，终于五十刻。所谓六二，天之数也。（58条）

丙寅岁，初之气，天数始于五十一刻，终于三十七刻半；二之气，始于三十七刻六分，终于二十五刻；三之气，始于二十六刻，终于一十二刻半；四之气，始于一十二刻六分，终于水下百刻；五之气，始于一刻，终于八十七刻半；六之气，始于八十七刻六分，终于七十五刻。所谓六三，天之数也。（59条）

丁卯岁，初之气，天数始于七十六刻，终于六十二刻半；二之气，始于六十二刻六分，终于五十刻；三之气，始于五十一刻，终于三十七刻半；四之气，始于三十七刻六分，终于二十五刻；五之气，始于二十六刻，终于一十二刻半；六之气，始于一十二刻六分，终于水下百刻。所谓六四，天之数也。（60条）

次戊辰岁，初之气，复始于一刻，常如是无已，周而复始。（61条）

帝曰：愿闻其岁候④何如？岐伯曰：悉乎哉问也！日行一周⑤，天气始于一刻，日行再周，天气始于二十六刻，日行三周，天气始于五十一刻，日行四周，天气始于七十六刻，日行五周，天气复始于一刻，所谓一纪也。是故寅午戌岁气会同，卯未亥岁气会同，辰申子岁气会同，巳酉丑岁气会同，终而复始。（62条）

《素问·六微旨大论》

注释：

①上下：上指天气；下指地气。
②岁立：立岁，确定岁之开始。
③甲子：指六十甲子，天气始于甲，地气始于子，天地之气之起始。
④岁候：候岁。如何测量每岁的天气。

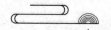

⑤日行一周：一周，指一年。太阳运行一年的周期。

导读：此文论述了六气应五运之变化，明确了五运六气运行交接时刻。

天气从甲开始，地气从子计时，子甲相合，开一岁之始，即以天干、地支明岁始。

天之六气的起始时刻，论中交代亦很清楚，如"甲子之岁，初之气天数始于水下一刻"，天数即天气之数，从立春日计。六十甲子不同的年份，运气起始时刻有同有不同，作者根据经文，列表以示，由表1、表2所见，相同的周期，五运、六气起始时刻是相同的。

问题是后世很多医家从大寒日计，混淆了天地之气数，而《黄帝内经》所论述的六气主客是以天气为主导的。可能与观察起始时刻所在地的经纬度有关，需要进一步科学研究。

关于交运时刻，是五运六气理论与实践的关键问题，但是自古存在三种主要学说，一说大寒，一说立春，一说冬至。源于立春说（含正月朔日说）符合经旨，源于冬至说为汪机所倡，源于大寒说基于仲景和王冰，目前大寒说成为主流。

表1　天气六步交司时刻表

年支	初之气	二之气	三之气	四之气	五之气	终之气
	立春日	清明日	芒种日	立秋日	寒露日	大雪日
子、辰、申	始初刻 终八十七刻半	始八十七刻六分 终七十五刻	始七十六刻 终六十二刻半	始六十二刻六分 终五十刻	始五十一刻 终三十七刻半	始三十七刻六分 终二十五刻
丑、巳、酉	始二十六刻 终十二刻半	始十二刻六分 终百刻	始初刻 终八十七刻半	始八十七刻六分 终七十五刻	始七十六刻 终六十二刻半	始六十二刻六分 终五十刻
寅、午、戌	始五十一刻 终三十七刻半	始三十七刻六分 终二十五刻	始二十六刻 终十二刻半	始十二刻六分 终百刻	始初刻 终八十七刻半	始八十七刻六分 终七十五刻
卯、未、亥	始七十六刻 终六十二刻半	始六十二刻六分 终五十刻	始五十一刻 终三十七刻半	始三十七刻六分 终二十五刻	始二十六刻 终十二刻半	始十二刻六分 终百刻

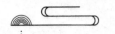

表2　五运起运时刻表

日行一周	日行二周	日行三周	日行四周
初刻	二十六刻	五十一刻	七十六刻
子、辰、申	丑、巳、酉	寅、午、戌	卯、未、亥

原文：

帝曰：愿闻其用也。岐伯曰，言天者求之本，言地者求之位，言人者求之气交。（63条）

帝曰：何谓气交？岐伯曰：上下之位，气交之中，人之居也。故曰：天枢①之上，天气主之；天枢之下，地气主之；气交之分，人气从之，万物由之。此之谓也。（64条）

《素问·六微旨大论》

注释：

①天枢：张介宾："枢，枢机也，居阴阳升降之中，是为天枢。"作者认为，天枢指岁半之日，司天、在泉交接之时，为天地之气交接之枢。

导读：以上二条论述了天地六气的应用，指出言天气求本，言地气求位，言人求气交。提出气交概念，气交乃天地之气相交，人之气与自然万物都从于气交。

全篇导读：此篇论述了天道六六之节的运行规律（即客气的运行规律）和标本中气理论；提出了地气应天之六节气位规律（即主气的运行规律），人体之气与地气相承，符合五行克制规律。天地之气互相制约维持动态平衡，有一方亢胜，则自然界产生邪害，影响人体生化疾病；天地六节、六步规律，每步运行四个节气，即六十度而有奇。

论述了初气和中气，初气是地气，中气是天气，天气下降，气流于地，地气上升，气腾于天，此处中气与标本中气之中气不同。

论述了六气应五运之变化。明确了五运六气运行交接时刻：天气从甲开始，地气从子计时，子甲相合，为一岁的开始，即以天干、地支明岁始。明确了天之六气的起始时刻，如甲子之岁，初之气天数始于水下一刻，并以此循环类推；天气之数从立春日开始；六十甲子不同的年份，运气起始时刻有同有不同；相同的周期，五运、六气起始时刻是相同的；如此循环往复，周而复始。

论述了天地六气的应用，指出言天气求本，言地气求位，言人求气交。提出气交概念，气交乃天地之气相交，人之气与自然万物都从于气交。

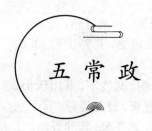

五常政

导读： 七篇大论之《气交变大论》原排列于《五常政大论》之前，《气交变》论述的是五运之变，此篇《五常政》论述的是五运之常，故改动篇章排列顺序。

原文：

黄帝问曰：太虚寥廓，五运回薄，衰盛不同，损益相从，愿闻平气①何如而名？何如而纪也？岐伯对曰：昭乎哉问也！木曰敷和②，火曰升明③，土曰备化④，金曰审平⑤，水曰静顺⑥。（110条）

帝曰：其不及奈何？岐伯曰：木曰委和⑦，火曰伏明⑧，土曰卑监⑨，金曰从革⑩，水曰涸流⑪。（111条）

帝曰：太过何谓？岐伯曰：木曰发生⑫，火曰赫曦⑬，土曰敦阜⑭，金曰坚成⑮，水曰流衍⑯。（112条）

帝曰：三气⑰之纪，愿闻其候。岐伯曰：悉乎哉问也！（113条）

敷和之纪，木德周行，阳舒阴布，五化宣平，其气端，其性随，其用曲直，其化生荣，其类草木，其政发散，其候温和，其令风，其脏肝，肝其畏清，其主目，其谷麻，其果李，其实核，其应春，其虫毛，其畜犬，其色苍，其养筋，其病里急支满，其味酸，其音角，其物中坚，其数八⑱。（114条）

升明之纪，正阳而治，德施周普，五化均衡，其气高，其性速，其用燔灼，其化蕃茂，其类火，其政明曜，其候炎暑，其令热，其脏心，心其畏寒，其主舌，其谷麦，其果杏，其实络，其应夏，其虫羽，其畜马，其色赤，其养血，其病瞤瘛，其味苦，其音徵，其物脉，其数七。（115条）

备化之纪，气协天休，德流四政，五化齐修，其气平，其性顺，其用高下，其化丰满，其类土，其政安静，其候溽蒸，其令湿，其脏脾，脾其畏风，其主口，其谷稷，其果枣，其实肉，其应长夏，其虫倮，其畜牛，其色黄，其养肉，其病否，其味甘，其音宫，其物肤，其数五。（116条）

审平之纪，收而不争，杀而无犯，五化宣明，其气洁，其性刚，其用散落，

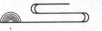

其化坚敛，其类金，其政劲肃，其候清切，其令燥，其脏肺，肺其畏热，其主鼻，其谷稻，其果桃，其实壳，其应秋，其虫介，其畜鸡，其色白，其养皮毛，其病咳，其味辛，其音商，其物外坚，其数九。（117条）

静顺之纪，藏而勿害，治而善下，五化咸整，其气明，其性下，其用沃衍，其化凝坚，其类水，其政流演，其候凝肃，其令寒，其脏肾，肾其畏湿，其主二阴，其谷豆，其果栗，其实濡，其应冬，其虫鳞，其畜彘，其色黑，其养骨髓，其病厥，其味咸，其音羽，其物濡，其数六。（118条）

故生而勿杀，长而勿罚，化而勿制，收而勿害，藏而勿抑，是谓平气。（119条）

委和之纪，是谓胜生，生气不政，化气乃扬，长气自平，收令乃早，凉雨时降，风云并兴，草木晚荣，苍干凋落，物秀而实，肤肉内充。其气敛，其用聚，其动緛戾拘缓，其发惊骇，其脏肝，其果枣李，其实核壳，其谷稷稻，其味酸辛，其色白苍，其畜犬鸡，其虫毛介，其主雾露凄沧，其声角商，其病摇动注恐，从金化也，少角与判商同[19]，上角与正角同[20]，上商与正商同，其病支废痈肿疮疡，其甘虫，邪伤肝也，上宫与正宫同。萧飉肃杀则炎赫沸腾，眚于三[21]，所谓复也，其主飞蠹蛆雉，乃为雷霆。（120条）

伏明之纪，是谓胜长，长气不宣，藏气反布，收气自政，化令乃衡，寒清数举，暑令乃薄，承化物生，生而不长，成实而稚，遇化已老，阳气屈伏，蛰虫早藏，其气郁，其用暴，其动彰伏变易，其发痛，其脏心，其果栗桃，其实络濡，其谷豆稻，其味苦咸，其色玄丹，其畜马彘，其虫羽鳞，其主冰雪霜寒，其声徵羽，其病昏惑悲忘，从水化也，少徵与少羽同，上商与正商同，邪伤心也，凝惨凛冽则暴雨霖霪，眚于九，其主骤注雷霆震惊，沉黔淫雨。（121条）

卑监之纪，是谓减化，化气不令，生政独彰，长气整，雨乃愆，收气平，风寒并兴，草木荣美，秀而不实，成而粃也。其气散，其用静定，其动疡涌分溃痈肿。其发濡滞，其脏脾，其果李栗，其实濡核，其谷豆麻，其味酸甘，其色苍黄，其畜牛犬，其虫倮毛，其主飘怒振发，其声宫角，其病留满否塞，从木化也，少宫与少角同，上宫与正宫同，上角与正角同，其病飧泄，邪伤脾也，振拉飘扬则苍干散落，其眚四维，其主败折虎狼，清气乃用，生政乃辱。（122条）

从革之纪，是谓折收，收气乃后，生气乃扬，长化合德，火政乃宣，庶类以蕃，其气扬，其用躁切，其动铿禁瞀厥，其发咳喘，其脏肺，其果李杏，其实壳络，其谷麻麦，其味苦辛，其色白丹，其畜鸡羊，其虫介羽，其主明曜炎烁，其声商徵，其病嚏咳鼽衄，从火化也，少商与少徵同，上商与正商同，上角与正角同，邪伤肺也，炎光赫烈则冰雪霜雹，眚于七，其主鳞伏彘鼠，岁气早至，乃生大寒。（123条）

涸流之纪，是谓反阳，藏令不举，化气乃昌，长气宣布，蛰虫不藏，土润水泉减,草木条茂,荣秀满盛,其气滞,其用渗泄,其动坚止,其发燥槁,其脏肾,其果枣杏,其实濡肉,其谷黍稷,其味甘咸,其色黅玄,其畜彘牛,其虫鳞倮,其主埃郁昏翳,其声羽宫,其病痿厥坚下,从土化也,少羽与少宫同,上宫与正宫同,其病癃閟,邪伤肾也,埃昏骤雨则振拉摧拔,眚于一,其主毛显狐狢,变化不藏。(124条)

故乘危而行,不速而至,暴虐无德,灾反及之,微者复微,甚者复甚,气之常也。(125条)

发生之纪,是谓启敕,土疏泄,苍气达,阳和布化,阴气乃随,生气淳化,万物以荣,其化生,其气美,其政散,其令条舒,其动掉眩巅疾,其德鸣靡启坼,其变振拉摧拔,其谷麻稻,其畜鸡犬,其果李桃,其色青黄白,其味酸甘辛,其象春,其经足厥阴少阳,其脏肝脾,其虫毛介,其物中坚外坚,其病怒,太角与上商同,上徵则其气逆,其病吐利,不务其德则收气复,秋气劲切,甚则肃杀,清气大至,草木凋零,邪乃伤肝。(126条)

赫曦之纪,是谓蕃茂,阴气内化,阳气外荣,炎暑施化,物得以昌,其化长,其气高,其政动,其令鸣显,其动炎灼妄扰,其德暄暑郁蒸,其变炎烈沸腾,其谷麦豆,其畜羊彘,其果杏栗,其色赤白玄,其味苦辛咸,其象夏,其经手少阴太阳,手厥阴少阳,其脏心肺,其虫羽鳞,其物脉濡,其病笑疟疮疡血流狂妄目赤,上羽与正徵同,其收齐,其病痓,上徵而收气后也,暴烈其政,藏气乃复,时见凝惨,甚则雨水霜雹切寒,邪伤心也。(127条)

敦阜之纪,是谓广化,厚德清静,顺长以盈,至阴内实,物化充成,烟埃朦郁,见于厚土,大雨时行,湿气乃用,燥政乃辟,其化圆,其气丰,其政静,其令周备,其动濡积并稸,其德柔润重淖,其变震惊飘骤崩溃,其谷稷麻,其畜牛犬,其果枣李,其色黅玄苍,其味甘咸酸,其象长夏,其经足太阴阳明,其脏脾肾,其虫倮毛,其物肌核,其病腹满四支不举。大风迅至,邪伤脾也。(128条)

坚成之纪,是谓收引,天气洁,地气明,阳气随,阴治化,燥行其政,物以司成,收气繁布,化洽不终。其化成,其气削,其政肃,其令锐切,其动暴折疡疰,其德雾露萧飋,其变肃杀凋零,其谷稻黍,其畜鸡马,其果桃杏,其色白青丹,其味辛酸苦,其象秋,其经手太阴阳明,其脏肺肝,其虫介羽,其物壳络,其病喘喝胸凭仰息,上徵与正商同,其生齐,其病咳,政暴变则名木不荣,柔脆焦首,长气斯救,大火流,炎烁且至,蔓将槁,邪伤肺也。(129条)

流衍之纪,是谓封藏,寒司物化,天地严凝,藏政以布,长令不扬,其化凛,其气坚,其政谧,其令流注,其动漂泄沃涌,其德凝惨寒雾,其变冰雪霜雹,其谷豆稷,其畜彘牛,其果栗枣,其色黑丹黅,其味咸苦甘,其象冬,其经足少阴太阳,其脏肾心,其虫鳞倮,其物濡满,其病胀,上羽而长气不化也。政

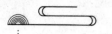

过则化气大举,而埃昏气交,大雨时降,邪伤肾也。(130条)

故曰:不恒其德,则所胜来复,政恒其理,则所胜同化②。此之谓也。(131条)

《素问·五常政大论》

注释:

①平气:平和的气候。生而勿杀,长而勿罚,化而勿制,收而勿害,藏而勿抑,是谓平气。

②敷和:张志聪:"敷布阳和之气以生万物"。

③升明:张志聪:"火性炎上,其德显明"。

④备化:张介宾:"土含万物,无所不备,土生万物,无所不化"。

⑤审平:张志聪:"金主肃杀,得其和平,不妄刑也"。

⑥静顺:张志聪:"水体清净,性柔而顺"。

⑦委和:张志聪:"不能敷布阳和而委弱"。

⑧伏明:张志聪:"光明之气不升而下伏"。

⑨卑监:方药中:指在土的作用低下的情况下,不能正常发挥其化物和监制其他的作用。

⑩从革:张志聪:"金性本刚,不及则从火化而变革矣"。

⑪涸流:张志聪:"水气不及,则源流干涸矣"。

⑫发生:王冰:"宣发生气,万物以荣"。

⑬赫曦:张志聪:"火显明盛也"。

⑭敦阜:王冰:"敦,厚也。阜,高也。"

⑮坚成:张介宾:"金性坚刚,用能成物,其气有余则坚成尤甚也。"

⑯流衍:张志聪:"满而溢也"。流:流动;衍:泛滥。

⑰三气:指平气和太过、不及之气。

⑱其数八:河图之数,数八指代东方数理特征。

⑲少角与判商同:少角,五音建运,指木运不及之年;判,通半;判商,指半个金运。即中运为少角之年,木不及,金乘之,可表现出一半的金运特征。

⑳上角与正角同:上,指司天;上角,指厥阴风木司天之年;正角,指中运木的平气之年。即木运不及之年,如司天之气为厥阴风木,中运得司天之气相助转化为平气之年。

㉑眚于三:三,指洛书之数,指代方位。即灾变发生于东方。

㉒不恒其德,则所胜来复,政恒其理,则所胜同化:太过之年,运和气(结合全文,主要指中运和司天之气)如果不能维持正常,那么就会有胜气来复。如果运气平和,则所胜和所不胜之气都会处于正常状态。

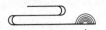

全篇导读：论述了五运三纪的德化政令及其与气令、物候、动植物、人体脏腑经络组织及发病等的相互关联。

如敷和之纪，气候温和，其令风；升明之纪，其候炎暑，其令热；备化之纪，其候溽蒸，其令湿；审平之纪，其候清切，其令燥；静顺之纪，其候凝肃，其令寒；委和之纪，生气不政，化气乃扬，长气自平，收令乃早，凉雨时降，风云并兴，其主雾露凄沧，复则萧飋肃杀，则炎赫沸腾，病变在东方，乃为雷霆；伏明之纪，长气不宣，脏气反布，收气自政，化令乃衡，寒清数举，暑令乃薄，其主冰雪霜寒，凝惨凛冽则暴雨霖霭，病变在西方，其主骤注雷霆震惊，沉黔淫雨；卑监之纪，化气不令，生政独彰，长气整，雨乃愆，收气平，风寒并兴，其主飘怒振发，振拉飘扬，则苍干散落，其眚四维，清气乃用，生政乃辱；从革之纪，收气乃后，生气乃扬，长化合德，火政乃宣，庶类以蕃，其主明曜炎烁，炎光赫烈则冰雪霜雹，病变在南方，岁气早至，乃生大寒；涸流之纪，化气乃昌，长气宣布，其主埃郁昏翳，埃昏骤雨，则振拉摧拔，病变在北方；发生之纪，苍气达，阳和布化，阴气乃随，生气淳化，秋气劲切，甚则肃杀，清气大至；赫曦之纪，阴气内化，阳气外荣，炎暑施化，其动炎灼妄扰，其德暄暑郁蒸，其变炎烈沸腾，暴烈其政，时见凝惨，甚则雨水霜雹切寒；敦阜之纪，烟埃朦郁，见于厚土，大雨时行，湿气乃用，燥政乃辟，其变震惊飘骤崩溃，大风迅至；坚成之纪，天气洁，地气明，阳气随，阴治化，燥行其政，其德雾露萧飋，其变肃杀凋零，政暴变则长气斯救，大火流，炎烁且至，蔓将槁；流衍之纪，寒司物化，天地严凝，藏政以布，长令不扬，其德凝惨寒雾，其变冰雪霜雹，政过则化气大举，而埃昏气交，大雨时降。

此篇文中平气之纪所论之数为先天八卦易理之数，即河图之数，用以指代方位数理特征。如"敷和之纪，木德周行……其数八。升明之纪，正阳而治……其数七。备化之纪，气协天休……其数五。审平之纪，收而不争……其数九。静顺之纪，藏而勿害……其数六。"敷和之纪，木德周行，以数八指代东方数理特征；升明之纪，正阳而治，数七指代南方数理特征；备化之纪，气协天休，数五指代中央数理特征；审平之纪，收而不争，数九指代西方数理特征；静顺之纪，藏而勿害，数六指代北方数理特征。"委和之纪……眚于三……从革之纪……眚于七……涸流之纪……眚于一。"不及之纪所论之数为后天八卦易理之数，即洛书之数，如委和之纪，以数三指代东方；从革之纪，数七指代西方；涸流之纪，数一指代北方。太过之纪没有论数。

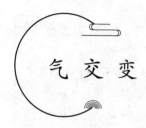

气交变

原文：

黄帝问曰：五运更治，上应天期，阴阳往复，寒暑迎随，真邪相薄，内外分离，六经波荡，五气倾移，太过不及，专胜兼并，愿言其始，而有常名，可得闻乎？岐伯稽首再拜对曰：昭乎哉问也！是明道也。此上帝所贵，先师传之，臣虽不敏，往闻其旨。（75条）

帝曰：余闻得其人不教，是谓失道，传非其人，慢泄天宝。余诚菲德，未足以受至道，然而众子哀其不终，愿夫子保于无穷，流于无极，余司其事，则而行之奈何？岐伯曰：请遂言之也。《上经》曰：夫道者，上知天文，下知地理，中知人事，可以长久。此之谓也。（76条）

帝曰：何谓也？岐伯曰：本气位也。位天者，天文也。位地者，地理也。通于人气之变化者，人事也。故太过者先天，不及者后天，所谓治化而人应之也。（77条）

《素问·气交变大论》

导读：文以明道，论五运太过、不及，并以《上经》的话告诉了什么是道，以探讨天文、地理、人事及岁运太过、不及与人之相应。

原文：

帝曰：五运之化，太过何如？岐伯曰：岁木太过，风气流行，脾土受邪。民病飧泄食减，体重烦冤①，肠鸣腹支满，上应岁星②。甚则忽忽善怒，眩冒巅疾。化气不政，生气独治③，云物飞动，草木不宁，甚而摇落，反胁痛而吐甚，冲阳④绝者死不治，上应太白星⑤。（78条）

岁火太过，炎暑流行，肺金受邪。民病疟，少气咳喘，血溢血泄注下，嗌燥耳聋，中热肩背热，上应荧惑星。甚则胸中痛，胁支满胁痛，膺背肩胛间痛，两臂内痛，身热骨痛而为浸淫。收气不行，长气独明⑥，雨水霜寒，上应辰星⑦。

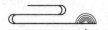

上临少阴少阳，火燔焫，水泉涸，物焦槁，病反谵妄狂越，咳喘息鸣，下甚血溢泄不已，太渊⑧绝者死不治，上应荧惑星⑨。（79条）

岁土太过，雨湿流行，肾水受邪。民病腹痛，清厥意不乐，体重烦冤，上应镇星⑩。甚则肌肉萎，足痿不收，行善瘛，脚下痛，饮发中满食减，四支不举。变生得位，藏气伏，化气独治之，泉涌河衍，涸泽生鱼，风雨大至，土崩溃，鳞见于陆，病腹满溏泄肠鸣，反下甚而太溪⑪绝者死不治，上应岁星。（80条）

岁金太过，燥气流行，肝木受邪。民病两胁下少腹痛，目赤痛眦疡，耳无所闻。肃杀而甚，则体重烦冤，胸痛引背，两胁满且痛引少腹，上应太白星。甚则喘咳逆气，肩背痛，尻阴股膝髀腨胻足皆病，上应荧惑星。收气峻，生气下，草木敛，苍干雕陨，病反暴痛，胠胁不可反侧，咳逆甚而血溢，太冲⑫绝者死不治，上应太白星。（81条）

岁水太过，寒气流行，邪害心火。民病身热烦心躁悸，阴厥上下中寒，谵妄心痛，寒气早至，上应辰星。甚则腹大胫肿，喘咳，寝汗出憎风，大雨至，埃雾朦郁，上应镇星。上临太阳，则雨冰雪，霜不时降，湿气变物，病反腹满肠鸣，溏泄食不化，渴而妄冒，神门⑬绝者死不治，上应荧惑、辰星。（82条）

帝曰：善。其不及何如？岐伯曰：悉乎哉问也！岁木不及，燥乃大行，生气失应，草木晚荣，肃杀而甚，则刚木辟著，柔萎苍干，上应太白星，民病中清，胠胁痛，少腹痛，肠鸣溏泄，凉雨时至，上应太白星，其谷苍⑭。上临阳明，生气失政，草木再荣，化气乃急，上应太白、镇星，其主苍早⑮。复则炎暑流火，湿性燥，柔脆草木焦槁，下体再生，华实齐化⑯，病寒热疮疡痱胗痈痤，上应荧惑、太白，其谷白坚⑰。白露早降，收杀气行，寒雨害物，虫食甘黄⑱，脾土受邪，赤气后化，心气晚治，上胜肺金，白气乃屈⑲，其谷不成，咳而鼽，上应荧惑、太白星。（83条）

岁火不及，寒乃大行，长⑳政不用，物荣而下，凝惨而甚，则阳气不化，乃折荣美，上应辰星，民病胸中痛，胁支满，两胁痛，膺背肩胛间及两臂内痛，郁冒朦昧，心痛暴瘖，胸腹大，胁下与腰背相引而痛，甚则屈不能伸，髋髀如别，上应荧惑、辰星，其谷丹。复则埃郁，大雨且至，黑气乃辱，病鹜溏㉑腹满，食饮不下，寒中肠鸣，泄注腹痛，暴挛痿痹，足不任身，上应镇星、辰星，玄谷㉒不成。（84条）

岁土不及，风乃大行，化气不令，草木茂荣，飘扬而甚，秀而不实，上应岁星，民病飧泄霍乱，体重腹痛，筋骨繇复，肌肉瞤酸，善怒。脏气举事，蛰虫早附㉓，咸病寒中，上应岁星、镇星，其谷黅。复则收政严峻，名木苍雕，胸胁暴痛，下引少腹，善大息，虫食甘黄，气客于脾，黅谷乃减，民食少失味，苍谷乃损，上应太白、岁星。上临厥阴，流水不冰，蛰虫来见，脏气不用，白乃不复，上应岁星，民乃康。（85条）

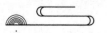

岁金不及，炎火乃行，生气乃用，长气专胜，庶物㉔以茂，燥烁以行，上应荧惑星，民病肩背瞀重，鼽嚏血便注下，收气乃后，上应太白星，其谷坚芒。复则寒雨暴至，乃零冰雹霜雪杀物，阴厥且格，阳反上行㉕，头脑户痛，延及囟顶发热，上应辰星，丹谷不成。民病口疮，甚则心痛。（86 条）

岁水不及，湿乃大行，长气反用，其化乃速，暑雨数至，上应镇星，民病腹满身重，濡泄寒疡流水，腰股痛发，腘腨股膝不便，烦冤足痿清厥，脚下痛，甚则胕肿，脏气不政，肾气不衡，上应辰星，其谷秬㉖。上临太阴，则大寒数举，蛰虫早藏，地积坚冰，阳光不治，民病寒疾于下，甚则腹满浮肿，上应镇星，其主黅谷。复则大风暴发，草偃木零，生长不鲜，面色时变，筋骨并辟，肉䐜瘛，目视䀮䀮，物疏璺㉗，肌肉胗发，气并鬲中，痛于心腹，黄气乃损，其谷不登，上应岁星。（87 条）

帝曰：善。愿闻其时也。岐伯曰：悉哉问也！木不及，春有鸣条律畅㉘之化，则秋有雾露清凉之政，春有惨凄残贼之胜，则夏有炎暑燔烁之复，其眚东，其脏肝，其病内舍胠胁，外在关节。（88 条）

火不及，夏有炳明光显之化，则冬有严肃霜寒之政，夏有惨凄凝冽之胜，则不时有埃昏大雨之复，其眚南，其脏心，其病内舍膺胁，外在经络。（89 条）

土不及，四维㉙有埃云润泽之化，则春有鸣条鼓拆之政，四维发振拉飘腾之变，则秋有肃杀霖霆㉚之复，其眚四维，其脏脾，其病内舍心腹，外在肌肉四支。（90 条）

金不及，夏有光显郁蒸㉛之令，则冬有严凝整肃之应，夏有炎烁燔燎之变，则秋有冰雹霜雪之复，其眚西，其脏肺，其病内舍膺胁肩背，外在皮毛。（91 条）

水不及，四维有湍润埃云之化，则不时有和风生发之应，四维发埃昏骤注之变，则不时有飘荡振拉之复，其眚北，其脏肾，其病内舍腰脊骨髓，外在溪谷踹膝。（92 条）

夫五运之政，犹权衡㉜也，高者抑之，下者举之，化者应之，变者复之，此生长化成收藏之理，气之常也，失常则天地四塞矣。故曰：天地之动静，神明为之纪，阴阳之往复，寒暑彰其兆。此之谓也。（93 条）

《素问·气交变大论》

注释：
①体重烦冤：四肢重滞，活动不灵便。
②岁星：指木星。
③化气不政，生气独治：苏颖：化气，指土气；生气，指木气。岁木太过，自然界木盛土衰，化气不能行令，木气独治。
④冲阳：足阳明胃经穴位，位于足跗上第二、三跖骨间。

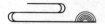

⑤太白星：指金星。

⑥收气不行，长气独明：收气，指金气；长气，指火气。

⑦辰星：指水星。

⑧太渊：手太阴肺经穴位，位于掌面腕横纹桡侧凹陷处。

⑨荧惑星：指火星。

⑩镇星：指土星。

⑪太溪：足少阴肾经穴位，位于足内踝后，跟骨上凹陷中。

⑫太冲：足厥阴肝经穴位，位于足背部第一跖骨间隙的中点。

⑬神门：手少阴心经穴位，位于锐骨之后，尺侧腕屈肌腱桡侧凹陷处。

⑭谷苍：青色的谷物。

⑮苍早：青色的草木早早凋亡。王冰："苍色之物，又早凋落，木少金乘故也。"

⑯下体再生，华实齐化：方药中："下体"，指草木根部。"华"，同花，指开花；"实"，指果实。"下体再生"，指草木根部重新生长。"华实齐化"，指开花结果同时出现。

⑰其谷白坚：白色坚实的稻谷。

⑱虫食甘黄：收成的谷物生虫。

⑲白气乃屈：白气，指金之清凉之气。屈：消退。

⑳长：生长。

㉑鹜溏：鹜，鸭。大便不成形。

㉒玄谷：黑色的谷物。

㉓蛰虫早附：虫类早早冬眠。

㉔庶物：万物普遍。庶，指普遍、普通。

㉕阴厥且格，阳反上行：厥，阴阳气不相顺接为厥；格，格拒。由于阴盛格阳，使阳气浮于上。

㉖秬：指黑黍。

㉗物疎璺：看东西稀疏破裂，指视物不明。疎，通疏。杨力：疏，稀也，《正字通》疏字之伪。璺，《集韵》："玉破也"，《广雅》："裂也。"

㉘鸣条律畅：树木枝条飘摇，发出和畅的音律。

㉙四维：指四季。土居中央，各主四时之末十八日。在《素问·至真要大论》，张介宾注曰："寒暑温凉，四季之正气也。四维，辰戌丑未之月也。春温盛于辰，夏暑盛于未，秋凉盛于戌，冬寒盛于丑，此四季盛衰之用。"

㉚霖霪：方药中：指久雨成灾。

㉛郁蒸：闷热，水气郁闷而蒸腾。

㉜犹权衡：像秤砣、秤杆一样保持平衡。权，指秤砣；衡，指秤杆。

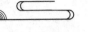

导读： 以天人相应的思想和方法，论述了岁运太过、不及的气化特点，把五大行星与自然现象、人体发病相联属，并进一步论述了不及之年四季变化与人体发病特点。

原文：

帝曰：善。五运之气，亦复岁乎？岐伯曰：郁极乃发，待时而作也。（308条）

帝曰：请问其所谓也？岐伯曰：五常之气，太过不及，其发异也。（309条）

帝曰：愿卒闻之。岐伯曰：太过者暴，不及者徐，暴者为病甚，徐者为病持。（310条）

帝曰：太过不及，其数何如？岐伯曰：太过者其数成，不及者其数生，土常以生也①。（311条）

帝曰：其发也何如？岐伯曰：土郁之发，岩谷震惊，雷殷②气交，埃昏黄黑，化为白气，飘骤高深，击石飞空，洪水乃从，川流漫衍，田牧土驹③。化气乃敷，善为时雨，始生始长，始化始成。故民病心腹胀，肠鸣而为数后，甚则心痛胁䐜，呕吐霍乱，饮发注下，胕肿身重。云奔雨府，霞拥朝阳，山泽埃昏，其乃发也，以其四气。云横天山，浮游生灭，怫之先兆④。（312条）

金郁之发，天洁地明，风清气切，大凉乃举，草树浮烟，燥气以行，霿雾数起，杀气来至，草木苍干，金乃有声。故民病咳逆，心胁满引少腹，善暴痛，不可反侧，嗌干面尘色恶。山泽焦枯，土凝霜卤，怫乃发也，其气五⑤。夜零白露，林莽声凄，怫之兆也。（313条）

水郁之发，阳气乃辟，阴气暴举，大寒乃至，川泽严凝，寒雾结为霜雪，甚则黄黑昏翳，流行气交，乃为霜杀，水乃见祥。故民病寒客心痛，腰脽痛，大关节不利，屈伸不便，善厥逆，痞坚腹满。阳光不治，空积沉阴，白埃昏暝，而乃发也，其气二火前后⑥。太虚深玄，气犹麻散，微见而隐，色黑微黄，怫之先兆也。（314条）

木郁之发，太虚埃昏，云物以扰，大风乃至，屋发折木，木有变。故民病胃脘当心而痛，上支两胁，鬲咽不通，食饮不下，甚则耳鸣眩转，目不识人，善暴僵仆。太虚苍埃，天山一色，或气浊色，黄黑郁若，横云不起雨，而乃发也，其气无常⑦。长川草偃，柔叶呈阴，松吟高山，虎啸岩岫，怫之先兆也。（315条）

火郁之发，太虚肿翳，大明⑧不彰，炎火行，大暑至，山泽燔燎，材木流津，广厦腾烟，土浮霜卤，止水乃减，蔓草焦黄，风行惑言⑨，湿化乃后。故民病少气，疮疡痈肿，胁腹胸背，面首四支，䐜愤胪胀，疡痱呕逆，瘛疭骨痛，节乃有动，注下温疟，腹中暴痛，血溢流注，精液乃少，目赤心热，甚则瞀闷懊侬，善暴死。刻终⑩大温，汗濡玄府，其乃发也，其气四。动复则静，阳极反阴，湿令乃化乃成。华发水凝，山川冰雪，焰阳午泽，怫之先兆也。（316条）

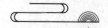
有怫之应而后报也，皆观其极而乃发也。木发无时，水随火也。谨候其时，病可与期，失时反岁，五气⑪不行，生化收藏，政无恒也。(317条)

帝曰：水发而雹雪，土发而飘骤，木发而毁折，金发而清明，火发而曛昧，何气使然？岐伯曰：气有多少，发有微甚，微者当其气，甚者兼其下，征其下气而见可知也。(318条)

帝曰：善。五气之发，不当位⑫者何也？岐伯曰：命其差。帝曰：差有数乎？岐伯曰：后皆三十度而有奇也。(319条)

《素问·六元正纪大论》

帝曰：善。郁之甚者，治之奈何？岐伯曰：木郁达之，火郁发之，土郁夺之，金郁泄之，水郁折之，然调其气，过者折之，以其畏也，所谓泻之。(351条)

帝曰：假者何如？岐伯曰：有假其气，则无禁也。所谓主气不足，客气胜也。(352条)

《素问·六元正纪大论》

注释：

①太过者其数成，不及者其数生，土常以生也：河图之数。太过之年用成数表示，不及之年用生数表示，土用生数五表示。

②殷：张介宾："殷，盛也。"

③田牧土驹：王冰："大水已去，石土危然，若群驹散牧于田野。"

④怫之先兆：怫，指复。土气郁而复发之先兆。

⑤其气五：发作在五之气。

⑥其气二火前后：张介宾："二火前后，君火二之气，相火三之气，自春分二月中而尽于小暑六月节，凡一百二十日，皆二火之所主，水本王于冬，其气郁，故发于火令之时，阴乘阳也。"

⑦其气无常：张介宾："风气之至，动变不定，故其发也，亦无常期。

⑧大明：张志聪："大明，日月之光明也。"主要指太阳光明。

⑨风行惑言：流行蛊惑人心的流言。

⑩刻终：每天时刻结束，每日丑时之末，即凌晨二时许。

⑪五气：指木火土金水五运之气。

⑫不当位：张介宾："不当位，谓有不应其时也。"

导读：五郁之发原在《素问·六元正纪大论》，探讨的是五运太过、不及的极致状态，故移到此篇。以上几段论述了五运之气郁极而发的道理和表现，并给予治则。

五运之气被胜气抑制后，郁而过极而发之气，称"郁发之气"。岁运太过，其所胜之气郁发，如岁金太过则制木，木气郁极而发，称为"木郁发之"。五

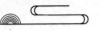
郁：指木郁、火郁、土郁、金郁、水郁。以土郁为例说明：土气被木气过分抑制，土气被郁超过极限而成为复气发作：山岩峡谷震动，雷鸣气腾，尘埃飞扬，天昏地暗，一片黑黄。湿气上蒸化为白气，暴风骤雨降落于高山深谷之间，大雨落在岩石上面四处飞溅，洪水暴发，河水泛滥，山川、原野一片汪洋，汪洋之中的土丘、山岗好似牧马奔腾。复气发作，湿土之气敷布，天降时雨，万物生长收成。云气奔向降雨之处，霞光环绕着朝阳，山河之间出现雾霾，这是土郁发作的前兆，其时为四之气，太阴湿土主气。若见到云气横于天空山巅，或聚或散，忽生忽灭，浮游不定，便是土郁将发之先兆。

郁发规律：①郁极而发；②发作时间：常与当年六气六步有关，如土郁之发常在四之气，木郁之发没有固定的时间；③郁发而微甚：运太过者暴，不及者徐，暴者为病重，徐者为病持。

治则：木郁达之，火郁发之，土郁夺之，金郁泄之，水郁折之，为郁甚致人体为病而设。

木郁达之：金乘木而郁，疏通畅达肝木是治标不治本，从本应畅达宣发肺金之气，以缓解被郁之肝木；此治则是在肝郁未发之治，如果肝木郁久而发，则木乘土，除了疏泄肝木，还要扶助脾土。

火郁发之：水乘火而郁，泻水，发散火邪。

土郁夺之：木乘土而郁，夺木之旺，泻土之壅。

金郁泄之：火乘金而郁，宣金之气，泻火之炎。

水郁折之：土乘水而郁，泻土气，下水气。

原文：

帝曰：夫子之言五气①之变，四时之应，可谓悉矣。夫气之动乱，触遇而作，发无常会，卒然灾合，何以期之？岐伯曰：夫气之动变，固不常在，而德化政令灾变②，不同其候也。（94条）

帝曰：何谓也？岐伯曰：东方生风，风生木，其德敷和，其化生荣，其政舒启，其令风，其变振发，其灾散落。（95条）

南方生热，热生火，其德彰显，其化蕃茂，其政明曜，其令热，其变销烁，其灾燔焫。（96条）

中央生湿，湿生土，其德溽蒸，其化丰备，其政安静，其令湿，其变骤注，其灾霖溃。（97条）

西方生燥，燥生金，其德清洁，其化紧敛，其政劲切，其令燥，其变肃杀，其灾苍陨③。（98条）

北方生寒，寒生水，其德凄沧，其化清谧，其政凝肃，其令寒，其变凓冽，其灾冰雪霜雹。（99条）

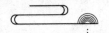

是以察其动也，有德有化，有政有令，有变有灾，而物由之，而人应之也。（100条）

《素问·气交变大论》

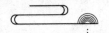

注释：

①五气：五运之气。

②德化政令灾变：德：指特性，特征；化：指化生，《天元纪大论》云："物生谓之化。"政：指政令，职能；令：指时令表现；灾：指灾害；变：指变化，《天元纪大论》云："物极谓之变。"

③苍陨：苍：草木之色，指代草木；陨：落，凋落死亡。

导读： 从五气之变，四时之应常化，进一步谈非常之气之发无常会，探讨五方德化政令灾变猝然灾合之预测。

原文：

帝曰：夫子之言岁候，其不及太过，而上应五星①。今夫德化政令，灾眚变易，非常而有也，卒然而动，其亦为之变乎。岐伯曰：承天而行之，故无妄动，无不应也②。卒然而动者，气之交变也，其不应焉。故曰：应常不应卒。此之谓也。（101条）

帝曰：其应奈何？岐伯曰：各从其气化也。（102条）

帝曰：其行之徐疾逆顺③何如？岐伯曰：以道留久④，逆守而小⑤，是谓省下⑥。以道而去，去而速来，曲而过之，是谓省遗过⑦也。久留而环，或离或附，是谓议灾与其德也。应近则小，应远则大。芒而大倍常之一⑧，其化甚；大常之二，其眚即发也。小常之一，其化减；小常之二，是谓临视⑨，省下之过与其德也。德者福之，过者伐之。是以象之见也，高而远则小，下而近则大，故大则喜怒迩，小则祸福远。岁运太过，则运星⑩北越，运气相得，则各行以道。故岁运太过，畏星⑪失色⑫而兼其母，不及，则色兼其所不胜。肖者瞿瞿⑬，莫知其妙，闵闵⑭之当，孰者为良，妄行无征，示畏侯王⑮。（103条）

帝曰：其灾应何如？岐伯曰：亦各从其化也，故时至有盛衰，凌犯有逆顺，留守有多少，形见有善恶⑯，宿属有胜负⑰，征应有吉凶矣。（104条）

帝曰：其善恶何谓也？岐伯曰：有喜有怒，有忧有丧，有泽有燥⑱，此象之常也，必谨察之。（105条）

帝曰：六者高下异乎？岐伯曰：象见高下，其应一也，故人亦应之。（106条）

帝曰：善。其德化政令之动静损益皆何如？岐伯曰：夫德化政令灾变，不能相加也。胜复盛衰，不能相多⑲也。往来小大，不能相过⑳也。用之升降，不能相无也。各从其动而复之耳。（107条）

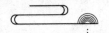

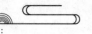

帝曰：其病生何如？岐伯曰：德化者气之祥，政令者气之章，变易者复之纪，灾眚者伤之始，气相胜者和，不相胜者病，重感于邪则甚也。（108条）

帝曰：善。所谓精光之论，大圣之业，宣明大道，通于无穷，究于无极也。余闻之，善言天者，必应于人，善言古者，必验于今，善言气者，必彰于物，善言应者，同天地之化，善言化言变者，通神明之理，非夫子孰能言至道欤！乃择良兆而藏之灵室，每旦读之，命曰《气交变》，非斋戒不敢发，慎传也。（109条）

《素问·气交变大论》

注释：

①五星：指木、火、土、金、水五星。

②承天而行之，故无妄动，无不应也：随天体运行，没有随意运动的五星，出现的星象，没有什么现象不与其相应的。

③徐疾逆顺：徐：慢；疾：快；逆：后退；顺：前进。

④以道留久：道：指五星运行轨道；五星在轨道上运行缓慢。

⑤逆守而小：五星在轨道上退行，越来越小。

⑥省下：省：反省、审查；下：地面上自然万物。

⑦省遗过：遗：遗失；过：过失，错误。张介宾："谓察有未尽而复省其所遗过失也。"

⑧芒而大倍常之一：芒：光芒。星的光芒较正常时大一倍。

⑨临视：临：仔细，认真；视：认识，思考；认真思考认识。

⑩运星：张介宾："运星，主岁之星也。"

⑪畏星：方药中：即运星所胜之星。

⑫色：光泽。

⑬肖者瞿瞿：肖：消，憔悴；瞿瞿：王冰"勤勤也。"为之消得人憔悴。

⑭闵闵：糊涂，不明白。

⑮示畏侯王：吓唬当权者。

⑯善恶：高士宗："和蔼而善，闪烁而恶。"

⑰宿属有胜负：张介宾："宿属，谓二十八宿及十二辰位，各有五行所属之异，凡五星所临，太过逢王，不及逢衰，其灾更甚。太过有制，不及得助，其灾必轻，即胜负也。"

⑱有喜有怒，有忧有丧，有泽有燥：王冰："夫五星只见也，从深夜见之。人见之喜，星之喜也，见之畏，星之怒也。光色微曜，乍明乍暗，星之忧也。光色迥然，不彰不莹，不与众同，星之丧也。光色圆明，不盈不缩，怡然莹然，星之喜也。光色勃然临人，芒彩满溢，其象懔然，星之怒也。泽，洪润也。燥，干枯也。"

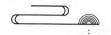

⑲不能相多：方药中：指胜复盛衰之间不能偏胜。
⑳不能相过：高士宗："五星往来大小不能相过。"

　　导读：上文指出了岁运应天的规律，太过、不及，上应五星。指出应常不应猝的道理："承天而行之，故无妄动，无不应也。卒然而劲者，气之交变也，其不应焉。故曰：应常不应卒。"通过观象的方法，研究五大行星的大小、运行速度和方向与灾变、疾病之应。
　　"非斋戒不敢发"说明七篇大论成书晚于《素问》其他篇章，"斋戒"为佛教用语，在七篇大论凡见两处，另见于《素问·六元正纪大论》篇末，除此之外，七篇大论中没有佛教用语，而佛教传入中国在东汉末年，盛于唐代。

> 　　**全篇导读**：论五运太过、不及，探讨天、地、人之相应。以天人相应的思想和方法，论述了岁运太过、不及的气化特点，把五大行星与自然现象、人体发病相联属，并进一步论述了不及之年四季变化与人体发病特点。
> 　　五郁之发是五运太过、不及的极致状态，五常之气，其发异也，其表现对于气令和发病影响比较剧烈。五郁之发是有规律的，治疗以"木郁达之，火郁发之，土郁夺之，金郁泄之，水郁折之"。
> 　　该篇从五气之变，四时之应常化，论非常之气发之无常，探讨五方德化政令灾变猝然灾合之预测；指出了岁运应天的规律，太过、不及，上应五星。指出应常不应猝的道理，通过观象的方法，研究五大行星的大小、运行速度和方向与灾变、疾病之应。

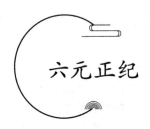

六元正纪

原文：

黄帝问曰：五运六气之应见，六化之正，六变之纪，何如？岐伯对曰：夫六气正纪，有化有变，有胜有复，有用有病，不同其候，帝欲何乎？帝曰：愿尽闻之。岐伯曰：请遂言之。（325条）

夫气之所至也，厥阴所至为和平①，少阴所至为暄②，太阴所至为埃溽，少阳所至为炎暑，阳明所至为清劲，太阳所至为寒雾，时化之常③也。（326条）

厥阴所至为风府为璺启④，少阴所至为火府为舒荣，太阴所至为雨府为员盈⑤，少阳所至为热府为行出⑥，阳明所至为司杀府为庚苍⑦，太阳所至为寒府为归藏⑧，司化之常也。（327条）

厥阴所至为生为风摇，少阴所至为荣为形见⑨，太阴所至为化为云雨，少阳所至为长为番鲜，阳明所至为收为雾露，太阳所至为藏为周密，气化之常也。（328条）

厥阴所至为风生，终为肃⑩；少阴所至为热生，中为寒⑪；太阴所至为湿生，终为注雨⑫；少阳所至为火生，终为蒸溽⑬；阳明所至为燥生，终为凉⑭；太阳所至为寒生，中为温⑮。德化之常也。（329条）

厥阴所至为毛化⑯，少阴所至为羽化，太阴所至为倮化，少阳所至为羽化，阳明所至为介化，太阳所至为鳞化，德化之常也。（330条）

厥阴所至为生化⑰，少阴所至为荣化⑱，太阴所至为濡化⑲，少阳所至为茂化⑳，阳明所至为坚化㉑，太阳所至为藏化㉒，布政之常也。（331条）

厥阴所至为飘怒大凉，少阴所至为大暄寒，太阴所至为雷霆骤注烈风，少阳所至为飘风燔燎霜凝，阳明所至为散落温，太阳所至为寒雪冰雹白埃，气变之常也。（332条）

厥阴所至为挠动为迎随㉓，少阴所至为高明焰为曛，太阴所至为沉阴为白埃为晦暝，少阳所至为光显为彤云为曛，阳明所至为烟埃为霜为劲切为凄鸣，太阳所至为刚固、为坚芒、为立，令行之常也。（333条）

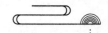

厥阴所至为里急,少阴所至为疡胗身热,太阴所至为积饮否隔,少阳所至为嚏呕为疮疡,阳明所至为浮虚,太阳所至为屈伸不利,病之常也。(334条)

厥阴所至为支痛,少阴所至为惊惑恶寒战栗谵妄,太阴所至为稸满,少阳所至为惊躁瞀昧暴病,阳明所至为鼽尻阴股膝髀腨胻足病㉔,太阳所至为腰痛,病之常也。(335条)

厥阴所至为缭戾,少阴所至为悲妄衄蔑,太阴所至为中满霍乱吐下,少阳所至为喉痹耳鸣呕涌,阳明所至为皴揭㉕,太阳所至为寝汗痉,病之常也。(336条)

厥阴所至为胁痛呕泄,少阴所至为语笑㉖,太阴所至为重胕肿,少阳所至为暴注瞤瘛暴死,阳明所至为鼽嚏,太阳所至为流泄禁止,病之常也。(337条)

凡此十二变者,报德以德,报化以化,报政以政,报令以令,气高则高,气下则下,气后则后,气前则前,气中则中,气外则外,位㉗之常也。(338条)

故风胜则动,热胜则肿,燥胜则干,寒胜则浮,湿胜则濡泄,甚则水闭胕肿,随气所在,以言其变耳。(339条)

帝曰:愿闻其用也。岐伯曰:夫六气之用,各归不胜而为化。故太阴雨化,施于太阳;太阳寒化,施于少阴;少阴热化,施于阳明;阳明燥化,施于厥阴;厥阴风化,施于太阳。各命其所在以征之也。(340条)

帝曰:自得其位何如?岐伯曰:自得其位,常化也。帝曰:愿闻所在。岐伯曰:命其位而方月㉘可知也。(341条)

《素问·六元正纪大论》

注释:

①和平:和缓、舒弛、平和之意。

②暄:指温热。

③时化之常:六气所在时令正常的气化。

④罍启:王冰:"罍,微裂也;启,开坼也。"指动、植物破土而出。

⑤员盈:圆满丰收。

⑥行出:张介宾:"阳气盛极,尽打于外,物得之而形全,故曰行出。"

⑦庚苍:张介宾:"金气用事,故为司杀府。庚,更也。苍,木化也。"

⑧归藏:张志聪:"归藏者,万物至冬而归藏也。"

⑨形见:张介宾:"阳气方盛,故物荣而形显。"

⑩终为肃:《素问·六微旨大论》云:"风位之下,金气承之。"肃:指肃杀,为金之政。故云终为肃。

⑪中为寒:少阴君火的中气为太阳寒水,故中为寒。

⑫终为注雨:《素问·六微旨大论》云:"土位之下,风气承之。"风湿交加,故为注雨。许多注家把注雨理解为暴雨,个人认为应该为风雨交加。

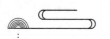

⑬终为蒸溽：《素问·六微旨大论》云："相火之下，水气承之。"少阳相火化火，火与水相加，故为蒸溽。

⑭终为凉：《素问·六微旨大论》云："金位之下，火气承之。"金化燥，火克金，金化水，见金之凉性。

⑮中为温：太阳寒水的中气为少阴君火，故为温。

⑯毛化：毛虫生长繁殖旺盛。毛化、羽化、倮化、介化、鳞化指五虫之化。

⑰生化：王冰："温化也。"指阳气生发，万物以生。

⑱荣化：万物生长繁荣。

⑲濡化：王冰："湿化也。"

⑳茂化：万物茂盛。

㉑坚化：王冰："凉化也。"指阳气收敛，万物停止生长。

㉒藏化：阳气潜藏。

㉓为挠动为迎随：张介宾："挠动，风之性，迎随，木之性。"

㉔阳明所至为尻尻阴股膝髀腨胻足病：《素问·脏气法时论》云："肺病者，喘咳逆气，肩背痛，汗出尻阴股膝髀腨胻足皆痛。"说明阳明所至为肺金受病。

㉕皴揭：皴，指皮肤干裂。高士宗："皴揭者，阳明燥胜，皮皴而掀揭也。"

㉖语笑：张介宾："少阴主心，心藏神，神有余则笑不休。"

㉗位：指气位。

㉘方月：方药中：即方位与月令。

导读：以"黄帝问曰：五运六气之应见，六化之正，六变之纪，何如？岐伯对曰：夫六气正纪，有化有变，有胜有复，有用有病，不同其候，帝欲何乎？帝曰：愿尽闻之。"作为开篇，符合《素问·六元正纪大论》主题。

全文论述了六气气化、德化、布政、气变、令行、发病等十二种常形，指出："报德以德，报化以化，报政以政，报令以令，气高则高，气下则下，气后则后，气前则前，气中则中，气外则外，位之常也。"六气所胜，随气所在，以言其变耳。而六气之用，各归不胜而为化。

六气的运行，有正常的气化和反常的变异，有胜气还有复气，有正常的作用，也有变化的灾害。

此论相对文奥难懂，以六气司化之常为例说明，其他条文详见附篇二译文。六气主时万物正常的生化：厥阴之气来临时风气偏盛，草木始萌；少阴之气来临时火气偏胜，万物荣秀；太阴之气来临时雨气偏盛，万物实满；少阳之气来临时热气偏盛，万物茂盛；阳明之气来临时肃杀气盛，万物成熟；太阳之气来临时寒气偏盛，万物潜藏。

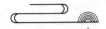

原文：

帝曰：善。夫子之言可谓悉矣，然何以明其应乎？岐伯曰：昭乎哉问也！夫六气者，行有次，止有位，故常以正月朔日①平旦视之，睹其位而知其所在矣。运有余，其至先，运不及，其至后，此天之道，气之常也。运非有余非不足，是谓正岁，其至当其时也。（260条）

帝曰：胜复之气，其常在也，灾眚②时至，候也奈何？岐伯曰：非气化者，是谓灾也。（261条）

《素问·六元正纪大论》

注释：

①正月朔日：农历正月初一。

②灾眚：灾难、疾病。

导读：此文与开篇"五运六气之应见"相承，回答了"何以明其应"，提出了观测六气至与不至，以正月朔日平旦视之，睹其位而知其所在。指出五运六气的运动规律，岁运太过，六气先至；岁运不及，六气后至；平气之年，六气至当其时。说明胜复之气为常，太过可以成为灾害，形成发病。

原文：

帝曰：气至而先后者何？岐伯曰：运太过则其至先，运不及则其至后，此候之常也。（320条）

帝曰：当时而至者何也？岐伯曰：非太过非不及，则至当时，非是者眚也。（321条）

帝曰：善。气有非时而化者，何也？岐伯曰：太过者当其时，不及者归其己胜也。（322条）

帝曰：四时之气，至有早晏高下左右，其候何如？岐伯曰：行有逆顺①，至有迟速②，故太过者化先天，不及者化后天。（323条）

《素问·六元正纪大论》

注释：

①行有逆顺：五星向前的视运动为顺；向后的视运动为逆。

②至有迟速：气至有早晚。

导读：此段论述了太过、不及和平气之候，进一步阐述了运太过气先至，运不及气后至，平气之年气至当时，否则就会发生疾病；以及四时气之候，因为五行运动有顺逆、快慢等视运动规律，故四时之气所至有早、有晚。

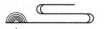
原文：

帝曰：愿闻其行何谓也？岐伯曰：春气西行，夏气北行，秋气东行，冬气南行。故春气始于下，秋气始于上，夏气始于中，冬气始于标①。春气始于左，秋气始于右，冬气始于后，夏气始于前。此四时正化之常。故至高之地，冬气常在，至下之地，春气常在，必谨察之。帝曰：善。（324 条）

《素问·六元正纪大论》

注释：

①标：高世栻："标犹表也"。张介宾："万物盛长之表也"。

导读： 此文论述了四时之气的运行规律，指出地势的高低寒温有差异，说明了"至高之地，冬气常在，至下之地，春气常在"的道理。春气生于东方，由东向西运行；夏气生于南方，由南向北运行；秋气生于西方，由西向东运行；冬气生于北方，由北向南运行。春气发生，自下而上升；秋气收敛，自上而下降；夏季为火，从里而布散于外；冬季严寒，从表而入藏于里。从地气的发生规律来看，春气生于左方，秋气生于右方，冬气生于北方，夏气生于南方，这就是四时气候的正常变化。高山之顶，气候寒冷、冬气常在；低洼之地，气候温暖、春气常存。

原文：

帝曰：六位之气盈虚①何如？岐伯曰：太少异也，太者之至徐而常，少者暴而亡。（342 条）

帝曰：天地之气，盈虚何如？岐伯曰：天气②不足，地气③随之，地气不足，天气从之，运居其中而常先也。恶所不胜，归所同和，随运归从而生其病也。故上胜则天气降而下，下胜则地气迁而上，多少而差其分④，微者小差，甚者大差，甚则位易气交易⑤，则大变生而病作矣。《大要》曰：甚纪⑥五分，微纪七分，其差可见。此之谓也。（343 条）

《素问·六元正纪大论》

注释：

①盈虚：盈，有余；虚，不足。

②天气：指司天之气。

③地气：指在泉之气。

④分：刘完素曰："一分乃十五日。"

⑤位易气交易：位，六气之位，即六气的六步规律。易，变化。气交，天气升已而降，地气降已而升，天地之气交互。《素问·六微旨大论》云："何谓气

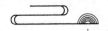

交？岐伯曰：上下之位，气交之中，人之居也。”

⑥纪：规律。

导读：此段论述了六气和天地之气有余、不足的运行规律。

六气盈虚，乃太少之异，太者之至徐而常，少者暴而亡；天地之气盈虚，乃"天气不足，地气随之，地气不足，天气从之，运居其中而常先也。恶所不胜，归所同和，随运归从而生其病也。"六气有余和不足的情况：太过和不及是不相同的，太过之气对万物的影响徐缓而作用持久，不及之气对万物的影响急暴而作用短暂。

司天之气、在泉之气的有余与不足：司天之气不足，则在泉之气上升；在泉之气不足，则司天之气下降。中运居司天与在泉之间，因而司天之气下降则运必先之而降，在泉之气上升则运必先之而升。运受制于其所不胜的司天、在泉之气，和于与其相同的司天、在泉之气。运遇到所不胜，就会受到制约；遇到相和的情况，则会相互助长而变得过亢。制约和过亢都能引起疾病。如果司天之气胜，天气就下降；在泉之气胜，地气就上升。上升与下降的程度取决于胜气的微甚。胜气微的差别就小，胜气甚的差别就大。差别太大就会导致气交位置的改变，就必然引起巨大的气令变化而发生疾病。《大要》说：胜气甚的，五分在本位，五分升降；胜气微的，七分在本位，三分升降，其间的差别是可以观测的。刘完素指出："一分乃十五日，七分者，乃一百五日，而应其候，甚者大差五分也，乃七十五日而差，差过其数也。"（《新刊图解素问要旨论•推大小差郁复》）

此文谈天地、六位之气盈虚。指出天地之气盈虚："天气不足，地气随之，地气不足，天气从之，运居其中而常先也。"上下气胜而致天地之气交变，以气的多少而论微纪。彼时已有量化指标，足见先祖之伟大。

原文：

帝曰：至哉圣人之道！天地大化运行之节，临御之纪，阴阳之政，寒暑之令，非夫子孰能通之！请藏之灵兰之室，署曰《六元正纪》。非斋戒不敢示，慎传也。（353条）

《素问•六元正纪大论》

导读：以上回答了"五运六气之应见，六化之正，六变之纪"及"六气正纪，有化有变，有胜有复，有用有病，不同其候"的问题，总结了"天地大化运行之节，临御之纪，阴阳之政，寒暑之令"，前后呼应，自成一体，可以单独成篇，命为《六元正纪》。"非斋戒不敢示"再一次证明了七篇大论的成书时间晚于《素问》其他篇章。

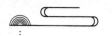

原文：

帝曰：天地之数①，终始奈何？岐伯曰：悉乎哉问也！是明道也。数之始，起于上而终于下，岁半之前，天气②主之，岁半之后，地气③主之，上下交互，气交主之，岁纪毕矣。故曰位明④，气月⑤可知乎，所谓气⑥也。（262条）

帝曰：余司其事，则而行之，不合其数何也？岐伯曰：气用有多少，化治有盛衰，衰盛多少，同其化也。（263条）

帝曰：愿闻同化何如？岐伯曰：风温春化同，热曛昏火夏化同，胜与复同，燥清烟露秋化同，云雨昏暝埃长夏化同，寒气霜雪冰冬化同，此天地五运六气之化，更用盛衰之常也。（264条）

《素问·六元正纪大论》

注释：

①天地之数：指天地之气的运行规律。

②天气：指司天之气。

③地气：指在泉之气。

④位明：司天、在泉，五运、六气之时位明确。

⑤气月：每月的运和气。

⑥气：指五运、六气。

导读： 论述了天地之数的终始常数，指出："岁半之前，天气主之，岁半之后，地气主之，上下交互，气交主之。"告诉我们司天主管上半年，在泉主管下半年。接着论述不合其数属于同化现象，这是因为五运六气之化有气用多少、化治盛衰的不同。所谓同化，气令特点与季节相符合也。讲解天地规律，五运六气之化，更用盛衰之常。

原文：

帝曰：盛衰何如？岐伯曰：非其位则邪，当其位则正，邪则变甚，正则微。（47条）

帝曰：何谓当位？岐伯曰：木运临卯，火运临午，土运临四季，金运临酉，水运临子，所谓岁会①，气之平也。（48条）

帝曰：非位何如？岐伯曰：岁不与会也。（49条）

帝曰：土运之岁，上见太阴；火运之岁，上见少阳、少阴；金运之岁，上见阳明；木运之岁，上见厥阴；水运之岁，上见太阳，奈何？岐伯曰：天之与会也。故《天元册》曰天符②。（50条）

天符岁会③何如？岐伯曰：太一天符之会也。（51条）

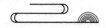

帝曰：其贵贱何如？岐伯曰：天符为执法，岁位为行令，太一天符为贵人。（52条）

帝曰：邪之中也奈何？岐伯曰：中执法者，其病速而危；中行令者，其病徐而持；中贵人者，其病暴而死。（53条）

帝曰：位之易也何如？岐伯曰：君位臣则顺④，臣位君则逆⑤，逆则其病近，其害速；顺则其病远，其害微。所谓二火⑥也。（54条）

《素问·六微旨大论》

帝曰：五运行同天化者，命曰天符，余知之矣。愿闻同地化者何谓也？岐伯曰：太过而同天化者三，不及而同天化者亦三，太过而同地化者三，不及而同地化者亦三，此凡二十四岁也。（265条）

帝曰：愿闻其所谓也。岐伯曰：甲辰甲戌太宫下加太阴，壬寅壬申太角下加厥阴，庚子庚午太商下加阳明，如是者三。（266条）

癸巳癸亥少徵下加少阳，辛丑辛未少羽下加太阳，癸卯癸酉少徵下加少阴，如是者三。（267条）

戊子戊午太徵上临少阴，戊寅戊申太徵上临少阳，丙辰丙戌太羽上临太阳，如是者三。（268条）

丁巳丁亥少角上临厥阴，乙卯乙酉少商上临阳明，己丑己未少宫上临太阴，如是者三。除此二十四岁，则不加不临也。（269条）

帝曰：加者何谓？岐伯曰：太过而加同天符，不及而加同岁会也。（270条）

帝曰：临者何谓？岐伯曰：太过不及，皆曰天符，而变行有多少，病形有微甚，生死有早晏耳。（271条）

《素问·六元正纪大论》

注释：

①岁会：中运与岁支五行属性同。

②天符：中运与司天五行属性同。

③天符岁会：又称太乙天符、太一天符。既是天符又是岁会的年份。岁运之气、司天之气、岁支三者五行属性相同，"三合为治"。

④君位臣则顺：君火加临相火（主气）之上，即少阴君火为司天，主气三之气为少阳相火。

⑤臣位君则逆：相火加临君火（主气）之上，即二之气客气为少阳相火加临主气少阴君火。

⑥二火：指君火、相火。

导读：以上所论提出了当位、非位、岁会、天符、太一天符、二火相加等概念。揭示了同天化、同地化的规律，论述了运气相合的规律。

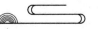
文中虽没有引用《太始天元册》原文，但指出了天之与会在《天元册》称天符。结合经文言简而晦，其文字简，寓意奥，似以上古之文说理，如"天符为执法，岁位为行令，太一天符为贵人"，"所谓二火也"等文字，可能为《天元册》引文。

原文：

帝曰：善。五运气行主岁之纪，其有常数乎？岐伯曰：臣请次之。（276 条）

甲子 甲午岁

上少阴火 中太宫土运 下阳明金①热化二，雨化五，燥化四，所谓正化日也。其化上咸寒，中苦热，下酸热，所谓药食宜也。（277 条）

乙丑 乙未岁

上太阴土 中少商金运 下太阳水 热化寒化胜复同，所谓邪气化日②也。灾七宫③。湿化五，清化四，寒化六，所谓正化日也。其化上苦热，中酸和，下甘热，所谓药食宜也。（278 条）

丙寅 丙申岁

上少阳相火 中太羽水运 下厥阴木 火化二，寒化六，风化三，所谓正化日也。其化上咸寒，中咸温，下辛温，所谓药食宜也。（279 条）

丁卯岁会 丁酉岁

上阳明金 中少角木运 下少阴火 清化热化胜复同，所谓邪气化日也。灾三宫。燥化九，风化三，热化七，所谓正化日也。其化上苦小温，中辛和，下咸寒，所谓药食宜也。（280 条）

戊辰 戊戌岁

上太阳水 中太徵火运 下太阴土 寒化六，热化七，湿化五，所谓正化日也。其化上苦温，中甘和，下甘温，所谓药食宜也。（281 条）

己巳 己亥岁

上厥阴木 中少宫土运 下少阳相火 风化清化胜复同，所谓邪气化日也。灾五宫。风化三，湿化五，火化七，所谓正化日也。其化上辛凉，中甘和，下咸寒，所谓药食宜也。（282 条）

庚午同天符 庚子岁同天符

上少阴火 中太商金运 下阳明金 热化七，清化九，燥化九，所谓正化日也。其化上咸寒，中辛温，下酸温，所谓药食宜也。（283 条）

辛未同岁会 辛丑岁同岁会

上太阴土 中少羽水运 下太阳水 雨化风化胜复同，所谓邪气化日也。灾一宫。雨化五，寒化一，所谓正化日也。其化上苦热，中苦和，下苦热，所谓药食宜也。（284 条）

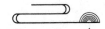

壬申同天符　壬寅岁同天符

上少阳相火　中太角木运　下厥阴木　火化二,风化八,所谓正化日也。其化上咸寒,中酸和,下辛凉,所谓药食宜也。(285条)

癸酉同岁会　癸卯岁同岁会

上阳明金　中少徵火运　下少阴火　寒化雨化胜复同,所谓邪气化日也。灾九宫。燥化九,热化二,所谓正化日也。其化上苦小温,中咸温,下咸寒,所谓药食宜也。(286条)

甲戌岁会同天符　甲辰岁岁会同天符

上太阳水　中太宫土运　下太阴土　寒化六,湿化五,正化日也。其化上苦热,中苦温,下苦温,药食宜也。(287条)

乙亥　乙巳岁

上厥阴木　中少商金运　下少阳相火　热化寒化胜复同,邪气化日也。灾七宫。风化八,清化四,火化二,正化度也。其化上辛凉,中酸和,下咸寒,药食宜也。(288条)

丙子岁会　丙午岁

上少阴火　中太羽水运　下阳明金　热化二,寒化六,清化四,正化度也。其化上咸寒,中咸热,下酸温,药食宜也。(289条)

丁丑　丁未岁

上太阴土　中少角木运　下太阳水　清化热化胜复同,邪气化度也。灾三宫。雨化五,风化三,寒化一,正化度也。其化上苦温,中辛温,下甘热,药食宜也。(290条)

戊寅　戊申岁天符

上少阳相火　中太徵火运　下厥阴木　火化七,风化三,正化度也。其化上咸寒,中甘和,下辛凉,药食宜也。(291条)

己卯　己酉岁

上阳明金　中少宫土运　下少阴火　风化清化胜复同,邪气化度也。灾五宫。清化九,雨化五,热化七,正化度也。其化上苦小温,中甘和,下咸寒,药食宜也。(292条)

庚辰　庚戌岁

上太阳水　中太商金运　下太阴土　寒化一,清化九,雨化五,正化度也。其化上苦热,中辛温,下甘热,药食宜也。(293条)

辛巳　辛亥岁

上厥阴木　中少羽水运　下少阳相火　雨化风化胜复同,邪气化度也。灾一宫。风化三,寒化一,火化七,正化度也。其化上辛凉,中苦和,下咸寒,药食宜也。(294条)

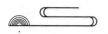

壬午　壬子岁

上少阴火　中太角木运　下阳明金　热化二,风化八,清化四,正化度也。其化上咸寒,中酸凉,下酸温,药食宜也。(295条)

癸未　癸丑岁

上太阴土　中少徵火运　下太阳水　寒化雨化胜复同,邪气化度也。灾九宫。雨化五,火化二,寒化一,正化度也。其化上苦温,中咸温,下甘热,药食宜也。(296条)

甲申　甲寅岁

上少阳相火　中太宫土运　下厥阴木　火化二,雨化五,风化八,正化度也。其化上咸寒,中咸和,下辛凉,药食宜也。(297条)

乙酉太一天符　乙卯岁天符

上阳明金　中少商金运　下少阴火　热化寒化胜复同,邪气化度也。灾七宫。燥化四,清化四,热化二,正化度也。其化上苦小温,中苦和,下咸寒,药食宜也。(298条)

丙戌天符　丙辰岁天符

上太阳水　中太羽水运　下太阴土　寒化六,雨化五,正化度也。其化上苦热,中咸温,下甘热,药食宜也。(299条)

丁亥天符丁巳岁天符

上厥阴木　中少角木运　下少阳相火　清化热化胜复同,邪气化度也。灾三宫。风化三,火化七,正化度也。其化上辛凉,中辛和,下咸寒,药食宜也。(300条)

戊子天符戊午岁太一天符

上少阴火　中太徵火运　下阳明金　热化七,清化九,正化度也。其化上咸寒,中甘寒,下酸温,药食宜也。(301条)

己丑太一天符　己未岁太一天符

上太阴土　中少宫土运　下太阳水　风化清化胜复同,邪气化度也。灾五宫。雨化五,寒化一,正化度也。其化上苦热,中甘和,下甘热,药食宜也。(302条)

庚寅　庚申岁

上少阳相火　中太商金运　下厥阴木　火化七,清化九,风化三,正化度也。其化上咸寒,中辛温,下辛凉,药食宜也。(303条)

辛卯　辛酉岁

上阳明金　中少羽水运　下少阴火　雨化风化胜复同,邪气化度也。灾一宫。清化九,寒化一,热化七,正化度也。其化上苦小温,中苦和,下咸寒,药食宜也。(304条)

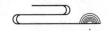

壬辰　壬戌岁

上太阳水　中太角木运　下太阴土　寒化六，风化八，雨化五，正化度也。其化上苦温，中酸和，下甘温，药食宜也。（305条）

癸巳同岁会　癸亥岁同岁会

上厥阴木　中少徵火运　下少阳相火　寒化雨化胜复同，邪气化度也。灾九宫。风化八，火化二，正化度也。其化上辛凉，中咸和，下咸寒，药食宜也。（306条）

凡此定期之纪，胜复正化，皆有常数，不可不察。故知其要者，一言而终，不知其要，流散无穷，此之谓也。（307条）

《素问·六元正纪大论》

注释：

①上少阴火　中太宫土运　下阳明金：上，指司天；中，指中运；下，指在泉。

②邪气化日：指反常的气令变化。

③灾七宫：七，洛书之数，指代西方。指灾变发生在西方。

导读：论述了岁运正常的气化规律皆有常数，并以地理之位论气化灾变，提出了治疗方法。以甲子年、甲午年为例说明：少阴君火司天，阳明燥金在泉，中运太宫土运。热化二，雨化五，燥化四，二、五、四是指河图所指代的方位数理特征，二为南方，五为中央，四是西方，气令之化表现河图数理特征，为正化日。对于运气引发的疾病，因少阴君火司天之热气所致的，宜用咸寒之品；因中运太阴湿土所致的，宜用苦热之品；阳明燥金在泉之燥气所致的，适宜用酸热之品。以上原则对药物与食物都适宜。

1. 关于数　《黄帝内经》中数的内涵有三：一是天地之数，二是记生化之用之数，三是易之数。

（1）天地之数：《素问·离合真邪论》："夫圣人之起度数，必应于天地。"《素问·六节脏象论》云："夫六六之节，九九制会者，所以正天之度、气之数也。天度者，所以制日月之行也；气数者，所以纪化生之用也。天为阳，地为阴；日为阳，月为阴；行有分纪，周有道理，日行一度，月行十三度而有奇焉，故大小月三百六十五日而成岁，积气余而盈闰矣。立端于始，表正于中，推余于终，而天度毕矣。"

《素问·天元纪大论》云："帝曰：上下周纪，其有数乎？鬼臾区曰：天以六为节，地以五为制。周天气者，六期为一备；终地纪者，五岁为一周。君火以明，相火以位。五六相合而七百二十气，为一纪，凡三十岁；千四百四十气，凡六十岁，而为一周，不及太过，斯皆见矣。"此数为天地之常数。

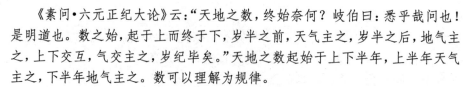

《素问•六元正纪大论》云："天地之数，终始奈何？岐伯曰：悉乎哉问也！是明道也。数之始，起于上而终于下，岁半之前，天气主之，岁半之后，地气主之，上下交互，气交主之，岁纪毕矣。"天地之数起始于上下半年，上半年天气主之，下半年地气主之。数可以理解为规律。

（2）记生化之数：《素问•五运行大论》云："夫数之可数者，人中之阴阳也，然所合，数之可得者也。"又："夫阴阳者，数之可十，推之可百，数之可千，推之可万。"此数用以纪生化。

（3）易数：《黄帝内经》应用了河图数。《素问•六元正纪大论》云："乙丑、乙未岁：上太阴土，中少商金运，下太阳水。热化寒化胜复同，所谓邪气化日也。灾七宫。湿化五，清化四，寒化六，所谓正化日也。"其数五、四、六代表河图所指之方位数理特征。

《素问•六元正纪大论》云："太过者其数成，不及者其数生，土常以生也。"说明太过之年用成数，不及之年用生数，土运之年无论太过不及都用生数。五行生成数：水的生数一、成数六；火的生数二、成数七；木的生数三、成数八；金的生数四，成数九；土的生数五、成数十，一般情况下"土"只用生数。生数、成数是河图之数。

《内经》应用了洛书之数：《素问•五常政大论》云："委和之纪……眚于三……从革之纪……眚于七……涸流之纪……眚于一。"委和之纪，以数三指代东方；从革之纪，数七指代西方；涸流之纪，数一指代北方。

《素问•六元正纪大论》论述了九宫："丁丑、丁未岁……灾三宫……己卯、己酉岁……灾五宫……辛巳、辛亥岁……灾一宫……癸未 癸丑岁……灾九宫。"是以《洛书》九宫之数，东宫为三，中宫为五，北宫为一，南宫为九。

《灵枢•九宫八风》云："是故太一入徙立于中宫，乃朝八风，以占吉凶也。风从南方来，名曰大弱风，其伤人也，内舍于心，外在于脉，气主热…… 此八风皆从其虚之乡来，乃能病人。"根据斗纲所指洛书九宫，以定八风的方位，推测气象及疾病的吉凶。

2. 关于九宫　九宫是以后天八卦之九个方位来定位九宫，与地之九州相对应，用以说明地理的气化特征。其数为后天八卦之数，《五行大义》引《黄帝九宫经》云："戴九，履一，左三，右七，二四为肩，六八为足，五居中宫，总禦得失。"《难易寻源》云："洛出书，圣人则之。戴九履一，左三右七，二四为肩，六八为足，五居其中，阴居四维，阳居四正。虚其中十，众妙之门，是为九宫。"用后天八卦之数来说明不同地域方位的气化、灾变特征。

太一游宫，是把北极星和北斗七星连为一体而用，以北斗作为指针，面南确立"四正""四隅"八个方位，依此确立八宫，中央为中宫，共为九宫。九宫即招摇、叶蛰、天留、仓门、阴洛、天宫、玄委、仓果、新洛。九宫与后天八卦相

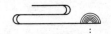

应：正北的叶蛰宫居坎位，东北的天留宫居艮位，正东的仓门宫居震位，东南的阴洛宫居巽位，正南的上天宫居离位，西南的玄委宫居坤位，正西的仓果宫居兑位，西北的新洛宫居乾位。九宫与地之九野，配以后天八卦，极有可能为洛书的起源。洛书为九宫图，易数表达为：东宫为三，南宫为九，西宫为七，北宫为一，中宫为五，东北为八，东南为四，西南为二，西北为六。

以上论述了天地之数的终始常数，告诉我们司天主管上半年，在泉主管下半年；探讨了四季同化现象，讲解天地规律与五运六气之化，提出了当位、非位、岁会、天符、太一天符、二火相加等概念，论述了五运同天地之化规律及五运主岁气化规律，可以单独成篇，命为《五运纪》。

原文：

帝曰：愿夫子推而次之，从其类序，分其部主，别其宗司，昭其气数，明其正化，可得闻乎？岐伯曰：先立其年，以明其气，金木水火土运行之数，寒暑燥湿风火临御之化，则天道可见，民气可调，阴阳卷舒，近而无惑①，数之可数者，请遂言之。（175条）

《素问·六元正纪大论》

注释：

①阴阳卷舒，近而无惑：卷舒，指调和；近，指当下；惑，指疑惑，引申为病患。

原文：

帝曰：太阳之政①奈何？岐伯曰：辰戌之纪也。（176条）

太阳　太角　太阴　壬辰　壬戌②　其运风，其化鸣紊启拆，其变振拉摧拔，其病眩掉目暝。

太角初正　少徵　太宫　少商　太羽终③（177条）

太阳　太徵　太阴　戊辰　戊戌同正徵④其运热，其化暄暑郁燠，其变炎烈沸腾，其病热郁。

太徵　少宫　太商　少羽终　少角初⑤（178条）

太阳　太宫　太阴　甲辰岁会同天符　甲戌岁会同天符⑥其运阴埃，其化柔润重泽，其变震惊飘骤，其病湿下重。

太宫　少商　太羽终　太角初　少徵（179条）

太阳　太商　太阴　庚辰　庚戌　其运凉，其化雾露萧飋，其变肃杀凋零，其病燥背瞀胸满。

太商　少羽终　少角初　太徵　少宫（180条）

太阳　太羽　太阴　丙辰天符　丙戌天符⑦其运寒，其化凝惨溧冽，其变

53

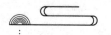

冰雪霜雹,其病大寒留于溪谷。

太羽终　太角初　少徵　太宫　少商(181条)

凡此太阳司天之政,气化运行先天⑧,天气肃,地气静,寒临太虚,阳气不令,水土合德,上应辰星镇星。其谷玄黅,其政肃,其令徐。寒政大举,泽无阳焰,则火发待时。少阳中治,时雨乃涯,止极雨散,还于太阴,云朝北极,湿化乃布,泽流万物,寒敷于上,雷动于下,寒湿之气,持于气交。民病寒湿,发肌肉萎,足痿不收,濡泻血溢。(182条)

初之气,地气迁,气乃大温,草乃早荣,民乃厉,温病乃作,身热头痛呕吐,肌腠疮疡。(183条)

二之气,大凉反至,民乃惨,草乃遇寒,火气遂抑,民病气郁中满,寒乃始。(184条)

三之气,天政布,寒气行,雨乃降。民病寒,反热中,痈疽注下,心热瞀闷,不治者死。(185条)

四之气,风湿交争,风化为雨,乃长乃化乃成,民病大热少气,肌肉萎足痿,注下赤白。(186条)

五之气,阳复化,草乃长,乃化乃成,民乃舒。(187条)

终之气,地气正,湿令行,阴凝太虚,埃昏郊野,民乃惨凄,寒风以至,反者孕乃死。(188条)

故岁宜苦以燥之温之,必折其郁气,先资其化源,抑其运气,扶其不胜,无使暴过而生其疾,食岁谷⑨以全其真,避虚邪以安其正。适气同异,多少制之,同寒湿者燥热化,异寒湿者燥湿化,故同者多之,异者少之,用寒远寒⑩,用凉远凉,用温远温,用热远热,食宜同法。有假者反常,反是者病,所谓时也。(189条)

帝曰:善。阳明之政奈何?岐伯曰:卯酉之纪也。(190条)

阳明　少角　少阴　清热胜复同,同正商。丁卯岁会　丁酉　其运风清热。
少角初正　太徵　少宫　太商　少羽终(191条)

阳明　少徵　少阴　寒雨胜复同,同正商。癸卯同岁会　癸酉同岁会　其运热寒雨。
少徵　太宫　少商　太羽终　太角初(192条)

阳明　少宫　少阴　风凉胜复同。己卯　己酉　其运雨风凉。
少宫　太商　少羽终　少角初　太徵(193条)

阳明　少商　少阴　热寒胜复同,同正商。乙卯天符　乙酉岁会,太一天符。其运凉热寒。
少商　太羽终　太角初　少徵　太宫(194条)

阳明　少羽　少阴　雨风胜复同,同少宫。辛卯　辛酉　其运寒雨风。

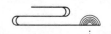

少羽终　少角初　太徵　太宫　太商（195条）

凡此阳明司天之政，气化运行后天⑪，天气急，地气明，阳专其令，炎暑大行，物燥以坚，淳风乃治，风燥横运，流于气交，多阳少阴，云趋雨府，湿化乃敷。燥极而泽，其谷白丹，间谷⑫命太⑬者，其耗白甲品羽，金火合德，上应太白荧惑。其政切，其令暴，蛰虫乃见，流水不冰，民病咳嗌塞，寒热发，暴振溧癃闷，清先而劲，毛虫乃死，热后而暴，介虫乃殃，其发躁，胜复之作，扰而大乱，清热之气，持于气交。（196条）

初之气，地气迁，阴始凝，气始肃，水乃冰，寒雨化。其病中热胀，面目浮肿，善眠，鼽衄嚏欠呕，小便黄赤，甚则淋。（197条）

二之气，阳乃布，民乃舒，物乃生荣。厉大至，民善暴死。（198条）

三之气，天政布，凉乃行，燥热交合，燥极而泽，民病寒热。（199条）

四之气，寒雨降。病暴仆，振栗谵妄，少气，嗌干引饮，及为心痛痈肿疮疡疟寒之疾，骨痿血便。（200条）

五之气，春令反行，草乃生荣，民气和。（201条）

终之气，阳气布，候反温，蛰虫来见，流水不冰，民乃康平，其病温。（202条）

故食岁谷以安其气，食间谷以去其邪，岁宜以咸以苦以辛，汗之清之散之，安其运气，无使受邪，折其郁气，资其化源。以寒热轻重少多其制，同热者多天化，同清者多地化，用凉远凉，用热远热，用寒远寒，用温远温，食宜同法。有假者反之，此其道也。反是者，乱天地之经，扰阴阳之纪也。（203条）

帝曰：善。少阳之政奈何？岐伯曰：寅申之纪也。（204条）

少阳　太角　厥阴　壬寅同天符　壬申同天符　其运风鼓，其化鸣紊启坼，其变振拉摧拔，其病掉眩支胁惊骇。

太角初正　少徵　太宫　少商　太羽终（205条）

少阳　太徵　厥阴　戊寅天符　戊申天符　其运暑，其化暄嚣郁燠，其变炎烈沸腾，其病上热郁血溢血泄心痛。

太徵　少宫　太商　少羽终　少角初（206条）

少阳　太宫　厥阴　甲寅　甲申　其运阴雨，其化柔润重泽，其变震惊飘骤，其病体重胕肿痞饮。

太宫　少商　太羽终　太角初　少徵（207条）

少阳　太商　厥阴　庚寅　庚申　同正商　其运凉，其化雾露清切，其变肃杀凋零，其病肩背胸中。

太商　少羽终　少角初　太徵　少宫（208条）

少阳　太羽　厥阴　丙寅　丙申　其运寒肃，其化凝惨溧冽，其变冰雪霜雹，其病寒浮肿。

太羽终　太角初　少徵　太宫　少商（209条）

凡此少阳司天之政，气化运行先天，天气正，地气扰，风乃暴举，木偃沙飞，炎火乃流，阴行阳化，雨乃时应，火木同德，上应荧惑岁星。其谷丹苍，其政严，其令扰。故风热参布，云物沸腾，太阴横流，寒乃时至，凉雨并起。民病寒中，外发疮疡，内为泄满。故圣人遇之，和而不争。往复之作，民病寒热疟泄，聋瞑呕吐，上怫肿色变。（210 条）

初之气，地气迁，风胜乃摇，寒乃去，候乃大温，草木早荣。寒来不杀，温病乃起，其病气怫于上，血溢目赤，咳逆头痛，血崩胁满，肤腠中疮。（211 条）

二之气，火反郁，白埃四起，云趋雨府，风不胜湿，雨乃零，民乃康。其病热郁于上，咳逆呕吐，疮发于中，胸嗌不利，头痛身热，昏愦脓疮。（212 条）

三之气，天政布，炎暑至，少阳临上，雨乃涯。民病热中，聋瞑血溢，脓疮咳呕，鼽衄渴嚏欠，喉痹目赤，善暴死。（213 条）

四之气，凉乃至，炎暑间化，白露降，民气和平，其病满身重。（214 条）

五之气，阳乃去，寒乃来，雨乃降，气门乃闭，刚木早凋，民避寒邪，君子周密。（215 条）

终之气，地气正，风乃至，万物反生，霜雾以行。其病关闭不禁⑭，心痛，阳气不藏而咳。（216 条）

抑其运气，赞所不胜，必折其郁气，先取化源，暴过不生，苛疾不起。故岁宜咸辛宜酸，渗之泄之，渍之发之，观气寒温以调其过，同风热者多寒化，异风热者少寒化，用热远热，用温远温，用寒远寒，用凉远凉，食宜同法，此其道也。有假者反之，反是者，病之阶也。（217 条）

帝曰：善。太阴之政奈何？岐伯曰：丑未之纪也。（218 条）

太阴　少角　太阳　清热胜复同，同正宫。丁丑　丁未　其运风清热。

少角初正　太徵　少宫　太商　少羽终（219 条）

太阴　少徵　太阳　寒雨胜复同。癸丑　癸未　其运热寒雨。

少徵　太宫　少商　太羽终　太角（220 条）

太阴　少宫　太阳　风清胜复同，同正宫。己丑太一天符　己未太一天符⑮其运雨风清。

少宫　太商　少羽终　少角初　太徵（221 条）

太阴　少商　太阳　热寒胜复同。乙丑　乙未　其运凉热寒。

少商　太羽终　太角初　少徵　太宫（222 条）

太阴　少羽　太阳　雨风胜复同，同正宫。辛丑同岁会　辛未同岁会　其运寒雨风。

少羽终　少角初　太徵　少宫　太商（223 条）

凡此太阴司天之政，气化运行后天，阴专其政，阳气退辟，大风时起，天气下降，地气上腾，原野昏霿，白埃四起，云奔南极，寒雨数至，物成于差夏⑯。

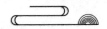

民病寒湿，腹满身膜愤胕肿，痞逆寒厥拘急。湿寒合德，黄黑埃昏，流行气交，上应镇星辰星。其政肃，其令寂，其谷黔玄。故阴凝于上，寒积于下，寒水胜火，则为冰雹，阳光不治，杀气乃行。故有余宜高，不及宜下，有余宜晚，不及宜早，土之利，气之化也，民气亦从之，间谷命其太也。（224条）

初之气，地气迁，寒乃去，春气正，风乃来，生布万物以荣，民气条舒，风湿相薄，雨乃后。民病血溢，筋络拘强，关节不利，身重筋痿。（225条）

二之气，大火正，物承化，民乃和，其病温厉大行，远近咸若，湿蒸相薄，雨乃时降。（226条）

三之气，天政布，湿气降，地气腾，雨乃时降，寒乃随之。感于寒湿，则民病身重胕肿，胸腹满。）（227条）

四之气，畏火⑰临，溽蒸化，地气腾，天气否隔，寒风晓暮，蒸热相薄，草木凝烟，湿化不流，则白露阴布，以成秋令。民病腠理热，血暴溢疟，心腹满热，胪胀⑱，甚则胕肿。（228条）

五之气，惨令已行，寒露下，霜乃早降，草木黄落，寒气及体，君子周密，民病皮腠。（229条）

终之气，寒大举，湿大化，霜乃积，阴乃凝，水坚冰，阳光不治。感于寒则病人关节禁固，腰脽痛，寒湿推于气交而为疾也。（230条）

必折其郁气，而取化源，益其岁气，无使邪胜，食岁谷以全其真，食间谷以保其精。故岁宜以苦燥之温之，甚者发之泄之。不发不泄，则湿气外溢，肉溃皮拆而水血交流。必赞其阳火，令御甚寒，从气异同，少多其判⑲也，同寒者以热化，同湿者以燥化，异者少之，同者多之，用凉远凉，用寒远寒，用温远温，用热远热，食宜同法。假者反之，此其道也，反是者病也。（231条）

帝曰：善。少阴之政奈何？岐伯曰：子午之纪也。（232条）

少阴　太角　阳明　壬子　壬午　其运风鼓，其化鸣紊启拆，其变振拉摧拔，其病支满。

太角初正　少徵　太宫少商　太羽终（233条）

少阴　太徵　阳明　戊子天符　戊午太一天符　其运炎暑，其化暄曜郁燠，其变炎烈沸腾，其病上热血溢。

太徵　少宫　太商　少羽终　少角初（234条）

少阴　太宫　阳明　甲子　甲午　其运阴雨，其化柔润时雨，其变震惊飘骤，其病中满身重。

太宫　少商　太羽终　太角初　少徵（235条）

少阴　太商　阳明　庚子同天符　庚午同天符　同正商　其运凉劲，其化雾露萧飁，其变肃杀凋零，其病下清。

太商　少羽终　少角初　太徵　少宫（236条）

少阴　太羽　阳明　丙子岁会　丙午　其运寒，其化凝惨凓冽，其变冰雪霜雹，其病寒下。

太羽终　太角初　少徵　太宫　少商（237条）

凡此少阴司天之政，气化运行先天，地气肃，天气明，寒交暑㉑，热加燥㉒，云驰雨府，湿化乃行，时雨乃降，金火合德，上应荧惑太白。其政明，其令切，其谷丹白。水火寒热持于气交而为病始也。热病生于上，清病生于下，寒热凌犯而争于中，民病咳喘，血溢血泄鼽嚏，目赤眦疡，寒厥入胃，心痛腰痛，腹大嗌干肿上。（238条）

初之气，地气迁，燥将去，寒乃始，蛰复藏，水乃冰，霜复降，风乃至，阳气郁，民反周密，关节禁固，腰脽痛，炎暑将起，中外疮疡。（239条）

二之气，阳气布，风乃行，春气以正，万物应荣，寒气时至，民乃和。其病淋，目瞑目赤，气郁于上而热。（240条）

三之气，天政布，大火行，庶类番鲜，寒气时至。民病气厥心痛，寒热更作，咳喘目赤。（241条）

四之气，溽暑至，大雨时行，寒热互至，民病寒热，嗌干黄瘅，鼽衄饮发。（242条）

五之气，畏火临，暑反至，阳乃化，万物乃生乃长荣，民乃康，其病温。（243条）

终之气，燥令行，余火内格，肿于上，咳喘，甚则血溢。寒气数举，则霿雾翳，病生皮腠，内舍于胁，下连少腹而作寒中，地将易也。（244条）

必抑其运气，资其岁胜，折其郁发，先取化源，无使暴过而生其病也。食岁谷以全真气，食间谷以辟虚邪。岁宜咸以䎖之，而调其上，甚则以苦发之；以酸收之，而安其下，甚则以苦泄之。适气同异而多少之，同天气者以寒清化，同地气者以温热化，用热远热，用凉远凉，用温远温，用寒远寒，食宜同法。有假则反，此其道也，反是者病作矣。（245条）

帝曰：善。厥阴之政奈何？岐伯曰：巳亥之纪也。（246条）

厥阴　少角　少阳　清热胜复同，同正角。丁巳天符　丁亥天符　其运风清热。

少角初正　太徵　少宫　太商　少羽终（247条）

厥阴　少徵　少阳　寒雨胜复同。癸巳同岁会　癸亥同岁会　其运热寒雨。

少徵　太宫　少商　太羽终　太角初（248条）

厥阴　少宫　少阳　风清胜复同，同正角。己巳　己亥　其运雨风清。

少宫　太商　少羽终　少角初　太徵（249条）

厥阴　少商　少阳　热寒胜复同，同正角。乙巳　乙亥　其运凉热寒。

少商　太羽终　太角初　少徵　太宫（250条）

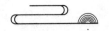

厥阴　少羽　少阳　雨风胜复同。辛巳　辛亥　其运寒雨风。

少羽终　少角初　太徵　少宫　太商（251条）

凡此厥阴司天之政，气化运行后天，诸同正岁②，气化运行同天㉓，天气扰，地气正，风生高远，炎热从之，云趋雨府，湿化乃行，风火同德，上应岁星荧惑。其政挠，其令速，其谷苍丹，间谷言太者，其耗文角品羽。风燥火热，胜复更作，蛰虫来见，流水不冰，热病行于下，风病行于上，风燥胜复形于中。（252条）

初之气，寒始肃，杀气方至，民病寒于右之下。（253条）

二之气，寒不去，华雪水冰，杀气施化，霜乃降，名草上焦，寒雨数至，阳复化，民病热于中。（254条）

三之气，天政布，风乃时举，民病泣出耳鸣掉眩。（255条）

四之气，溽暑湿热相薄，争于左之上，民病黄瘅而为胕肿。（256条）

五之气，燥湿更胜，沉阴乃布，寒气及体，风雨乃行。（257条）

终之气，畏火司令，阳乃大化，蛰虫出见，流水不冰，地气大发，草乃生，人乃舒，其病温厉。（258条）

必折其郁气，资其化源，赞其运气，无使邪胜，岁宜以辛调上，以咸调下，畏火之气，无妄犯之。用温远温，用热远热，用凉远凉，用寒远寒，食宜同法。有假反常，此之道也，反是者病。（259条）

《素问·六元正纪大论》

注释：

①太阳之政：指太阳寒水司天之年的气令特征。

②太阳　太角　太阴　壬辰　壬戌：太阳，指司天；太角，指中运；太阴，指在泉；壬辰　壬戌，指六十甲子年属于壬辰、壬戌之年份。即壬辰、壬戌年，中运为太角，司天为太阳寒水，在泉为太阴湿土。

③太角初正　少徵　太宫　少商　太羽终：此为五运（小运）主客的排列。主运：角、徵、宫、商、羽年年不变，岁岁不移；始于角，故曰初，终于羽，故曰终；五运太少各以其岁运之太少类推；客运：太角、少徵、太宫、少商、太羽。正，初，指主运、客运之初运正好相合，同起于太角。太角，为客运初运。

④太阳　太徵　太阴　戊辰　戊戌同正徵：正徵，指火运平气之年。戊年火运，为太徵；辰戌之岁，太阳寒水司天，水克火，转为平气之年，故称正徵。

⑤太徵　少宫　太商　少羽终　少角初：五运主运为少角（初）、太徵、少宫、太商、少羽（终）；客运为：太徵、少宫、太商、少羽、少角。

⑥太阳　太宫　太阴　甲辰岁会同天符　甲戌岁会同天符：甲辰、甲戌年，中运为太宫，太阳寒水司天，太阴湿土在泉；中运与岁支五行属性相同，故为岁会；太过之年中运与在泉五行属性相同，故又为同天符。

⑦太阳　太羽　太阴　丙辰天符　丙戌天符：丙辰、丙戌年，中运为太

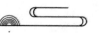

羽,太阳寒水司天,太阴湿土在泉;中运与司天五行属性相同,故为天符。

⑧先天:指岁运太过,气令先时而至。

⑨岁谷:颜色与司天在泉五行属性相同的谷物。赵佶曰:"岁谷者,司天在泉之谷也。"

⑩用寒远寒:用寒凉的药食要远离寒凉的运气。

⑪后天:岁运不及,气令晚至。

⑫间谷:颜色与间气五行属性相同的谷物,即五谷中与岁谷不同的谷类。王冰注:"间气化生,故云间谷也。"《素问•六元正纪大论》云:"食岁谷以全其真,避虚邪以安其正……食岁谷以安其气,食间谷以去其邪……食岁谷以全其真,食间谷以保其精……食岁谷以全真气,食间谷以辟虚邪。"由此可见,岁谷具有养真气、安正气的作用,间谷具有保精、祛邪的作用。

⑬命太:252条"言太"。太:胎也,引申为孕育、发育。即间谷生长发育。

⑭关闭不禁:指大小便失调。可与上文"太阳所至为流泄禁止,病之常也"互参。

⑮己丑太一天符 己未太一天符:己丑、己未之年,中运、岁支、司天之气的五行属性都为土,是为太一天符之年。

⑯差夏:苏颖:指长夏与秋令相交之时。

⑰畏火:指少阳相火。张介宾:"少阳相火用事,其气尤烈,故曰畏火。"

⑱胕胀:方药中:指腹壁水肿;张介宾:"胕,皮也,一曰腹前曰胕。"

⑲判:张志聪:"判者,分也。"

⑳寒交暑:张介宾:"阳明燥金在泉,故地气肃。少阴君火司天,故天气明。金寒而燥,火暑而热,以下临上曰交,以上临下曰加。"

㉑热加燥:新校正注:"热交燥者,少阴在上而阳明在下也。"

㉒正岁:指平气之年。

㉓同天:王冰:"同正岁,化生成与天二十四节气迟速同,无先后也。"

导读:此篇以六司天之政,综合阐述了不同年份的岁运、司天、在泉、五运(小运)、六气特点及治则治法。

关于五运(小运),文中标示的是五步客运,因主运角、徵、宫、商、羽运序固定,古人为节约用字,在客运中标注初终。因此,六个司天之政阐发了主客之小运。

文中阐发了岁运、司天、在泉的气化特征及六气不同的天象、气令、物候和发病,并提出了具体治则治法及养生方法。用温远温,指用温热之性的药物要远离温热的天气,饮食也是这样。用热远热,用凉远凉,用寒远寒理同。

以太阳寒水司天之政为例说明:太阳寒水司天的运气是地支为辰戌之年。

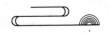

辰戌之年，太阳寒水司天，太阴湿土在泉。

壬辰、壬戌年，木运太过，中运为太角，运气为风气偏胜，气候偏温。其正常气化：微风吹拂，万物阵鸣，生机活跃，草木萌生；其异常气化：狂风大作，振毁万物，折断树木，连根拔起；其引起的疾病：头晕目眩，抽搐振栗，视物不清。客运五步如下：初运太角，二运少徵，三运太宫，四运少商，终运太羽；主运五步为：初运太角，二运少徵，三运太宫，四运少商，终运太羽。

戊辰、戊戌年，火运太过，中运为太徵。因太阳寒水司天，太过的火运受到司天寒水之气的制约，转变成平气之年。运气偏热。其正常气化：气候温热，暑热郁蒸；其异常气化表现：炎热炽烈，天地蒸腾；其引起的疾病多表现热郁于里的证候。客运五步是：初运太徵，二运少宫，三运太商，四运少羽，终运少角；主运五步为：初运少角，二运太徵，三运少宫，四运太商，终运少羽。

甲辰年、甲戌年，土运太过，中运太宫。太过的土运与在泉的湿土之气相同，为同天符之年。由于辰戌丑未都属于土，甲辰、甲戌之年支属土，故也是岁会之年。运气为阴雨水湿。其正常气化为潮湿润泽；其异常气化为：雷雨狂风；其引起的疾病为湿邪留滞于下，肢体沉重。客运五步是：初运太宫，二运少商，三运太羽，四运太角，终运少徵；主运五步为：初运太角，二运少徵，三运太宫，四运少商，终运太羽。

庚辰、庚戌年，金运太过，中运太商。运气清凉。其正常气化见雾露萧瑟；其异常气化为：气行肃杀，草木凋零；其引起的疾病多为：津液亏乏，口干舌燥，胸背胀闷。客运五步是：初运太商，二运少羽，三运少角，四运太徵，终运少宫；主运五步为：初运少角，二运太徵，三运少宫，四运太商，终运少羽。

丙辰、丙戌年，水运太过，中运太羽。水运与司天寒水之气相同，是为天符之年。运气寒冷，其正常气化为寒风凛冽，地冻惨凄；其异常气化为：冰天雪地，寒霜冰雹；其引起的疾病多为寒气留恋，溪谷凝滞。客运五步是：初运太羽，二运太角，三运少徵，四运太宫，终运少商；主运五步为：初运太角，二运少徵，三运太宫，四运少商，终运太羽。

凡是辰戌之年，太阳寒水司天，气化太过，气候常先于节气到来。司天之气肃杀，在泉之气清湿，寒气充满太虚，阳气不能布散。寒水之气与湿土之气相互配合以发挥作用，与天上的辰星、镇星明亮相应；黄色和黑色的谷物丰收。气象清肃，天地之气和缓。若寒气太过，阳气郁滞，火热之气会择时报复。三之气，主气少阳相火，太阳寒水加临，水火相克，会有雨水下降，三气之后，雨水终止。四之气，太阴湿土在泉，云奔北极，湿气四布，润泽万物。太阳寒水司天，太阴湿土在泉，寒湿之气相持于气交。人们易患受寒湿所侵，见肌肉萎软、两足痿弱、行走无力、泄泻、出血等病症。

初之气，主气为厥阴风木，客气为少阳相火，上一年的在泉之气迁移而

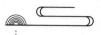

来，气候很温暖，草木提早繁荣。人们易感受疫疠之气，温病发生，出现身热、头痛、呕吐、肌肉皮肤生疮溃疡。

二之气，主气为少阴君火，客气为阳明燥金，反而有很寒凉的气候，人们凄惨受寒，草木受冻，火气受抑。人们易患气郁、腹中胀满等病症。司天的寒水之气开始发挥作用。

三之气，司天之气充分发挥作用，主气为少阳相火，客气为太阳寒水，寒凉之气流行，雨水下降。人们易患外寒内热、痈疽、下痢、心中烦热、神志昏蒙等病症。若不及时治疗，就会死亡。

四之气，主气为太阴湿土，客气为厥阴风木，风湿之气交争，风助湿化雨，万物生长、化育、成熟。人们易患高热、气短、肌肉萎软、足弱无力、赤白痢疾等病症。

五之气，主气为阳明燥金，客气为少阴君火，阳气重新发挥作用，草木因而生长、化育、成熟。人们感到舒畅。

终之气，主气太阳寒水，客气太阴湿土，太阴湿土在泉，湿气流行，阴气凝聚，尘埃飞扬，雾蔽郊野。人们感受寒湿惨凄。若有寒风到来，风能胜湿，风气不当至而至，会使孕妇受影响而致流产。

所以治疗应该选用味苦性温的药物，用苦味燥湿，用温性御寒。要治疗郁发之气，必须考虑其生化之源，抑制过亢之气，扶助不胜之气，不要使过亢之气化生疾病，吃岁谷以保全真气；避免邪气侵袭，以保养人体正气。若岁运与六气都为寒湿，则选用燥热的药物调治；若岁运与六气寒湿不同，则选用燥湿的药物调治；气与运相同的，药物用量可以多些；气与运不相同，要减少药量。寒冷的运气不能用寒性药物，清凉的运气不能用凉性药物，温暖的运气不能用温性药物，炎热的运气不能用热性药物。饮食也是同样的道理。如果病症有假象，表现反常，则要用反治的方法。违反这个规律就会引发疾病，正所谓因时制宜。

原文：

帝曰：夫子言用寒远寒，用热远热，余未知其然也，愿闻何谓远①？岐伯曰：热无犯热，寒无犯寒，从者和，逆者病，不可不敬畏而远之，所谓时兴六位②也。（272条）

帝曰：温凉何如？岐伯曰：司气以热，用热无犯，司气以寒，用寒无犯，司气以凉，用凉无犯，司气以温，用温无犯，间气同其主无犯，异其主则小犯之，是谓四畏③，必谨察之。（273条）

帝曰：善。其犯者何如？岐伯曰：天气反时，则可依时，及胜其主则可犯，以平为期，而不可过，是谓邪气反胜者。（274条）

《素问·六元正纪大论》

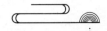

帝曰：善。论言热无犯热，寒无犯寒。余欲不远寒，不远热奈何？岐伯曰：悉乎哉问也！发表不远热，攻里不远寒④。（344条）

帝曰：不发不攻而犯寒犯热何如？岐伯曰：寒热内贼，其病益甚。（345条）

帝曰：愿闻无病者何如？岐伯曰：无者生之，有者甚之。（346条）

帝曰：生者何如？岐伯曰：不远热则热至，不远寒则寒至，寒至则坚否腹满，痛急下利之病生矣，热至则身热，吐下霍乱，痈疽疮疡，督郁注下，瞤瘛肿胀，呕，鼽衄头痛，骨节变，肉痛，血溢血泄，淋閟之病生矣。（347条）

帝曰：治之奈何？岐伯曰：时必顺之⑤，犯者治以胜也。（348条）

《素问·六元正纪大论》

故曰：无失天信，无逆气宜，无翼⑥其胜，无赞其复，是谓至治。（275条）

《素问·六元正纪大论》

注释：

①远：远离，即"热无犯热，寒无犯寒"。

②时兴六位：张志聪："兴，起也。"张介宾："时，谓四时，即主气也。位，谓六步，即客气也。"即顺应主客之气所表现的运气特点，勿犯寒热温凉。

③四畏：四，指寒热温凉。畏：怕，躲避。

④发表不远热，攻里不远寒：邪在表用温热药物以宣发，邪气入里用寒凉药物攻逐。

⑤时必顺之：必须顺应时令。时，指时令。

⑥翼：羽翼，帮助。

导读：以上可以单独成篇，命为《司天政纪》。需要指出的是，王冰在《玄珠密语》卷之十七作《六元还周纪》篇专篇论述六个司天之政，内容与《素问·六元正纪大论》不同。

全篇导读：本篇基本分三个层面：①五运六气之应见，六化之正、六变之纪，凡此十二化变规律。②岁运气化规律的常数及灾变。③不同年份的六个司天之政。三个层面逻辑非常清晰，故作者认为，此篇似可一分为三，即《六元正纪》《五运纪》《司天政纪》，如此九篇大论的内容包含于七篇之中，供读者探讨。

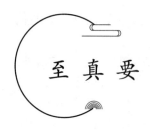

至 真 要

原文：

黄帝问曰：五气交合，盈虚更作，余知之矣。六气分治，司天地者，其至何如？岐伯再拜对曰：明乎哉问也！天地之大纪，人神之通应也。（354条）

帝曰：愿闻上合昭昭，下合冥冥奈何？岐伯曰：此道之所主，工之所疑也。（355条）

帝曰：愿闻其道也。岐伯曰：厥阴司天，其化以风；少阴司天，其化以热；太阴司天，其化以湿；少阳司天，其化以火；阳明司天，其化以燥；太阳司天，其化以寒。以所临脏位，命其病者也①。（356条）

帝曰：地化奈何？岐伯曰：司天同候，间气皆然。（357条）

帝曰：间气何谓？岐伯曰：司左右者，是谓间气也。（358条）

帝曰：何以异之？岐伯曰：主岁者纪岁，间气者纪步也。（359条）

帝曰：善。岁主奈何？岐伯曰：厥阴司天为风化，在泉为酸化，司气为苍化，间气为动化。（360条）

少阴司天为热化，在泉为苦化，不司气化，居气②为灼化。（361条）

太阴司天为湿化，在泉为甘化，司气为黔化，间气为柔化。（362条）

少阳司天为火化，在泉为苦化，司气为丹化，间气为明化。（363条）

阳明司天为燥化，在泉为辛化，司气为素化，间气为清化。（364条）

太阳司天为寒化，在泉为咸化，司气为玄化，间气为藏化。（365条）

故治病者，必明六化分治，五味五色所生，五脏所宜，乃可以言盈虚③病生之绪也。（366条）

帝曰：厥阴在泉而酸化先，余知之矣。风化之行也何如？岐伯曰：风行于地，所谓本也，余气同法。（367条）

本乎天者，天之气也，本乎地者，地之气也，天地合气，六节分而万物化生矣④。（368条）

故曰：谨候气宜，无失病机。此之谓也。（369条）

《素问·至真要大论》

64

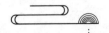

注释：

①以所临脏位，命其病者也：张志聪："临脏位者，天气上临而下合人之脏位，随六气之所伤而命其病也。"

②居气：苏颖：指间气。

③盈虚：盈，有余；虚，不足。

④天地合气，六节分而万物化生矣：六节分，指六气六步主时规律。此处天地合气，万物在六气主时进行生化活动，非指生万物，因为万物所生，必须有物质基础，否则，万物不可能凭空而出。《素问·天元纪大论》云："在天为气，在地成形，形气相感而化生万物矣。"

导读： 论天地六气之化。指出了司天、在泉、间气之化，司天、在泉主岁，统管全年，间气只管其步。治疗疾病，"必明六化分治，五味五色所生，五脏所宜"，方能根据天地之气宜变化，把握病机。

原文：

帝曰：岁有胎孕不育，治之不全，何气使然？岐伯曰：六气五类①，有相胜制也，同者盛之，异者衰之，此天地之道，生化之常也。（145条）

故厥阴司天，毛虫静②，羽虫育，介虫不成③；在泉，毛虫育，倮虫耗，羽虫不育。（146条）

少阴司天，羽虫静，介虫育，毛虫不成；在泉，羽虫育，介虫耗不育。（147条）

太阴司天，倮虫静，鳞虫育，羽虫不成；在泉，倮虫育，鳞虫不成。（148条）

少阳司天，羽虫静，毛虫育，倮虫不成；在泉，羽虫育，介虫耗，毛虫不育。（149条）

阳明司天，介虫静，羽虫育，介虫不成；在泉，介虫育，毛虫耗，羽虫不成。（150条）

太阳司天，鳞虫静，倮虫育；在泉，鳞虫耗，倮虫不育。（151条）

诸乘所不成之运，则甚也。故气主有所制，岁立有所生，地气④制己胜，天气⑤制胜己，天制色，地制形，五类衰盛，各随其气之所宜也。（152条）

故有胎孕不育，治之不全，此气之常也，所谓中根⑥也。根于外者亦五，故生化之别，有五气五味五色五类五宜也。（153条）

帝曰：何谓也？岐伯曰：根于中者，命曰神机，神去则机息。根于外者，命曰气立⑦，气止则化绝。故各有制，各有胜，各有生，各有成。故曰：不知年之所加，气之同异，不足以言生化。此之谓也。（154条）

帝曰：气始而生化，气散而有形，气布而蕃育，气终而象变，其致一也。然而五味所资，生化有薄厚，成熟有少多，终始不同，其故何也？岐伯曰：地气制

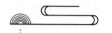
之也，非天不生，地不长也。（155条）

　　帝曰：愿闻其道。岐伯曰：寒热燥湿，不同其化也。（156条）

　　故少阳在泉，寒毒不生，其味辛，其治苦酸，其谷苍丹。（157条）

　　阳明在泉，湿毒不生，其味酸，其气湿，其治辛苦甘，其谷丹素。（158条）

　　太阳在泉，热毒不生，其味苦，其治淡咸，其谷黅秬。（159条）

　　厥阴在泉，清毒不生，其味甘，其治酸苦，其谷苍赤，其气专，其味正。（160条）

　　少阴在泉，寒毒不生，其味辛，其治辛苦甘，其谷白丹。（161条）

　　太阴在泉，燥毒不生，其味咸，其气热，其治甘咸，其谷黅秬。化淳⑧则咸守，气专则辛化而俱治。（162条）

《素问·五常政大论》

注释：

①五类：指毛虫、羽虫、倮虫、介虫、鳞虫五类动物。

②静：张志聪："谓安静而能长成。"

③不成：王冰："凡称不育不成，皆谓少，非悉无也。"

④地气：在泉之气。

⑤天气：司天之气。

⑥中根：生命的物质基础。故云："根于中者，命曰神机，神去则机息。"

⑦气立：外在的自然条件，如天地之气。故气止则化绝，没有外在的自然条件，就不会有生化现象。

⑧化淳：苏颖：指太阴湿土气化淳厚。

　　导读：承接"本乎天者，天之气也，本乎地者，地之气也，天地合气，六节分而万物化生矣"，论述五虫胎孕不育的道理，提出了在泉诸毒不生的原理和治法。天地之道，生化之常不仅于人，五虫五味五谷皆从天地之道。

原文：

　　帝曰：天地之气，何以候之？岐伯曰：天地之气，胜复之作，不形于诊也。《脉法》曰：天地之变，无以脉诊。此之谓也。（27条）

　　帝曰：间气何如？岐伯曰：随气所在，期于左右①。（28条）

　　帝曰：期之奈何？岐伯曰：从其气则和，违其气则病，不当其位②者病，迭移其位③者病，失守其位者危，尺寸反④者死，阴阳交⑤者死。先立其年，以知其气，左右应见，然后乃可以言死生之逆顺。（29条）

《素问·五运行大论》

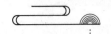
注释:

①左右: 指间气在司天、在泉之左右。张介宾: "上者右行, 言天气右行, 自东向西以降于地, 下者左行, 言地气左转, 自西向东以升于天。"天地之气运行是动态的, 立体的, 把天地之气运行置于平面, 容易使初学者混淆。

②不当其位: 指司天、在泉、间气不在所在的位置发挥作用。

③迭移其位: 迭, 更也。指司天、在泉、间气改变了所在位置。

④尺寸反: 尺脉、寸脉逆乱。

⑤阴阳交: 交者, 合也。阴脉、阳脉混乱不清。

导读: 此段论五运六气的脉诊问题。天地之变, 无以脉诊, 间气可以脉诊。上下乃天地之气, 分别为司天、在泉。在司天、在泉左右的是间气。先立司天、在泉, 左右间气可知, 然后可以知道死生之逆顺。

原文:

帝曰: 善。天地之气, 内淫①而病何如? 岐伯曰: 岁厥阴在泉, 风淫所胜, 则地气不明, 平野昧, 草乃早秀。民病洒洒振寒, 善伸数欠, 心痛支满, 两胁里急, 饮食不下, 鬲咽不通, 食则呕, 腹胀善噫, 得后与气, 则快然如衰, 身体皆重。(384条)

岁少阴在泉, 热淫所胜, 则焰浮川泽, 阴处反明。民病腹中常鸣, 气上冲胸, 喘不能久立, 寒热皮肤痛, 目瞑齿痛颐肿, 恶寒发热如疟, 少腹中痛腹大, 蛰虫不藏。(385条)

岁太阴在泉, 草乃早荣, 湿淫所胜, 则埃昏岩谷, 黄反见黑, 至阴之交②。民病饮积, 心痛, 耳聋浑浑焞焞, 嗌肿喉痹, 阴病血见, 少腹痛肿, 不得小便, 病冲头痛, 目似脱, 项似拔, 腰似折, 髀不可以回, 腘如结, 腨如别。(386条)

岁少阳在泉, 火淫所胜, 则焰明郊野, 寒热更至。民病注泄赤白, 少腹痛溺赤, 甚则血便。少阴同候。(387条)

岁阳明在泉, 燥淫所胜, 则霿雾清暝。民病喜呕, 呕有苦, 善大息, 心胁痛不能反侧, 甚则嗌干面尘, 身无膏泽, 足外反热。(388条)

岁太阳在泉, 寒淫所胜, 则凝肃惨栗。民病少腹控睾, 引腰脊, 上冲心痛, 血见, 嗌痛颔肿。(389条)

帝曰: 善。治之奈何? 岐伯曰: 诸气在泉, 风淫于内, 治以辛凉, 佐以苦, 以甘缓之, 以辛散之。(390条)

热淫于内, 治以咸寒, 佐以甘苦, 以酸收之, 以苦发之。(391条)

湿淫于内, 治以苦热, 佐以酸淡, 以苦燥之, 以淡泄之。(392条)

火淫于内, 治以咸冷, 佐以苦辛, 以酸收之, 以苦发之。(393条)

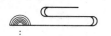

燥淫于内，治以苦温，佐以甘辛，以苦下之。（394条）

寒淫于内，治以甘热，佐以苦辛，以咸泻之，以辛润之，以苦坚之。（395条）

帝曰：善。天气③之变何如？岐伯曰：厥阴司天，风淫所胜，则太虚埃昏，云物以扰，寒生春气，流水不冰。民病胃脘当心而痛，上支两胁，鬲咽不通，饮食不下，舌本强，食则呕，冷泄腹胀，溏泄瘕水闭，蛰虫不去，病本于脾。冲阳绝，死不治。（396条）

少阴司天，热淫所胜，怫热④至，火行其政。民病胸中烦热，嗌干，右胠满，皮肤痛，寒热咳喘，大雨且至，唾血血泄，鼽衄嚏呕，溺色变，甚则疮疡胕肿，肩背臂臑及缺盆中痛，心痛肺膜，腹大满，膨膨而喘咳，病本于肺。尺泽绝，死不治。（397条）

太阴司天，湿淫所胜，则沉阴且布，雨变枯槁，胕肿骨痛阴痹。阴痹者按之不得，腰脊头项痛，时眩，大便难，阴气不用，饥不欲食，咳唾则有血，心如悬，病本于肾⑤。太溪绝，死不治。（398条）

少阳司天，火淫所胜，则温气流行，金政不平⑥。民病头痛，发热恶寒而疟，热上皮肤痛，色变黄赤，传而为水，身面胕肿，腹满仰息，泄注赤白，疮疡咳唾血，烦心胸中热，甚则鼽衄，病本于肺。天府绝，死不治。（399条）

阳明司天，燥淫所胜，则木乃晚荣，草乃晚生，筋骨内变，民病左胠胁痛，寒清于中，感而疟，大凉革候，咳，腹中鸣，注泄鹜溏，名木敛，生菀于下，草焦上首，心胁暴痛，不可反侧，嗌干面尘腰痛，丈夫㿉疝，妇人少腹痛，目昧眦，疡疮痤痈，蛰虫来见，病本于肝。太冲绝，死不治。（400条）

太阳司天，寒淫所胜，则寒气反至，水且冰，血变于中，发为痈疡，民病厥心痛，呕血血泄鼽衄，善悲时眩仆。运火炎烈，雨暴乃雹，胸腹满，手热肘挛掖肿，心澹澹大动，胸胁胃脘不安，面赤目黄，善噫嗌干，甚则色炲，渴而欲饮，病本于心。神门绝，死不治。所谓动气⑦，知其脏也。（401条）

帝曰：善。治之奈何？岐伯曰：司天之气，风淫所胜，平以辛凉，佐以苦甘，以甘缓之，以酸泻之。（402条）

热淫所胜，平以咸寒，佐以苦甘，以酸收之。（403条）

湿淫所胜，平以苦热，佐以酸辛，以苦燥之，以淡泄之。（404条）

湿上甚而热，治以苦温，佐以甘辛，以汗为故而止。（405条）

火淫所胜，平以酸冷，佐以苦甘，以酸收之，以苦发之，以酸复之，热淫同。（406条）

燥淫所胜，平以苦湿，佐以酸辛，以苦下之。（407条）

寒淫所胜，平以辛热，佐以甘苦，以咸泻之。（408条）

帝曰：善。邪气反胜⑧，治之奈何？岐伯曰：风司于地，清反胜之，治以酸温，佐以苦甘，以辛平之。（409条）

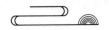

热司于地，寒反胜之，治以甘热，佐以苦辛，以咸平之。（410条）

湿司于地，热反胜之，治以苦冷，佐以咸甘，以苦平之。（411条）

火司于地，寒反胜之，治以甘热，佐以苦辛，以咸平之。（412条）

燥司于地，热反胜之，治以平寒，佐以苦甘，以酸平之，以和为利。（413条）

寒司于地，热反胜之，治以咸冷，佐以甘辛，以苦平之。（414条）

帝曰：其司天邪胜何如？岐伯曰：风化于天，清反胜之，治以酸温，佐以甘苦。（415条）

热化于天，寒反胜之，治以甘温，佐以苦酸辛。（416条）

湿化于天，热反胜之，治以苦寒，佐以苦酸。（417条）

火化于天，寒反胜之，治以甘热，佐以苦辛。（418条）

燥化于天，热反胜之，治以辛寒，佐以苦甘。（419条）

寒化于天，热反胜之，治以咸冷，佐以苦辛。（420条）

帝曰：六气①相胜奈何？岐伯曰：厥阴之胜，耳鸣头眩，愦愦欲吐，胃鬲如寒，大风数举，倮虫不滋，胠胁气并，化而为热，小便黄赤，胃脘当心而痛，上支两胁，肠鸣飧泄，少腹痛，注下赤白，甚则呕吐，鬲咽不通。（421条）

少阴之胜，心下热善饥，脐下反动，气游三焦，炎暑至，木乃津，草乃萎，呕逆躁烦，腹满痛，溏泄，传为赤沃。（422条）

太阴之胜，火气内郁，疮疡于中，流散于外，病在胠胁，甚则心痛热格，头痛喉痹项强，独胜则湿气内郁，寒迫下焦，痛留顶，互引眉间，胃满，雨数至，燥化乃见，少腹满，腰脽重强，内不便，善注泄，足下温，头重足胫胕肿，饮发于中，胕肿于上。（423条）

少阳之胜，热客于胃，烦心心痛，目赤欲呕，呕酸善饥，耳痛溺赤，善惊谵妄，暴热消烁，草萎水涸，介虫乃屈，少腹痛，下沃赤白。（424条）

阳明之胜，清发于中，左胠胁痛溏泄，内为嗌塞，外发癞疝，大凉肃杀，华英改容，毛虫乃殃，胸中不便，嗌塞而咳。（425条）

太阳之胜，凝溧且至，非时水冰，羽乃后化，痔疟发，寒厥入胃，则内生心痛，阴中乃疡，隐曲不利，互引阴股，筋肉拘苛，血脉凝泣，络满色变，或为血泄，皮肤否肿，腹满食减，热反上行，头项囟顶脑户中痛，目如脱，寒入下焦，传为濡泻。（426条）

帝曰：治之奈何？岐伯曰：厥阴之胜，治以甘清，佐以苦辛，以酸泻之。（427条）

少阴之胜，治以辛寒，佐以苦咸，以甘泻之。（428条）

太阴之胜，治以咸热，佐以辛甘，以苦泻之。（429条）

少阳之胜，治以辛寒，佐以甘咸，以甘泻之。（430条）

阳明之胜，治以酸温，佐以辛甘，以苦泄之。（431条）

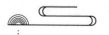

太阳之胜,治以甘热,佐以辛酸,以咸泻之。(432条)

《素问·至真要大论》

帝曰:善。六气之胜,何以候之?岐伯曰:乘其至也⑩,清气大来,燥之胜也,风木受邪,肝病生焉。(488条)

热气大来,火之胜也,金燥受邪,肺病生焉。(489条)

寒气大来,水之胜也,火热受邪,心病生焉。(490条)

湿气大来,土之胜也,寒水受邪,肾病生焉。(491条)

风气大来,木之胜也,土湿受邪,脾病生焉。(492条)

所谓感邪而生病也。乘年之虚,则邪甚也。失时之和,亦邪甚也。遇月之空,亦邪甚也⑪。重感于邪,则病危矣。有胜之气,其必来复也。(493条)

帝曰:其脉至何如?岐伯曰:厥阴之至其脉弦,少阴之至其脉钩,太阴之至其脉沉,少阳之至大而浮,阳明之至短而涩,太阳之至大而长。至而和则平,至而甚则病,至而反者病,至而不至者病,未至而至者病,阴阳易⑫者危。(494条)

《素问·至真要大论》

帝曰:六气之复⑬何如?岐伯曰:悉乎哉问也!厥阴之复,少腹坚满,里急暴痛,偃木飞沙,倮虫不荣,厥心痛,汗发呕吐,饮食不入,入而复出,筋骨掉眩清厥,甚则入脾,食痹而吐。冲阳绝,死不治。(433条)

少阴之复,燠热内作,烦躁鼽嚏,少腹绞痛,火见燔焫,嗌燥,分注时止⑭,气动于左,上行于右⑮,咳,皮肤痛,暴瘖心痛,郁冒不知人,乃洒淅恶寒,振栗谵妄,寒已而热,渴而欲饮,少气骨痿,隔肠不便,外为浮肿哕噫,赤气后化,流水不冰,热气大行,介虫不复,病痱胕疮疡,痈疽痤痔,甚则入肺,咳而鼻渊。天府绝,死不治。(434条)

太阴之复,湿变乃举,体重中满,食饮不化,阴气上厥,胸中不便,饮发于中,咳喘有声,大雨时行,鳞见于陆,头顶痛重,而掉瘛尤甚,呕而密默,唾吐清液,甚则入肾,窍泻无度⑯。太溪绝,死不治。(435条)

少阳之复,大热将至,枯燥燔爇,介虫乃耗,惊瘛咳衄,心热烦躁,便数憎风,厥气上行,面如浮埃,目乃瞤瘛,火气内发,上为口糜呕逆,血溢血泄,发而为疟,恶寒鼓栗,寒极反热,嗌络焦槁,渴引水浆,色变黄赤,少气脉萎⑰,化而为水,传为胕肿,甚则入肺,咳而血泄。尺泽绝,死不治。(436条)

阳明之复,清气大举,森木苍干,毛虫乃厉,病生胠胁,气归于左⑱,善太息,甚则心痛否满,腹胀而泄,呕苦咳哕烦心,病在鬲中头痛,甚则入肝,惊骇筋挛。太冲绝,死不治。(437条)

太阳之复,厥气上行,水凝雨冰,羽虫乃死,心胃生寒,胸膈不利,心痛否满,头痛善悲,时眩仆,食减,腰脽反痛,屈伸不便,地裂冰坚,阳光不治,少腹

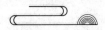

控睾，引腰脊上冲心，唾出清水，及为哕噫，甚则入心，善忘善悲。神门绝，死不治。（438条）

帝曰：善。治之奈何？岐伯曰：厥阴之复，治以酸寒，佐以甘辛，以酸泻之，以甘缓之。（439条）

少阴之复，治以咸寒，佐以苦辛，以甘泻之，以酸收之，辛苦发之，以咸软之。（440条）

太阴之复，治以苦热，佐以酸辛，以苦泻之，燥之，泄之。（441条）

少阳之复，治以咸冷，佐以苦辛，以咸软之，以酸收之，辛苦发之。发不远热，无犯温凉，少阴同法。（442条）

阳明之复，治以辛温，佐以苦甘，以苦泄之，以苦下之，以酸补之。（443条）

太阳之复，治以咸热，佐以甘辛，以苦坚之。（444条）

治诸胜复，寒者热之，热者寒之，温者清之，清者温之，散者收之，抑者散之，燥者润之，急者缓之，坚者软之，脆者坚之，衰者补之，强者泻之，各安其气，必清必静，则病气衰去，归其所宗，此治之大体也。（445条）

帝曰：善。气之上下[19]何谓也？岐伯曰：身半[20]以上，其气三矣，天之分也，天气主之。身半以下，其气三矣，地之分也，地气主之。以名命气，以气命处[21]，而言其病。半，所谓天枢[22]也。故上胜而下俱病者，以地名之。下胜而上俱病者，以天名之。（446条）

所谓胜至，报气屈伏[23]而未发也。复至则不以天地异名，皆如复气为法也。（447条）

帝曰：胜复之动，时有常乎？气有必乎？岐伯曰：时有常位，而气无必也[24]。（448条）

帝曰：愿闻其道也。岐伯曰：初气终三气，天气主之，胜之常也。四气尽终气，地气主之，复之常也。有胜则复，无胜则否。（449条）

帝曰：善。复已而胜何如？岐伯曰：胜至则复，无常数也。衰乃止耳。复已而胜，不复则害，此伤生也。（450条）

帝曰：复而反病何也？岐伯曰：居非其位，不相得也。大复其胜则主胜之，故反病也。所谓火燥热也。（451条）

帝曰：治之何如？岐伯曰：夫气之胜也，微者随之，甚者制之。气之复也，和者平之，暴者夺之。皆随胜气，安其屈伏，无问其数，以平为期，此其道也。（452条）

《素问·至真要大论》

帝曰：善。客主[25]之胜复奈何？岐伯曰：客主之气，胜而无复也。（453条）

帝曰：其逆从[26]何如？岐伯曰：主胜逆，客胜从，天之道也。（454条）

帝曰：其生病何如？岐伯曰：厥阴司天，客胜则耳鸣掉眩，甚则咳；主胜则

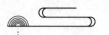

胸胁痛，舌难以言。（455条）

少阴司天，客胜则鼽嚏颈项强，肩背瞀热，头痛少气，发热耳聋目瞑，甚则胕肿血溢，疮疡咳喘；主胜则心热烦躁，甚则胁痛支满。（456条）

太阴司天，客胜则首面胕肿，呼吸气喘；主胜则胸腹满，食已而瞀。（457条）

少阳司天，客胜则丹胗外发，及为丹熛疮疡，呕逆喉痹，头痛嗌肿，耳聋血溢，内为瘛疭；主胜则胸满咳仰息，甚而有血，手热。（458条）

阳明司天，清复内余，则咳衄嗌塞，心鬲中热，咳不止而白血出者死。（459条）

太阳司天，客胜则胸中不利，出清涕，感寒则咳；主胜则喉嗌中鸣。（460条）

厥阴在泉，客胜则大关节不利，内为痉强拘瘛，外为不便；主胜则筋骨繇并^㉗，腰腹时痛。（461条）

少阴在泉，客胜则腰痛，尻股膝髀腨胻足病，瞀热以酸，胕肿不能久立，溲便变；主胜则厥气上行，心痛发热，鬲中，众痹皆作，发于胠胁，魄汗不藏，四逆而起。（462条）

太阴在泉，客胜则足痿下重，便溲不时，湿客下焦，发而濡泻，及为肿隐曲之疾；主胜则寒气逆满，食饮不下，甚则为疝。（463条）

少阳在泉，客胜则腰腹痛而反恶寒，甚则下白溺白；主胜则热反上行而客于心，心痛发热，格中而呕。少阴同候。（464条）

阳明在泉，客胜则清气动下，少腹坚满而数便泻；主胜则腰重腹痛，少腹生寒，下为鹜溏，则寒厥于肠，上冲胸中，甚则喘不能久立。（465条）

太阳在泉，寒复内余^㉘，则腰尻痛，屈伸不利，股胫足膝中痛（466条）。

帝曰：善。治之奈何？岐伯曰：高者抑之，下者举之，有余折之，不足补之，佐以所利，和以所宜，必安其主客，适其寒温，同者逆之，异者从之^㉙。（467条）

帝曰：治寒以热，治热以寒，气相得者逆之，不相得者从之，余以知之矣。其于正味何如？岐伯曰：木位之主，其泻以酸，其补以辛。（468条）

火位之主，其泻以甘，其补以咸。（469条）

土位之主，其泻以苦，其补以甘。（470条）

金位之主，其泻以辛，其补以酸。（471条）

水位之主，其泻以咸，其补以苦。（472条）

厥阴之客，以辛补之，以酸泻之，以甘缓之。（473条）

少阴之客，以咸补之，以甘泻之，以咸收之。（474条）

太阴之客，以甘补之，以苦泻之，以甘缓之。（475条）

少阳之客，以咸补之，以甘泻之，以咸耎之。（476条）

阳明之客，以酸补之，以辛泻之，以苦泄之。（477条）

太阳之客，以苦补之，以咸泻之，以苦坚之，以辛润之。开发腠理，致津液

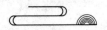

通气也。（478 条）

《素问·至真要大论》

帝曰：善。火热复，恶寒发热，有如疟状，或一日发，或间数日发，其故何也？岐伯曰：胜复之气，会遇之时，有多少也。阴气多而阳气少，则其发日远；阳气多而阴气少，则其发日近。此胜复相薄，盛衰之节，疟亦同法。（542 条）

《素问·至真要大论》

帝曰：胜复之变，早晏何如？岐伯曰：夫所胜者，胜至已病，病已愠愠⑳，而复已萌也。夫所复者，胜尽而起，得位而甚，胜有微甚，复有少多，胜和而和，胜虚而虚，天之常也。（503 条）

帝曰：胜复之作，动不当位，或后时而至，其故何也？岐伯曰：夫气之生，与其化衰盛异也。寒暑温凉盛衰之用，其在四维㉛。故阳之动，始于温，盛于暑；阴之动，始于清，盛于寒。春夏秋冬，各差其分。（504 条）

故《大要》曰：彼春之暖，为夏之暑，彼秋之忿，为冬之怒，谨按四维，斥候皆归，其终可见，其始可知。此之谓也。（505 条）

帝曰：差有数乎？岐伯曰：又凡三十度也。（506 条）

帝曰：其脉应皆何如？岐伯曰：差同正法，待时而去也。《脉要》曰：春不沉，夏不弦，冬不涩，秋不数，是谓四塞。沉甚曰病，弦甚曰病，涩甚曰病，数甚曰病，参见㉜曰病，复见㉝曰病，未去而去曰病，去而不去曰病，反者死。（507 条）

故曰：气之相守司也，如权衡之不得相失也。夫阴阳之气，清静则生化治，动则苛疾起，此之谓也。（508 条）

《素问·至真要大论》

帝曰：夫子言春秋气始于前，冬夏气始于后，余已知之矣。然六气往复，主岁不常也㉞，其补泻奈何？岐伯曰：上下所主，随其攸利㉟，正其味，则其要也，左右同法。（511 条）

《大要》曰：少阳之主，先甘后咸；阳明之主，先辛后酸；太阳之主，先咸后苦；厥阴之主，先酸后辛；少阴之主，先甘后咸；太阴之主，先苦后甘。佐以所利，资以所生，是谓得气。（512 条）

《素问·至真要大论》

注释：

①内淫：张介宾："淫，邪胜也，不务其德，是谓之淫。内淫者，自外而入，气淫于内，言在泉之变病也。"

②至阴之交：张志聪："乃三气四气之交，土司令也。"

③天气：指司天之气。

④怫热：大热。少阴君火司天，火司其政，大热行。

⑤病本干肾：土克水，故可致肾病。

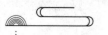

⑥金政不平：火克金，故金政不平。

⑦动气：见于脉的阳浮之气，是阴阳相搏的结果。桂林古本《伤寒杂病论·平脉法第二》云："阴阳相搏名曰动。"《难经·五十五难》曰："积者，阴气也；聚者，阳气也。故阴沉而伏，阳浮而动。"张介宾："动气者，气至脉动也。"

⑧邪气反胜：王冰："不能淫胜于他气，反为不胜之气为邪以胜之。"

⑨六气：指厥阴风木、少阴君火、少阳相火、太阴湿土、阳明燥金、太阳寒水之气。张志聪："此论三阴三阳主岁之气，淫胜而为民病者。"

⑩乘其至也：所乘之气。如阳明燥金气胜，金乘木，故肝病受邪。

⑪乘年之虚，则邪甚也。失时之和，亦邪甚也。遇月之空，亦邪甚也：《黄帝内经》所论三虚，即乘年之虚、失时之和、遇月之空，与《本病论》三虚不同。

⑫阴阳易：易，变也。脉象与气令差别很大。

⑬六气之复：六气之胜，必有其复气。故曰："有胜则复，无胜则否。"

⑭分注时止：张介宾："谓大肠或泄，膀胱或癃，火居二便也。"

⑮气动于左，上行于右：张介宾："气动于左，阳升在东也，上行于右，火必乘金也。"

⑯窍泻无度：高士宗："前后二阴者，肾之窍，前阴水窍，俱从大便而出，故曰窍泻。"

⑰脉萎：方药中：脉萎，指血虚。《素问·脉要精微论》云："脉者，血之府也。"

⑱气归于左：张志聪："气归于左者，金乘木也。"

⑲上下：指司天、在泉天地之气。

⑳身半：以天地上下之气为身，各分为半。

㉑以名命气，以气命处：以天地之名命名天气、地气；以天气、地气命名气之上下位置。天气在上，为司天；地气在下，为在泉。司天、在泉在全年都发挥作用，各主上下半年。

㉒天枢：指岁半之日，司天、在泉交接之时，为天地之气交接之枢。表现春夏秋冬四季，阴阳之气循环，夏秋之交为一年气交之枢。《素问·六微旨大论》云："天枢之上，天气主之；天枢之下，地气主之。"

㉓报气屈伏：报气，指复气；屈伏，潜伏。

㉔时有常位，而气无必也：时令有固定的时间，而六气胜复不一定会定时而发作。

㉕客主：客气和主气。

㉖逆从：逆，指不和；从，指顺。故曰："主胜逆，客胜从，天之道也。"

㉗瘛并：张介宾："瘛，摇同，并，挛束不开也。"

㉘寒复内余：方药中：此处指寒凉之气侵犯人体内部。

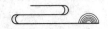

㉙同者逆之，异者从之：逆之，指逆治，寒者热之，热者寒之法；从之：指从治，寒因寒用，热因热用法。

㉚愠愠：苏颖：通蕴，积蓄之义。

㉛四维：张介宾："寒暑温凉，四季之正气也。四维，辰戌丑未之月也。春温盛于辰，夏暑盛于未，秋凉盛于戌，冬寒盛于丑，此四季盛衰之用。"

㉜参见：张介宾："参见者，气脉乱而杂至也。"

㉝复见：张介宾："复见者，脉随气去而再来也。"

㉞六气往复，主岁不常也：张志聪："谓加临之客气，六期环转，无有常位也。"

㉟攸利：苏颖：所宜之意。

导读：以上各文论六气分治，司天在泉、胜复等发病与治法。

《素问·至真要大论》："帝曰：胜复之变，早晏何如？岐伯曰：夫所胜者，胜至已病，病已愠愠，而复已萌也。夫所复者，胜尽而起，得位而甚，胜有微甚，复有少多，胜和而和，胜虚而虚，天之常也。帝曰：胜复之作，动不当位，或后时而至，其故何也？岐伯曰：夫气之生，与其化衰盛异也。寒暑温凉，盛衰之用，其在四维。故阳之动，始于温，盛于暑；阴之动，始于清，盛于寒。春夏秋冬，各差其分。"是说气之生，虽天地阴阳盛衰。四季交替，产生寒暑温凉，阳气之化，生于春，盛于夏；阴气之变动，始于秋，盛于冬。春夏秋冬，阴阳交替之候也。

《脉要》论四塞，乃四季脉变。从此文推测，《脉要》《大要》可能为同时代作品。

459 条：桂林古本《伤寒杂病论》云："阳明司天，主胜，则清复内余，咳，衄，嗌塞，心膈中热，咳不止而白血出者死，金居少阳之位，客不胜主也。"桂林古本《伤寒杂病论》与王冰所补七篇大论均记录了客主之胜复病症规律，仲景删除了《阴阳大论》中气令物候表现，摘录了六气胜复病症，与王冰补《素问·至真要大论》主客内容顺序颠倒，内容则基本相同。所不同的是，仲景在此条较《素问·至真要大论》文多了一句"金居少阳之位，客不胜主也。"

466 条：桂林古本《伤寒杂病论》云："太阳在泉，以水居水位，无所胜也。"此条仲景文没有列出主胜、客胜病症，而《素问·至真要大论》文云："太阳在泉，寒复内余，则腰尻痛，屈伸不利，股胫足膝中痛。"这句话出现在仲景引用的"太阳之复"文中，更符合太阳之复的论述，是仲景改编还是王冰改编，目前尚无法考证。作者认为，王冰补充改编的可能性更大。仲景引用了客主之胜复病症表现，结合《伤寒杂病论》序及《伤寒例》，可以说明仲景引用《阴阳大论》在王冰之前。

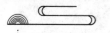
原文：

帝曰：善。寒湿相遘，燥热相临，风火相值，其有间乎？岐伯曰：气有胜复，胜复之作，有德有化，有用有变，变则邪气居之。（68条）

帝曰：何谓邪乎？岐伯曰：夫物之生从于化，物之极由乎变，变化之相薄，成败之所由也。故气有往复，用有迟速①，四者之有，而化而变，风之来也。（69条）

帝曰：迟速往复，风所由生，而化而变，故因盛衰之变耳。成败倚伏②游乎中何也？岐伯曰：成败倚伏生乎动，动而不已，则变作矣。（70条）

帝曰：有期乎？岐伯曰：不生不化，静之期也。（71条）

帝曰：不生化乎？岐伯曰：出入废则神机化灭，升降息则气立孤危。故非出入，则无以生长壮老已；非升降，则无以生长化收藏。是以升降出入，无器不有。故器者生化之宇，器散则分之，生化息矣。（72条）

故无不出入，无不升降。化有小大，期有近远，四者之有，而贵常守，反常则灾害至矣。故曰：无形无患。此之谓也。（73条）

帝曰：善。有不生不化乎？岐伯曰：悉乎哉问也！与道合同，惟真人也。帝曰：善。（74条）

《素问•六微旨大论》

注释：

①迟速：指六气胜复来临之快慢。

②倚伏：潜藏。《老子》："祸兮，福所倚，福兮，祸所伏。"

导读：以上论述了邪气的发生和气机的升、降、出、入生化关系。

变则为邪。气的运行有快慢往复，因而产生了风。现代认为，正常的风是地球公转、自转运动而产生大气环流，异常的温度、气候变化或宇宙能量的影响、或有高山阻隔，可以改变大气环流的方向。古人不知道这个道理，认为气的"迟速往复，风所由生，而化而变"，而变则邪生也。正是因为气的升、降、出、入，才会产生自然界万物生长壮老已和生长化收藏。不生不化的人，成了仙啊！可见古人对成仙的理想。

原文：

帝曰：善。夫百病之生也，皆生于风寒暑湿燥火，以之化之变也。经言盛者泻之，虚者补之，余锡以方士，而方士用之尚未能十全，余欲令要道必行，桴鼓相应，犹拔刺雪污，工巧神圣，可得闻乎？岐伯曰：审察病机，无失气宜，此之谓也。（513条）

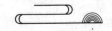

帝曰：愿闻病机何如？岐伯曰：诸风掉眩，皆属于肝。（514条）

诸寒收引，皆属于肾。（515条）

诸气膹郁，皆属于肺。（516条）

诸湿肿满，皆属于脾。（517条）

诸热瞀瘛，皆属于火。（518条）

诸痛痒疮，皆属于心。（519条）

诸厥固泄，皆属于下。（520条）

诸痿喘呕，皆属于上。（521条）

诸禁鼓栗，如丧神守，皆属于火。（522条）

诸痉项强，皆属于湿。（523条）

诸逆冲上，皆属于火。（524条）

诸胀腹大，皆属于热。（525条）

诸躁狂越，皆属于火。（526条）

诸暴强直，皆属于风。（527条）

诸病有声，鼓之如鼓，皆属于热。（528条）

诸病胕肿，疼酸惊骇，皆属于火。（529条）

诸转反戾，水液浑浊，皆属于热。（530条）

诸病水液，澄彻清冷，皆属于寒。（531条）

诸呕吐酸，暴注下迫，皆属于热。（532条）

故《大要》曰：谨守病机，各司其属，有者求之，无者求之，盛者责之，虚者责之，必先五胜，疏其血气，令其调达，而致和平。此之谓也。（533条）

《素问·至真要大论》

导读： 此段探讨病机十九条。

病机十九条讨论的是六气病机，非六气主客病机，亦非五运病机。理由如下：

首先，通观全段，病机十九条上文接"审察病机，无失气宜"，再上文接"夫百病之生也，皆生于风寒暑湿燥火，以之化之变也。"全段一体，说的是风、寒、暑、湿、燥、火六气之化之变所产生的病机。

再次，通观全篇，《素问·至真要大论》讨论了岁主、司天、在泉、天气之变、邪气反胜、六气相胜、六气之复、客主之胜复、六气标本中气等各种症状、发病之机和治则，六气主客胜复都已论述，故病机十九条不是六气主客病机。

如何分析病机十九条？

首先看上下：《素问·至真要大论》云："诸厥固泄，皆属于下；诸痿喘呕，皆属于上。"何为上、下?《素问·至真要大论》云:"气之上下何谓也?岐伯曰:身半以上,其气三矣,天之分也,天气主之;身半以下,其气三矣,地之分也,地气主之。以名命气,以气命处,而言其病。半,所谓天枢也。故上胜而下俱病者,以地名之;下胜而上俱病者,以天名之。"上指天气,故"诸痿喘呕,皆属于上"。即各种喘、呕、痿症,大都病发于天气。下指地气,故"诸厥固泄,皆属于下"。即各种厥逆、二便不通、二便失禁的病症,大都病发于地气。天地之气为发病之机。

看前六条,为六气之化的表现。何为化?化指化生,六气如果没有制约,可以化生疾病。《素问·至真要大论》云:"诸风掉眩,皆属于肝;诸寒收引,皆属于肾;诸气膹郁,皆属于肺;诸湿肿满,皆属于脾;诸热瞀瘛,皆属于火;诸痛痒疮,皆属于心。"厥阴风木所化,表现眩晕、抽搐、振摇等症状,从于肝脏发病;太阳寒水所化,表现出寒冷收缩等症状,从于肾脏发病;阳明燥金所化,表现出各种气喘、气胀、气急、气上、胸闷、呼吸不利症状,从于肺脏发病;太阴湿土所化,表现出各种湿阻、浮肿、胀满症状,从于脾脏发病;少阳相火所化,表现出各种发热、昏蒙、抽搐症状,属于火的病机;少阴心火所化,表现出各种疼痛、疮疡、瘙痒症状,从于心脏发病。

看后十一条,则是六气之变的病机。何为变,变为转化,当六气超过了正常的限度,则向其深层、甚至相反转化。

属于风的病机一条:"诸暴强直,皆属于风。"各种突然发作的肢体强直,都是厥阴风木所为。

属于火的病机四条:"诸禁鼓栗,如丧神守,皆属于火;诸逆冲上,皆属于火;诸躁狂越,皆属于火;诸病胕肿,疼酸惊骇,皆属于火。"各种口噤不开、寒栗颤抖,如同神不守舍,各种气逆上冲的病症,各种烦躁、狂乱、不能自主的病症,各种下肢浮肿、疼痛酸楚、惊吓、恐惧的病症,都是少阳相火所为。

属于热的病机四条:"诸胀腹大,皆属于热;诸病有声,鼓之如鼓,皆属于热;诸转反戾,水液浑浊,皆属于热;诸呕吐酸,暴注下迫,皆属于热。"多种肿胀、腹部胀大的病症,各种呻吟、膨胀如鼓的病症,各种抽筋、角弓反张、肢体屈伸不能、排出混浊水液病症,各种呕吐、代谢物发酸、急性腹泻,泄下如注、肛门急迫的病症,都是少阴君火(热)所为。

属于湿的病机一条:"诸痉项强,皆属于湿。"各种痉、颈项强直的病症,都是太阴湿土(湿)所为。

属于寒的病机一条:"诸病水液,澄彻清冷,皆属于寒。"各种水液代谢物,澄彻清冷的病症,都是太阳寒水(寒)所为。

可以看出,此六气之变的症状都比较重,是疾病向深层的转化,故为六气

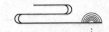

之变。也与六气主客胜复等症状表现明显不同。

病机十九条表达了风、寒、暑、湿、燥、火六气之化之变的症状特点和发病机制，运气发病从于五脏，治疗应从五脏、六淫论治，药用四气五味，"谨守病机，各司其属，有者求之，无者求之，盛者责之，虚者责之，必先五胜，疏其血气，令其调达，而致和平。"

刘完素一生研究《黄帝内经》，把病机十九条归类于五运病机和六气病机，现在看来，是不准确的。

原文：

帝曰：善。病生于本，余知之矣。生于标者，治之奈何？岐伯曰：病反其本，得标之病，治反其本，得标之方。（487条）

《素问·至真要大论》

帝曰：六气标本，所从不同①奈何？岐伯曰：气有从本者，有从标本者，有不从标本者也。（495条）

帝曰：愿卒闻之。岐伯曰：少阳太阴从本，少阴太阳从本从标，阳明厥阴不从标本从乎中也。故从本者化生于本，从标本者有标本之化，从中者以中气为化也。（496条）

帝曰：脉从而病反者，其诊何如？岐伯曰：脉至而从，按之不鼓，诸阳皆然。（497条）

帝曰：诸阴之反，其脉何如？岐伯曰：脉至而从，按之鼓甚而盛也。（498条）

是故百病之起，有生于本者，有生于标者，有生于中气者，有取本而得者，有取标而得者，有取中气而得者，有取标本而得者，有逆取而得者，有从取而得者。逆，正顺也。若顺，逆也。（499条）

故曰：知标与本，用之不殆，明知逆顺，正行无问。此之谓也。（500条）

不知是者，不足以言诊，足以乱经。故《大要》曰：粗工嘻嘻，以为可知，言热未已，寒病复始，同气异形，迷诊乱经。此之谓也。（501条）

夫标本之道，要而博，小而大，可以言一而知百病之害。言标与本，易而勿损，察本与标，气可令调，明知胜复，为万民式，天之道毕矣。（502条）

《素问·至真要大论》

注释：

①六气标本，所从不同：六气，指风、寒、暑、湿、燥、火，为本；三阴三阳为标；与标气相表里的为中气。从：从于，顺从，顺应，相一致，即顺应表现出与标、本、中气相应的特征。

导读：病机十九条论述了六气之本的发病之机，故云"病生于本，余知之

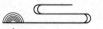

矣"，接着论六气标本逆从及治法。

原文：

帝曰：善。其岁有不病，而脏气不应不用者何也？岐伯曰：天气制之，气有所从也。（138条）

帝曰：愿卒闻之。岐伯曰：少阳司天，火气下临，肺气上从①，白起金用②，草木眚，火见燔焫，革金且耗，大暑以行，咳嚏衄蚵鼻窒，曰疡，寒热胕肿。风行于地，尘沙飞扬，心痛胃脘痛，厥逆鬲不通，其主暴速。（139条）

阳明司天，燥气下临，肝气上从，苍起木用而立，土乃眚，凄沧数至，木伐草萎，胁痛目赤，掉振鼓栗，筋痿不能久立。暴热至，土乃暑，阳气郁发，小便变，寒热如疟，甚则心痛，火行于稿，流水不冰，蛰虫乃见。（140条）

太阳司天，寒气下临，心气上从，而火且明，丹起金乃眚，寒清时举，胜则水冰，火气高明，心热烦，嗌干善渴，鼽嚏，喜悲数欠，热气妄行，寒乃复，霜不时降，善忘，甚则心痛。土乃润，水丰衍，寒客至，沉阴化，湿气变物，水饮内稸，中满不食，皮㾦肉苛，筋脉不利，甚则胕肿身后痈。（141条）

厥阴司天，风气下临，脾气上从，而土且隆，黄起水乃眚，土用革，体重肌肉萎，食减口爽，风行太虚，云物摇动，目转耳鸣。火纵其暴，地乃暑，大热消烁，赤沃下，蛰虫数见，流水不冰，其发机速。（142条）

少阴司天，热气下临，肺气上从，白起金用，草木眚，喘呕寒热，嚏衄蚵鼻窒，大暑流行，甚则疮疡燔灼，金烁石流。地乃燥清，凄沧数至，胁痛善太息，肃杀行，草木变。（143条）

太阴司天，湿气下临，肾气上从，黑起水变，埃冒云雨，胸中不利，阴痿气大衰而不起不用。当其时反腰脽痛，动转不便也，厥逆。地乃藏阴，大寒且至，蛰虫早附，心下否痛，地裂冰坚，少腹痛，时害于食，乘金则止水增，味乃咸，行水减也。（144条）

《素问•五常政大论》

注释：

①肺气上从：上从，从上，即肺气被火气所克，表现司天火气的特征。

②白起金用：白，为肺金之色。白起金用即肺气上从天气之火，肺金体现火气的作用。

导读： 此文提出"其岁有不病，而脏气不应不用"的原因，为"天气制之，气有所从也。"揭示了南政北政脉应与不应的机制，故把《素问•五常政大论》文提于此处，为下文南政北政脉应与不应提供理论依据。

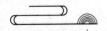

原文：

帝曰：岁主①脏害何谓？岐伯曰：以所不胜命之②，则其要也。（374 条）

帝曰：治之奈何？岐伯曰：上淫于下，所胜平之，外淫于内，所胜治之。（375 条）

帝曰：善。平气何如？岐伯曰：谨察阴阳所在而调之，以平为期，正者正治，反者反治。（376 条）

帝曰：夫子言察阴阳所在而调之，论言人迎与寸口相应，若引绳小大齐等，命曰平，阴之所在寸口何如？岐伯曰：视岁南北③，可知之矣。（377 条）

帝曰：愿卒闻之。岐伯曰：北政之岁，少阴在泉，则寸口不应；厥阴在泉，则右不应；太阴在泉，则左不应。（378 条）

南政之岁，少阴司天，则寸口不应；厥阴司天，则右不应；太阴司天，则左不应。（379 条）

诸不应者，反其诊则见④矣。（380 条）

帝曰：尺候何如？岐伯曰：北政之岁，三阴在下，则寸不应；三阴在上，则尺不应。（381 条）

南政之岁，三阴在天，则寸不应；三阴在泉，则尺不应。左右同。（382 条）

故曰：知其要者，一言而终，不知其要，流散无穷。此之谓也。（383 条）

《素问·至真要大论》

注释：

①岁主：指主岁之气。

②以所不胜命之：张介宾："此言天有岁气，人有脏气，而岁主有害于五脏者，在所不胜也。"

③视岁南北：根据一岁的司天、在泉。北为司天，主上半年；南为在泉，主下半年。

④反其诊则见：以反向思考诊断，才可以明白。

导读：以上首先论岁主脏害。五运六气对人体产生影响，如果气令变化超过人体的适应限度，会导致疾病的发生，是为"岁主脏害"。其要点是以所不胜论之，其治疗："上淫于下，所胜平之；外淫于内，所胜治之……谨察阴阳所在而调之，以平为期，正者正治，反者反治。"接着进一步论述南政北政、司天在泉，人之脉应与不应的各种表现。

关于南政北政。古今有诸多说法：以王冰为代表的南政指甲己土运，其他为北政；清代医家张志聪所提出南政指戊癸火运，其他为北政；陆笾泉提出了黄道南纬为南政说，当代任应秋、杨力等从之并进一步作出了发挥；清代黄元御认为：

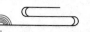
"南政北政，经无明训，旧注荒唐，以甲己为南政，其余八干为北政。天地之气，南北平分，何其北政之多而南政之少也。此真无稽之谈矣。以理推之，一日之中，天气昼南而夜北，是一日之南北政也。一岁之中，天气夏南而冬北，是一岁之南北政也。天气十二年一周，则三年在北，亥、子、丑。三年在东，寅、卯、辰。三年在南，巳、午、未。三年在西。申、酉、戌。在北则南面而布北方之政，是谓北政，天气自北而南升，故尺主在泉而寸主司天，在南则北面而布南方之政，是谓南政。"

作者认为，论南政、北政，首先要明白面南观和面北观。面南、面北有其深层的天文学和传统的文化背景，是古人观察认识天地人和万物的方法论。伏羲作先天八卦以认识天体自然运行规律，以天为本，顺天论道，揭示大自然的规律，即是以面北观。古代认识天体规律的盖天学说，也是以面北观为方法论形成的天体理论。后天八卦则是以人为本，以人为中心，从自我的角度去认识世间的万事万物，总结社会和人体生命、疾病变化规律，以面南观来区别面北观，其深层天文学背景是浑天说、宣夜说，以说明人、万物和自然气候的变化特点的方法。在运气学说面北而命其位，也是对天的认识。六气司天，其运行根据六气司天，左右间气轮转，顺天气的运行规律而论；面南也是对地的认识，以六气在泉，左右间气轮换，是以人自我为中心的认识。南政、北政，其身后的哲学思想和文化、天文背景，与面南、面北同出一辙，面南是臣位观，探讨在地之客观规律，面北是君位观，探讨天之客观规律。其次，《素问•至真要大论》云："视岁南北，可知之矣。"《黄帝内经》讲得非常清楚，视岁南北，而非视南北岁。视岁南北是一岁之中分南北，视南北岁则是不同之岁分南北。《素问•五运行大论》云："所谓上下者，岁上下见阴阳之所在也。"《素问•六元正纪大论》云："岁半之前，天气主之；岁半之后，地气主之。"岁半之前为上，岁半之后为下，上为司天，下为在泉，故岁半之前为北政，岁半之后为南政。南政、北政之义明。

关于反其诊则见。《素问•至真要大论》云："诸不应者，反其诊则见矣"。王冰释曰："不应皆为脉沉，脉沉下者，仰手而沉，覆其手，则沉为浮，细为大也。"后世临证多宗其说，王肯堂《医学穷源集》有多则验案以沉脉按之以脉不应。从经道而言，不应脉为天气之脉象，脏气之不应，以反手其诊和以沉脉之诊都缺乏科学的道理，反其诊则见，应该理解为鉴别脏气之不应，其实《黄帝内经》自有答案，《素问•至真要大论》云："脉从而病反者，其诊何如？岐伯曰：脉至而从，按之不鼓，诸阳皆然。"说明了不应脉之诊，脉从司天而不显脏气。故反其诊则见，应该理解为以反向思维去诊断，才可以认识明白。

原文：

黄帝问曰：六化六变，胜复淫治，甘苦辛咸酸淡先后，余知之矣。夫五运之化，或从五气，或逆天气，或从天气而逆地气，或从地气而逆天气，或相得，

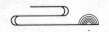

或不相得，余未能明其事。欲通天之纪，从地之理，和其运，调其化，使上下合德，无相夺伦，天地升降，不失其宜，五运宣行，勿乖其政，调之正味，从逆奈何？岐伯稽首再拜对曰：昭乎哉问也，此天地之纲纪，变化之渊源，非圣帝孰能穷其至理欤！臣虽不敏，请陈其道，令终不灭，久而不易。（174条）

《素问·六元正纪大论》

导读：谈完六化六变，胜复淫治之后，提出五运之化及从逆治疗，承上启下。运气七篇没有详细讨论"夫五运之化，或从五气，或逆天气，或从天气而逆地气，或从地气而逆天气，或相得，或不相得"的具体条文，但在此段提出了"从逆奈何"的问题，并在下文解答。

原文：

帝曰：何谓逆从？岐伯曰：逆者正治，从者反治，从少从多，观其事也。（538条）

帝曰：反治何谓？岐伯曰：热因寒用，寒因热用，塞因塞用，通因通用①，必伏其所主，而先其所因②，其始则同，其终则异，可使破积，可使溃坚，可使气和，可使必已。（539条）

帝曰：善。气调而得者何如？岐伯曰：逆之从之，逆而从之，从而逆之，疏气令调，则其道也。（540条）

《素问·至真要大论》

故曰：补上下者从之，治上下者逆之③，以所在寒热盛衰而调之。故曰：上取下取，内取外取，以求其过。（163条）

能毒者以厚药，不胜毒者以薄药。此之谓也。（164条）

气反者，病在上，取之下；病在下，取之上；病在中，傍④取之。（165条）

治热以寒，温⑤而行之；治寒以热，凉而行之；治温以清，冷而行之；治清以温，热而行之。（166条）

故消之削之，吐之下之，补之泻之，久新同法。（167条）

帝曰：病在中而不实不坚，且聚且散，奈何？岐伯曰：悉乎哉问也！无积者求其脏，虚则补之，药以祛之，食以随之，行水渍之，和其中外，可使毕已。（168条）

《素问·五常政大论》

帝曰：善。病之中外⑥何如？岐伯曰：从内之外者，调其内；从外之内者，治其外；从内之外而盛于外者，先调其内而后治其外；从外之内而盛于内者，先治其外而后调其内；中外不相及，则治主病。（541条）

《素问·至真要大论》

帝曰：其久病者，有气从不康，病去而瘠⑦奈何？岐伯曰：昭乎哉圣人之问也！化不可代，时⑧不可违。夫经络以通，血气以从，复其不足，与众齐同，养之和之，静以待时，谨守其气，无使倾移，其形乃彰，生气以长，命曰圣王。（172条）

故《大要》曰：无代化，无违时，必养必和，待其来复。此之谓也。帝曰：善。（173条）

《素问·五常政大论》

注释：

①热因寒用，寒因热用，塞因塞用，通因通用：热因寒用，寒因热用为逆治；塞因塞用，通因通用为从治。

②必伏其所主，而先其所因：张介宾："必伏其所主者，制病之本也。先其所因者，求病之由也。"

③补上下者从之，治上下者逆之：调补司天、在泉对人体的影响用从治法，治疗司天、在泉引起的的疾病用逆治法。上下，指司天、在泉。

④傍：同时。《灵枢·卫气失常》云："上下皆满者，傍取之……上下皆满者，上下取之。"

⑤温：方药中：指温服。

⑥病之中外：之，此处指至，病发体内体外。

⑦瘠：虚弱。方药中：指消瘦。

⑧时：指时令。

导读：以上各文回答了"从逆奈何？"的提问，提出了治则和治法。

《大要》曰："无代化，无违时，必养必和，待其来复。"说明自然界的生生化化是不能被代替的，天时运气是不能违背的，圣人必顺天养生，与天地气和，血气从天，复其不足。

原文：

帝曰：气有多少，病有盛衰，治有缓急，方有大小，愿闻其约①奈何？岐伯曰：气有高下，病有远近，证②有中外，治有轻重，适其至所为故也。（482条）

《大要》曰：君一臣二，奇之制也；君二臣四，偶之制也；君二臣三，奇之制也；君二臣六，偶之制也。（483条）

故曰：近者奇之，远者偶之，汗者不以奇，下者不以偶，补上治上制以缓，补下治下制以急，急则气味厚，缓则气味薄，适其至所，此之谓也。（484条）

病所远而中道气味之者，食而过之，无越其制度也。（485条）

是故平气③之道，近而奇偶，制小其服也。远而奇偶，制大其服也。大则

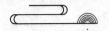

数少，小则数多。多则九之，少则二之。奇之不去则偶之，是谓重方。偶之不去，则反佐以取之，所谓寒热温凉，反从其病也。（486条）

《素问·至真要大论》

帝曰：善。方制君臣何谓也？岐伯曰：主病之谓君，佐君之谓臣，应臣之谓使，非上下三品之谓也。（546条）

帝曰：三品④何谓？岐伯曰：所以明善恶之殊贯也。（547条）

《素问·至真要大论》

注释：

①约：指规矩。

②证：通症。

③平气：使气平。

④三品：指君、臣、使。

导读： 论完治则治法，以上条文论制方及用法。"《大要》曰：君一臣二，奇之制也；君二臣四，偶之制也；君二臣三，奇之制也；君二臣六，偶之制也。"说明早在《黄帝内经》时代之前，已经有了君臣使的制方法度。《神农本草经》亦云："药有君臣佐使，以相宣摄合和者，宜用一君、二臣、三佐、五使，又可一君三臣九佐使也。"下文："君一臣二，制之小也；君一臣三佐五，制之中也；君一臣三佐九，制之大也。"所以，君、臣、佐、使的制方法度在《黄帝内经》中成为制方理论的基础。

"非上下三品之谓也"，说明此时已有《神农本草经》书的内容。因仲景撰用《胎胪药录》，未及《神农本草经》，书名为《神农本草经》还是《胎胪药录》，则待考证。

原文：

帝曰：善。五味阴阳之用何如？岐伯曰：辛甘发散为阳，酸苦涌泄为阴，咸味涌泄为阴，淡味渗泄为阳。六者或收或散，或缓或急，或燥或润，或软或坚，以所利而行之，调其气使其平也。（534条）

帝曰：非调气①而得者，治之奈何？有毒无毒，何先何后？愿闻其道。岐伯曰：有毒无毒，所治为主，适大小为制也。（535条）

帝曰：请言其制。岐伯曰：君一臣二，制之小也；君一臣三佐五，制之中也；君一臣三佐九，制之大也。（536条）

寒者热之，热者寒之，微者逆之，甚者从之，坚者削之，客者除之，劳者温之，结者散之，留者攻之，燥者濡之，急者缓之，散者收之，损者温之，逸者行之，惊者平之，上之下之，摩之浴之，薄之劫之，开之发之，适事为故②。（537条）

《素问·至真要大论》

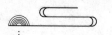

帝曰：其主病何如？岐伯曰：司岁备物，则无遗主矣。（370条）

帝曰：先岁物何也？岐伯曰：天地之专精也。（371条）

帝曰：司气者何如？岐伯曰：司气者主岁同，然有余不足也。（372条）

帝曰：非司岁物何谓也？岐伯曰：散也，故质同而异等也，气味有薄厚，性用有躁静，治保有多少，力化有浅深，此之谓也。（373条）

《素问·至真要大论》

注释：

①调气：气，指气味。以药物气味调理。

②适事为故：适，根据。即实事求是。

导读： 以上条文论述了五味阴阳的作用和制方法度、治疗原则，提出了司岁备物的概念。

司岁备物在《黄帝内经》运气理论中专指顺应每年的运气特点采集力效功专的药物，非运气之年采集的相同药物，则药气散，品同质差。《素问·至真要大论》云："司岁备物，则无遗主矣……非司岁物何谓也？岐伯曰：散也。故质同而异等也，气味有薄厚，性用有躁静，治保有多少，力化有浅深，此之谓也。"

司岁备物的概念还可以引申为：根据每年的运气不同，准备符合该年运气特征的方药，以治未病。马莳《黄帝内经素问注证发微·至真要大论》云："每岁各有所司，必因其司岁者以备药物，则病无遗主矣。"张介宾曰："天地之气，每岁各有所司，因司气以备药物，则主病者无遗也。"

原文：

帝曰：有毒无毒服有约乎？岐伯曰：病有久新，方有大小，有毒无毒，固宜常制矣。（169条）

大毒治病，十去其六，常毒治病，十去其七，小毒治病，十去其八，无毒治病，十去其九。谷肉果菜，食养尽之，无使过之，伤其正也。不尽，行复如法。（170条）

必先岁气，无伐天和。无盛盛，无虚虚①，而遗人夭殃，无致邪，无失正，绝人长命。（171条）

《素问·五常政大论》

黄帝问曰：妇人重身②，毒之何如？岐伯曰：有故无殒，亦无殒也③。（349条）

帝曰：愿闻其故何谓也？岐伯曰：大积大聚，其可犯也，衰其太半而止，过者死。（350条）

《素问·六元正纪大论》

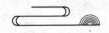

注释：

①无盛盛，无虚虚：不要使盛者更盛，虚者更虚。

②重身：张介宾："重身，孕妇也。"

③有故无殒，亦无殒也：故，原因，指致病之因。殒，损害。孕妇有致病之因而用药不会受到损害，胎儿也不会受到损害。

导读：以上各文论五味之用及毒药之治，论述了孕妇之治。

原文：

帝曰：论言治寒以热，治热以寒，而方士不能废绳墨而更其道也。有病热者寒之而热，有病寒者热之而寒，二者皆在，新病复起，奈何治？岐伯曰：诸寒之而热者取之阴，热之而寒者取之阳，所谓求其属①也。（543条）

帝曰：善。服寒而反热，服热而反寒，其故何也？岐伯曰：治其王气②，是以反也。（544条）

帝曰：不治王而然者何也？岐伯曰：悉乎哉问也！不治五味属也。夫五味入胃，各归所喜，故酸先入肝，苦先入心，甘先入脾，辛先入肺，咸先入肾，久而增气，物化之常也。气增而久，夭之由也。（545条）

《素问·至真要大论》

注释：

①属：归属，指病机。

②王气：王，同旺。此处指五脏之旺气。

导读：本文提出了治病求其属，即考虑病机；论五味的各种作用，承上文五味之用。不治五味属也，指不根据药物的五味属性治疗五脏旺气，因为五味所入，酸先入肝，苦先入心，甘先入脾，辛先入肺，咸先入肾，可以增强五脏之气，过食会使五脏气过旺则成为发病的原因。

原文：

帝曰：天不足西北，左寒而右凉，地不满东南，右热而左温，其故何也？岐伯曰：阴阳之气，高下之理，太少之异也。东南方，阳也，阳者其精降于下，故右热而左温。西北方，阴也，阴者其精奉于上，故左寒而右凉。是以地有高下，气有温凉，高者气寒，下者气热，故适寒凉者胀，之温热者疮，下之则胀已，汗之则疮已，此腠理开闭之常，太少之异耳。（132条）

《素问·五常政大论》

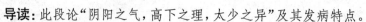

导读： 此段论"阴阳之气，高下之理，太少之异"及其发病特点。

"天不足西北，地不满东南"之说让许多人混淆，误解为地势。此说是指天地阳气而言，指天地之气顺应太阳变化规律，即阳气规律。天地阴阳的气化规律是按照三阴三阳之序进行的。人面北而立，以天为客观，自左而右，分别是厥阴、少阴、太阴，少阳、阳明、太阳。故观天之西北位为太阴；天之东南位为太阳，其下（地）则为太阴。《素问•五运行大论》云："厥阴在上则少阳在下，左阳明右太阴；少阴在上则阳明在下，左太阳右少阳；太阴在上则太阳在下，左厥阴右阳明；少阳在上则厥阴在下，左少阴右太阳；阳明在上则少阴在下，左太阴右厥阴；太阳在上则太阴在下，左少阳右少阴。"在天之西北位是太阴，阴气最旺，阳气最少，故天之阳气不足；在地之东南位亦为太阴，阳气最少，故地不满东南。

这句话是概念的转换，所以理解较困难。前面讲在天之阳气，因天之位在太阴，故阳气不足；后面则转换为地之位，因东南在天之位为太阳，其下为太阴，故地之阳气不满于东南。《素问•阴阳应象大论》云："天不足西北，故西北方阴也……地不满东南，故东南方阳也。"《楚辞•天问》云："八柱何当？东南何亏？康回冯怒，地何以以东南倾？"《淮南子•天文训》云："天倾西北，故日月星辰移焉；地不满东南，故水潦尘埃归焉。"可见"天不足西北，地不满东南"之渊源，说明了《黄帝内经》天地阴阳理论的发展。

原文：

帝曰：其于寿夭①何如？岐伯曰：阴精所奉其人寿，阳精所降其人夭。（133条）

帝曰：善。其病也，治之奈何？岐伯曰：西北之气散而寒之，东南之气收而温之，所谓同病异治也。故曰：气寒气凉，治以寒凉，行水渍之。气温气热，治以温热，强其内守②。必同其气，可使平也，假者反之。（134条）

帝曰：善。一州之气，生化寿夭不同，其故何也？岐伯曰：高下之理，地势使然也。崇高则阴气治之，污下则阳气治之，阳胜者先天，阴胜者后天③，此地理之常，生化之道也。（135条）

帝曰：其有寿夭乎？岐伯曰：高者其气寿，下者其气夭，地之小大异也，小者小异，大者大异。（136条）

故治病者，必明天道地理，阴阳更胜，气之先后，人之寿夭，生化之期，乃可以知人之形气矣。（137条）

《素问•五常政大论》

注释：

①寿夭：寿，指健康；夭，指发病。《淮南子•地形》云："暑气多夭，寒气多寿。"

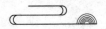

②强其内守：方药中：即增强人体内正气。

③阳胜者先天，阴胜者后天：王冰："先天谓先天时也，后天谓后天时也，悉言土地生荣枯落之先后也，物既有之，人亦如然。"

导读：此文承接上文，论述了地势、方位之气的规律，并解答了寿夭的道理，提出了治疗原则和同病异治的方法。指出："气寒气凉，治以寒凉，行水渍之；气温气热，治以温热，强其内守。必同其气，可使平也，假者反之。"

原文：

帝曰：善。病之中外①何如？岐伯曰：调气之方，必别阴阳，定其中外，各守其乡，内者内治，外者外治，微者调之，其次平之，盛者夺之，汗之下之，寒热温凉，衰之以属，随其攸②利，谨道如法，万举万全，气血正平，长有天命。帝曰：善。（548条）

《素问·至真要大论》

注释：

①病之中外：同篇出现两次同样的提问，此处与前问不同，指发于体内、体外之疾病。

②攸：张介宾："所也。"

导读：虽以病之中外为问，但回答的确是治则、治法和方药的应用原则，以达到"气血正平，长有天命"的治疗目的，故为全篇的结束语。

> **全篇导读**：全篇论述了天地六气之化，阐发五虫胎孕不育的道理，提出了六在泉诸毒不生的原理和治法，生化之常不仅于人，五虫五味五谷皆从天地之道。
>
> 讨论了司天在泉、六气胜复等发病与治法及五运六气的脉诊问题。
>
> 阐述了邪气的发生和气机的升、降、出、入生化关系。指出病机十九条讨论的是六气病机，非六气主客病机，亦非五运病机，病机十九条表达了风、寒、暑、湿、燥、火六气之化之变的症状特点和发病机制。论述了六气标本逆从及治法。
>
> 岁有不病，而脏气不应不用的原因，为"天气制之，气有所从也"，揭示了南政、北政脉应与不应的机制和南政北政、司天在泉，人之脉应与不应的各种表现。
>
> 五运六气对人体产生影响，如果气令变化超过人体的适应限度，会导致疾病的发生，是为"岁主脏害"，以所不胜论之，谨察阴阳所在而调之，以

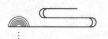

平为期。探讨五运之化及从逆治疗，指出自然界的生生化化是不能被代替的，天时运气是不能违背的，圣人必顺天养生，与天地气和，血气从天，复其不足。

提出君、臣、佐、使的制方原则和用法，论述了五味阴阳的作用和制方法度、治疗原则，提出了司岁备物的概念，论五味之用及毒药之治，论述了孕妇之治。提出了治病求其属，即考虑病机；论五味的各种作用，提出不根据药物的五味属性治疗五脏旺气，因为五味所入，酸先入肝，苦先入心，甘先入脾，辛先入肺，咸先入肾，可以增强五脏之气，过食会使五脏气过旺则成为发病的原因。

通过讨论"阴阳之气，高下之理，太少之异"及其发病特点，提出"天不足西北，地不满东南"之说，论述了地势、方位之气的规律，并解答了寿夭的道理，提出了治疗原则和同病异治的方法。

解答了五运六气治则、治法和方药的应用原则，以达到"气血正平，长有天命"为治疗目的。

可以看出，此篇以《至真要》为篇题，论述五运六气的症状、脉象等各种表现，并给予治则，提出病机十九条，讨论理法方药原则，条理清晰，是为五运六气理论最重要的理论篇章。

中篇

《素问补篇》

导读：新校正云：详此二篇，亡在王注之前。按《病能论》篇末王冰注云：世本既阙第七二篇，谓此二篇也。而今世有《素问亡篇》及《昭明隐旨论》，以谓此三篇，仍托名王冰为注，辞理鄙陋，无足取者。

作者对《刺法论》《本病论》两个遗篇作了考证，认为《刺法论》《本病论》为刘温舒所作，故此章篇题命为《素问补篇》。但是刘温舒作《刺法论》《本病论》还是有巨大贡献的，其继承了王冰五运六气理论学术思想，补《素问》之不足，发《黄帝内经》之未发，探讨了升降不前、迁正退位等理论和针刺等治疗方法，补充了运气理论中音律内涵，提出了"三虚致邪""三年化疫"等理论。

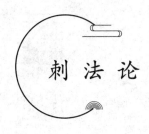

刺 法 论

原文：

黄帝问曰：升降不前，气交有变，即成暴郁，余已知之。如何预救生灵，可得却乎？岐伯稽首再拜对曰：昭乎哉问！臣闻夫子言，既明天元，须穷法刺，可以折郁扶运，补弱全真，泻盛蠲余，令除斯苦。帝曰：愿卒闻之。岐伯曰：升之不前，即有甚凶也。木欲升而天柱窒抑之，木欲发郁亦须待时，当刺足厥阴之井。火欲升而天蓬窒抑之，火欲发郁亦须待时，君火相火同刺包络之荥。土欲升而天冲窒抑之，土欲发郁亦须待时，当刺足太阴之俞。金欲升而天英窒抑之，金欲发郁亦须待时，当刺手太阴之经。水欲升而天芮窒抑之，水欲发郁亦须待时，当刺足少阴之合。

帝曰：升之不前，可以预备，愿闻其降，可以先防。岐伯曰：既明其升，必达其降也。升降之道，皆可先治也。木欲降而地晶窒抑之，降而不入，抑之郁发，散而可得位，降而郁发，暴如天间之待时也，降而不下，郁可速矣，降可折其所胜也，当刺手太阴之所出，刺手阳明之所入。火欲降而地玄窒抑之，降而不入，抑之郁发，散而可矣，当折其所胜，可散其郁，当刺足少阴之所出，刺足太阳之所入。土欲降而地苍窒抑之，降而不下，抑之郁发，散而可入，当折其胜，可散其郁，当刺足厥阴之所出，刺足少阳之所入。金欲降而地彤窒抑之，降而不下，抑之郁发，散而可入，当折其胜，可散其郁，当刺心包络所出，刺手少阳所入也。水欲降而地阜窒抑之，降而不下，抑之郁发，散而可入，当折其土，可散其郁，当刺足太阴之所出，刺足阳明之所入。

帝曰：五运之至，有前后与升降往来，有所承抑之，可得闻乎刺法？岐伯曰：当取其化源也。是故太过取之，不及资之。太过取之，次抑其郁，取其运之化源，令折郁气。不及扶资，以扶运气，以避虚邪也。资取之法令出《密语》。

黄帝问曰：升降之刺，以知其要，愿闻司天未得迁正，使司化之失其常政，即万化之或其皆妄。然与民为病，可得先除，欲济群生，愿闻其说。岐伯稽首

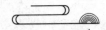

再拜曰：悉乎哉问！言其至理，圣念慈悯，欲济群生，臣乃尽陈斯道，可申洞微。太阳复布，即厥阴不迁正，不迁正气塞于上，当泻足厥阴之所流。厥阴复布，少阴不迁正，不迁正即气塞于上，当刺心包络脉之所流。少阴复布，太阴不迁正，不迁正即气留于上，当刺足太阴之所流。太阴复布，少阳不迁正，不迁正则气塞未通，当刺手少阳之所流。少阳复布，则阳明不迁正，不迁正则气未通上，当刺手太阴之所流。阳明复布，太阳不迁正，不迁正则复塞其气，当刺足少阴之所流。

帝曰：迁正不前，以通其要，愿闻不退，欲折其余，无令过失，可得明乎？岐伯曰：气过有余，复作布正，是名不退位也。使地气不得后化，新司天未可迁正，故复布化令如故也。已亥之岁天数有余，故厥阴不退位也，风行于上，木化布天，当刺足厥阴之所入。子午之岁，天数有余，故少阴不退位也，热行于上，火余化布天，当刺手厥阴之所入。丑未之岁，天数有余，故太阴不退位也，湿行于上，雨化布天，当刺足太阴之所入。寅申之岁，天数有余，故少阳不退位也，热行于上，火化布天，当刺手少阳之所入。卯酉之岁，天数有余，故阳明不退位也，金行于上，燥化布天，当刺手太阴之所入。辰戌之岁，天数有余，故太阳不退位也，寒行于上凛水化布天，当刺足少阴之所入。故天地气逆，化成民病，以法刺之，预可平疴。

黄帝问曰：刚柔二干，失守其位，使天运之气皆虚乎？与民为病，可得平乎？岐伯曰：深乎哉问！明其奥旨，天地迭移，三年化疫，是谓根之可见，必有逃门。

假令甲子，刚柔失守，刚未正，柔孤而有亏，时序不令，即音律非从，如此三年，变大疫也。详其微甚，察其浅深，欲至而可刺，刺之当先补肾俞，次三日，可刺足太阴之所注。又有下位己卯不至，而甲子孤立者，次三年作土疠，其法补泻，一如甲子同法也。其刺以毕，又不须夜行及远行，令七日洁，清净斋戒。所有自来肾有久病者，可以寅时面向南，净神不乱，思闭气不息七遍，以引颈咽气顺之，如咽甚硬物，如此七遍后，饵舌下津令无数。

假令丙寅，刚柔失守，上刚干失守，下柔不可独主之，中水运非太过，不可执法而定之，布天有余，而失守上正，天地不合，即律吕音异，如此即天运失序，后三年变疫。详其微甚，差有大小，徐至即后三年，至甚即首三年，当先补心俞，次五日，可刺肾之所入。又有下位地甲子，辛巳柔不附刚，亦名失守，即地运皆虚，后三年变水疠，即刺法皆如此矣。其刺如毕，慎其大喜欲情于中，如不忌，即其气复散也，令静七日，心欲实，令少思。

假令庚辰，刚柔失守，上位失守，下位无合，乙庚金运，故非相招，布天未退，中运胜来，上下相错，谓之失守，姑洗林钟，商音不应也，如此则天运化易，三年变大疫。详其天数，差有微甚，微即微，三年至，甚即甚，三年至，当

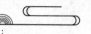

先补肝俞，次三日，可刺肺之所行。刺毕，可静神七日，慎勿大怒，怒必真气却散之。又或在下地甲子乙未失守者，即乙柔干，即上庚独治之，亦名失守者，即天运孤主之，三年变疠，名曰金疠，其至待时也，详其地数之等差，亦推其微甚，可知迟速尔。诸位乙庚失守，刺法同，肝欲平，即勿怒。

假令壬午，刚柔失守，上壬未迁正，下丁独然，即虽阳年，亏及不同，上下失守，相招其有期，差之微甚，各有其数也，律吕二角，失而不和，同音有日，微甚如见，三年大疫，当刺脾之俞，次三日，可刺肝之所出也。刺毕，静神七日，勿大醉歌乐，其气复散，又勿饱食，勿食生物，欲令脾实，气无滞饱，无久坐，食无太酸，无食一切生物，宜甘宜淡。又或地下甲子，丁酉失守其位，未得中司，即气不当位，下不与壬奉合者，亦名失守，非名合德，故柔不附刚，即地运不合，三年变疠，其刺法一如木疫之法。

假令戊申，刚柔失守，戊癸虽火运，阳年不太过也，上失其刚，柔地独主，其气不正，故有邪干，迭移其位，差有浅深，欲至将合，音律先同，如此天运失时，三年之中，火疫至矣，当刺肺之俞。刺毕，静神七日，勿大悲伤也，悲伤即肺动，而真气复散也，人欲实肺者，要在息气也。又或地下甲子，癸亥失守者，即柔失守位也，即上失其刚也，即亦名戊癸不相合德者也，即运与地虚，后三年变疠，即名火疠。

是故立地五年，以明失守，以穷法刺，于是疫之与疠，即是上下刚柔之名也，穷归一体也，即刺疫法，只有五法，即总其诸位失守，故只归五行而统之也。

黄帝曰：余闻五疫之至，皆相染易，无问大小，病状相似，不施救疗，如何可得不相移易者？岐伯曰：不相染者，正气存内，邪不可干，避其毒气，天牝从来，复得其往，气出于脑，即不邪干。气出于脑，即室先想心如日。欲将入于疫室，先想青气自肝而出，左行于东，化作林木。次想白气自肺而出，右行于西，化作戈甲。次想赤气自心而出，南行于上，化作焰明。次想黑气自肾而出，北行于下，化作水。次想黄气自脾而出，存于中央，化作土。五气护身之毕，以想头上如北斗之煌煌，然后可入于疫室。

又一法，于春分之日，日未出而吐之。又一法，于雨水日后，三浴以药泄汗。又一法，小金丹方：辰砂二两，水磨雄黄一两，叶子雌黄一两，紫金半两，同入合中，外固了，地一尺筑地实，不用炉，不须药制，用火二十斤煅之也，七日终，候冷七日取，次日出合子，埋药地中七日，取出顺日研之三日，炼白沙蜜为丸，如梧桐子大，每日望东吸日华气一口，冰水下一丸，和气咽之，服十粒，无疫干也。

黄帝问曰：人虚即神游失守位，使鬼神外干，是致夭亡，何以全真？愿闻刺法。岐伯稽首再拜曰：昭乎哉问！谓神移失守，虽在其体，然不致死，或有

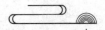

邪干，故令夭寿。只如厥阴失守，天以虚，人气肝虚，感天重虚，即魂游于上，邪干厥大气，身温犹可刺之，刺其足少阳之所过，次刺肝之俞。人病心虚，又遇君相二火司天失守，感而三虚，遇火不及，黑尸鬼犯之，令人暴亡，可刺手少阳之所过，复刺心俞。人脾病，又遇太阴司天失守，感而三虚，又遇土不及，青尸鬼邪犯之于人，令人暴亡，可刺足阳明之所过，复刺脾之俞。人肺病，遇阳明司天失守，感而三虚，又遇金不及，有赤尸鬼干人，令人暴亡，可刺手阳明之所过，复刺肺俞。人肾病，又遇太阳司天失守，感而三虚，又遇水运不及之年，有黄尸鬼干犯人正气，吸人神魂，致暴亡，可刺足太阳之所过，复刺肾俞。

黄帝问曰：十二脏之相使，神失位，使神彩之不圆，恐邪干犯，治之可刺，愿闻其要。岐伯稽首再拜曰：悉乎哉，问至理，道真宗，此非圣帝，焉究斯源，是谓气神合道，契符上天。心者，君主之官，神明出焉，可刺手少阴之源。肺者，相傅之官，治节出焉，可刺手太阴之源。肝者，将军之官，谋虑出焉，可刺足厥阴之源。胆者，中正之官，决断出焉，可刺足少阳之源。膻中者，臣使之官，喜乐出焉，可刺心包络所流。脾为谏议之官，知周出焉，可刺脾之源。胃为仓廪之官，五味出焉，可刺胃之源。大肠者，传道之官，变化出焉，可刺大肠之源。小肠者，受盛之官，化物出焉，可刺小肠之源。肾者，作强之官，伎巧出焉，刺其肾之源。三焦者，决渎之官，水道出焉，刺三焦之源。膀胱者，州都之官，精液藏焉，气化则能出矣，刺膀胱之源。凡此十二官者，不得相失也。是故刺法有全神养真之旨，亦法有修真之道，非治疾也，故要修养和神也。道贵常存，补神固根，精气不散，神守不分，然即神守而虽不去，亦能全真，人神不守，非达至真，至真之要，在乎天玄，神守天息，复入本元，命曰归宗。

导读：《刺法论》提出了五运升降不前、司天迁正退位及三年化疫理论。指出"五疫之至，皆相染易，无问大小，病状相似"，是较早对疫病做出的归纳总结。

对刚柔的认识，《刺法论》云："刚柔二干，失守其位"。刚柔明确为干，刚为太过，柔为不及，阳干为刚，阴干为柔。张景岳指出："十干五运，分属阴阳。阳干气刚，甲、丙、戊、庚、壬也。阴干气柔，乙、丁、己、辛、癸也。故曰刚柔二干。"王冰《玄珠密语•五运元通纪》云："故运者，丁壬木运，即壬主刚，丁主柔，刚为太过，柔为不及，太过即木气伤土，不及即自衰，自衰即反受金刑。戊癸火运，即戊主刚，癸主柔，刚为太过，柔为不及，太过即火气伤金，不及即反受水刑……此者是运气之刚柔盛衰之意者也。"刘温舒对刚柔的认识和理解，显然是继承了王冰的思想。另外，刘温舒对刚柔还提出了其他认识，《刺法论》云："是故立地五年，以明失守，以穷法刺，于是疫之与疬，即是上下刚柔之名也，穷归一体也。"

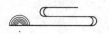

应用音律以说运气之理，《七篇大论》不用，始于王冰。如《刺法论》云："假令壬午，刚柔失守，上壬未迁正，下丁独然，即虽阳年，亏及不同，上下失守，相招其有期，差之微甚，各有其数也，律吕二角，失而不和，同音有日，微甚如见，三年大疫。"

三年化疫理论，在《素问》七篇大论及王冰著作中未见，是刘温舒创造性发挥；小金丹方不见于唐代之前，为刘温舒所制。

刘温舒在治疗上继承了王冰针刺方法，并在王冰基础上有所创新。补篇中许多治疗方法为刘温舒所创，既非《黄帝内经》所论，又非王冰所出。如针刺法，王冰《玄珠密语》首创《迎随补泻纪》篇以陈运气之治法。《玄珠密语》："故取者，泻也，用针泻其源也。即木气将欲胜者，即先泻肝之源，出于太冲。"《刺法论》提出了木欲发郁刺足厥阴之井，火欲发郁刺包络之荣，土欲发郁刺足太阴之俞，金欲发郁刺手太阴之经，水欲发郁刺足少阴之合等针刺方法，继承发扬了王冰针刺方法，补《七篇大论》所不备。

另外《刺法论》提出了意念疗法："气出于脑，即室先想心如日。欲将入于疫室，先想青气自肝而出，左行于东，化作林木。次想白气自肺而出，右行于西，化作戈甲。次想赤气自心而出，南行于上，化作焰明。"《刺法论》还提出了药浴疗法和吐纳疗法："于雨水日后，三浴以药泄汗"，"于春分之日，日未出而吐之"等。

《刺法论》还有生活饮食宜禁等养生方法："假令壬午……刺毕，静神七日，勿大醉歌乐，其气复散，又勿饱食，勿食生物，欲令脾实，气无滞饱，无久坐，食无太酸，无食一切生物，宜甘宜淡。"这些方法都与《黄帝内经》和王冰不同。

《刺法论》提出"正气存内，邪不可干"，至今仍然是我们养生防病、临床治疗的重要指导思想。

《刺法论》许多治疗方法具有其时代特点，如意念疗法、小金丹治疗等，当代已不用。

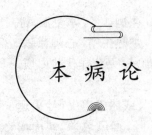

本 病 论

原文：

　　黄帝问曰：天元九窒，余已知之，愿闻气交，何名失守？岐伯曰：谓其上下升降，迁正退位，各有经论，上下各有不前，故名失守也。是故气交失易位，气交乃变，变易非常，即四时失序，万化不安，变民病也。

　　帝曰：升降不前，愿闻其故，气交有变，何以明知？

　　岐伯曰：昭乎问哉！明乎道矣。气交有变，是为天地机，但欲降而不得降者，地窒刑之。又有五运太过，而先天而至者，即交不前，但欲升而不得其升，中运抑之，但欲降而不得其降，中运抑之。于是有升之不前，降之不下者，有降之不下，升而至天者，有升降俱不前，作如此之分别，即气交之变，变之有异，常各各不同，灾有微甚者也。

　　帝曰：愿闻气交遇会胜抑之由，变成民病，轻重何如？岐伯曰：胜相会，抑伏使然。是故辰戌之岁，木气升之，主逢天柱，胜而不前。又遇庚戌，金运先天，中运胜之，忽然不前。木运升天，金乃抑之，升而不前，即清生风少，肃杀于春，露霜复降，草木乃萎。民病温疫早发，咽嗌乃干，四肢满，肢节皆痛。久而化郁，即大风摧拉，折陨鸣紊。民病卒中偏痹，手足不仁。

　　是故巳亥之岁，君火升天，主窒天蓬，胜之不前。又厥阴木迁正，则少阴未得升天，水运以至其中者。君火欲升，而中水运抑之，升之不前，即清寒复作，冷生旦暮。民病伏阳，而内生烦热，心神惊悸，寒热间作。日久成郁，即暴热乃至，赤风肿翳，化疫，温疠暖作，赤气彰而化火疫，皆烦而躁渴，渴甚治之以泄之可止。

　　是故子午之岁，太阴升天，主窒天冲，胜之不前。又或遇壬子，木运先天而至者，中木遇抑之也。升天不前，即风埃四起，时举埃昏，雨湿不化。民病风厥涎潮，偏痹不随，胀满。久而伏郁，即黄埃化疫也，民病夭亡，脸肢府黄疸满闭，湿令弗布，雨化乃微。

　　是故丑未之年，少阳升天，主窒天蓬，胜之不前。又或遇太阴未迁正者，

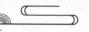

即少阳未升天也,水运以至者。升天不前,即寒雾反布,凛冽如冬,水复涸,冰再结,暄暖乍作,冷复布之,寒暄不时。民病伏阳在内,烦热生中,心神惊骇,寒热间争。以成久郁,即暴热乃生,赤风气瞳翳,化成郁疠,乃化作伏热内烦,痹而生厥,甚则血溢。

是故寅申之年,阳明升天,主室天英,胜之不前。又或遇戊申戊寅,火运先天而至。金欲升天,火运抑之,升之不前,即时雨不降,西风数举,咸卤燥生。民病上热,喘嗽血溢。久而化郁,即白埃翳雾,清生杀气,民病胁满悲伤,寒鼽嚏嗌干,手拆皮肤燥。

是故卯酉之年,太阳升天,主室天芮,胜之不前。又遇阳明未迁正者,即太阳未升天也,土运以至。水欲升天,土运抑之,升之不前,即湿而热蒸,寒生两间。民病注下,食不及化。久而成郁,冷来客热,冰雹卒至。民病厥逆而哕,热生于内,气痹于外,足胫酸疼,反生心悸懊热,暴烦而复厥。

黄帝曰:升之不前,余已尽知其旨。愿闻降之不下,可得明乎?岐伯曰:悉乎哉问!是之谓天地微旨,可以尽陈斯道,所谓升已必降也。至天三年,次岁必降,降而入地,始为左间也。如此升降往来,命之六纪者矣。是故丑未之岁,厥阴降地,主室地晶,胜而不前。又或遇少阴未退位,即厥阴未降下,金运以至中。金运承之,降之未下,抑之变郁,木欲降下,金承之,降而不下,苍埃远见,白气承之,风举埃昏,清躁行杀,霜露复下,肃杀布令。久而不降,抑之化郁,即作风躁相伏,暄而反清,草木萌动,杀霜乃下,蛰虫未见,惧清伤脏。

是故寅申之岁,少阴降地,主室地玄,胜之不入。又或遇丙申丙寅,水运太过,先天而至。君火欲降,水运承之,降而不下,即彤云才见,黑气反生,暄暖如舒,寒常布雪,凛冽复作,天云惨凄。久而不降,伏之化郁,寒胜复热,赤风化疫,民病面赤心烦,头痛目眩也,赤气彰而温病欲作也。

是故卯酉之岁,太阴降地,主室地苍,胜之不入。又或少阳未退位者,即太阴未得降也,或木运以至。木运承之,降而不下,即黄云见而青霞彰,郁蒸作而大风,雾翳埃胜,折损乃作。久而不降也,伏之化郁,天埃黄气,地布湿蒸,民病四肢不举,昏眩肢节痛,腹满填臆。

是故辰戌之岁,少阳降地,主室地玄,胜之不入。又或遇水运太过,先天而至也。水运承之,水降不下,即彤云才见,黑气反生,暄暖欲生,冷气卒至,甚即冰雹也。久而不降,伏之化郁,冷气复热,赤风化疫,民病面赤心烦,头痛目眩也,赤气彰而热病欲作也。

是故巳亥之岁,阳明降地,主室地彤,胜而不入。又或遇太阴未退位,即少阳未得降,即火运以至之。火运承之不下,即天清而肃,赤气乃彰,暄热反作。民皆昏倦,夜卧不安,咽干引饮,懊热内烦,天清朝暮,暄还复作。久而不降,伏之化郁,天清薄寒,远生白气。民病掉眩,手足直而不仁,两胁作痛,满

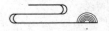

目眩眩。

是故子午之年，太阳降地，主室地阜胜之，降而不入。又或遇土运太过，先天而至。土运承之，降而不入，即天彰黑气，暝暗凄惨，才施黄埃而布湿，寒化令气，蒸湿复令。久而不降，伏之化郁，民病大厥，四肢重怠，阴萎少力，天布沉阴，蒸湿间作。

帝曰：升降不前，晰知其宗，愿闻迁正，可得明乎？岐伯曰：正司中位，是谓迁正位，司天不得其迁正者，即前司天以过交司之日。即遇司天太过有余日也，即仍旧治天数，新司天未得迁正也。厥阴不迁正，即风暄不时，花卉萎瘁，民病淋溲，目系转，转筋喜怒，小便赤。风欲令而寒由不去，温暄不正，春正失时。少阴不迁正，即冷气不退，春冷后寒，暄暖不时。民病寒热，四肢烦痛，腰脊强直。木气虽有余，位不过于君火也。太阴不迁正，即云雨失令，万物枯焦，当生不发。民病手足肢节肿满，大腹水肿，填臆不食，飧泄胁满，四肢不举。雨化欲令，热犹治之，温煦于气，亢而不泽。少阳不迁正，即炎灼弗令，苗莠不荣，酷暑于秋，肃杀晚至，霜露不时。民病瘅疟骨热，心悸惊骇，甚时血溢。阳明不迁正，则暑化于前，肃杀于后，草木反荣。民病寒热鼽嚏，皮毛折，爪甲枯焦，甚则喘嗽息高，悲伤不乐。热化乃布，燥化未令，即清劲未行，肺金复病。太阳不迁正，即冬清反寒，易令于春，杀霜在前，寒冰于后，阳光复治，凛冽不作，雾云待时。民病温疠至，喉闭溢干，烦燥而渴，喘息而有音也。寒化待燥，犹治天气，过失序，与民作灾。

帝曰：迁正早晚，以命其旨，愿闻退位，可得明哉？岐伯曰：所谓不退者，即天数未终，即天数有余，名曰复布政，故名曰再治天也，即天令如故而不退位也。厥阴不退位，即大风早举，时雨不降，湿令不化，民病温疫，疵废风生，民病皆肢节痛，头目痛，伏热内烦，咽喉干引饮。少阴不退位，即温生春冬，蛰虫早至，草木发生，民病膈热咽干，血溢惊骇，小便赤涩，丹瘤瘆疮疡留毒。太阴不退位，而取寒暑不时，埃昏布作，湿令不去，民病四肢少力，食饮不下，泄注淋满，足胫寒，阴萎闭塞，失溺小便数。少阳不退位，即热生于春，暑乃后化，冬温不冻，流水不冰，蛰虫出见，民病少气，寒热更作，便血上热，小腹坚满，小便赤沃，甚则血溢。阳明不退位，即春生清冷，草木晚荣，寒热间作，民病呕吐暴注，食饮不下，大便干燥，四肢不举，目瞑掉眩。

帝曰：天岁早晚，余以知之，愿闻地数，可得闻乎？岐伯曰：地下迁正升天及退位不前之法，即地上产化，万物失时之化也。

帝曰：余闻天地二甲子，十干十二支。上下经纬天地，数有迭移，失守其位，可得昭乎？岐伯曰：失之迭位者，谓虽得岁正，未得正位之司，即四时不节，即生大疫。注《玄珠密语》云：阳年三十年，除六年天刑，计有太过二十四年，除此六年，皆作太过之用，令不然之旨。今言迭支迭位，皆可作其不及也。

假令甲子阳年，土运太窒，如癸亥天数有余者，年虽交得甲子，厥阴犹尚治天，地已迁正，阳明在泉，去岁少阳以作右间，即厥阴之地阳明，故不相和奉者也。癸巳相会，土运太过，虚反受木胜，故非太过也，何以言土运太过，况黄钟不应太窒，木既胜而金还复，金既复而少阴如至，即木胜如火而金复微，如此则甲己失守，后三年化成土疫，晚至丁卯，早至丙寅，土疫至也，大小善恶，推其天地，详乎太一。又只如甲子年，如甲至子而合，应交司而治天，即下己卯未迁正，而戊寅少阳未退位者，亦甲己下有合也，即土运非太过，而木乃乘虚而胜土也，金次又行复胜之，即反邪化也。阴阳天地殊异尔，故其大小善恶，一如天地之法旨也。

假令丙寅阳年太过，如乙丑天数有余者，虽交得丙寅，太阴尚治天也，地已迁正，厥阴司地，去岁太阳以作右间，即天太阴而地厥阴，故地不奉天化也。乙辛相会，水运太虚，反受土胜，故非太过，即太簇之管，太羽不应，土胜而雨化，水复即风，此者丙辛失守其会，后三年化成水疫，晚至己巳，早至戊辰，甚即速，微即徐，水疫至也，大小善恶推其天地数，乃太乙游宫。又只如丙寅年，丙至寅且合，应交司而治天，即辛巳未得迁正，而庚辰太阳未退位者，亦丙辛不合德也，即水运亦小虚而小胜，或有复，后三年化疠，名曰水疠，其状如水疫，治法如前。

假令庚辰阳年太过，如己卯天数有余者，虽交得庚辰年也，阳明犹尚治天，地已迁正，太阴司地，去岁少阴以作右间，即天阳明而地太阴也，故地下奉天也。乙巳相会，金运太虚，反受火胜，故非太过也，即姑洗之管，太商不应，火胜热化，水复寒刑，此乙庚失守，其后三年化成金疫也，速至壬午，徐至癸未，金疫至也，大小善恶，推本年天数及太一也。又只如庚辰，如庚至辰，且应交司而治天，即下乙未未得迁正者，即地甲午少阴未退位者，且乙庚不合德也，即下乙未，干失刚，亦金运小虚也，有小胜或无复，后三年化疠，名曰金疠，其状如金疫也，治法如前。

假令壬午阳年太过，如辛巳天数有余者，虽交后壬午年也，厥阴犹尚治天，地已迁正，阳明在泉，去岁丙申少阳以作右间，即天厥阴而地阳明，故地不奉天者也。丁辛相合会，木运太虚，反受金胜，故非太过也，即蕤宾之管，太角不应，金行燥胜，火化热复，甚即速，微即徐，疫至大小善恶，推疫至之年天数及太一。又只如壬至午，且应交司而治之，即下丁酉未得迁正者，即地下丙申少阳未得退位者，见丁壬不合德也，即丁柔干失刚，亦木运小虚也，有小胜小复。后三年化疠，名曰木疠，其状如风疫，法治如前。

假令戊申阳年太过，如丁未天数太过者，虽交得戊申年也，太阴犹尚治天，地已迁正，厥阴在泉，去岁壬戌太阳以退位作右间，即天丁未，地癸亥，故地不奉天化也。丁癸相会，火运太虚，反受水胜，故非太过也，即夷则之管，上

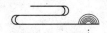

太徵不应,此戊癸失守其会,后三年化疫也,速至庚戌,大小善恶,推疫至之年天数及太一。又只如戊申,如戊至申,且应交司而治天,即下癸亥未得迁正者,即地下壬戌太阳未退位者,见戊癸未合德也,即下癸柔干失刚,见火运小虚也,有小胜或无复也,后三年化疠,名曰火疠也,治法如前,治之法可寒之泄之。

黄帝曰:人气不足,天气如虚,人神失守,神光不聚,邪鬼干人,致有夭亡,可得闻乎?岐伯曰:人之五脏,一脏不足,又会天虚,感邪之至也。人忧愁思虑即伤心,又或遇少阴司天,天数不及,太阴作接间至,即谓天虚也,此即人气天气同虚也。又遇惊而夺精,汗出于心,因而三虚,神明失守,心为君主之官,神明出焉,神失守位,即神游上丹田,在帝太一帝君泥丸宫下,神既失守,神光不聚,却遇火不及之岁,有黑尸鬼见之,令人暴亡。人饮食劳倦即伤脾,又或遇太阴司天,天数不及,即少阳作接间至,即谓之虚也,此即人气虚而天气虚也。又遇饮食饱甚,汗出于胃,醉饱行房,汗出于脾,因而三虚,脾神失守,脾为谏议之官,智周出焉,神既失守,神光失位而不聚也,却遇土不及之年,或己年或甲年失守,或太阴天虚,青尸鬼见之,令人卒亡。人久坐湿地,强力入水即伤肾,肾为作强之官,伎巧出焉,因而三虚,肾神失守,神志失位,神光不聚,却遇水不及之年,或辛不会符,或丙年失守,或太阳司天虚,有黄尸鬼至,见之令人暴亡。人或恚怒,气逆上而不下,即伤肝也。又遇厥阴司天,天数不及,即少阴作接间至,是谓天虚也,此谓天虚人虚也。又遇疾走恐惧,汗出于肝,肝为将军之官,谋虑出焉,神位失守,神光不聚,又遇木不及年,或丁年不符,或壬年失守,或厥阴司天虚也,有白尸鬼见之,令人暴亡也。以上五失守者,天虚而人虚也,神游失守其位,即有五尸鬼干人,令人暴亡也,谓之曰尸厥。人犯五神易位,即神光不圆也,非但尸鬼,即一切邪犯者,皆是神失守位故也。此谓得守者生,失守者死,得神者昌,失神者亡。

导读:《本病论》具体论述了升之不前、降之不下以及不迁正、不退位的机制与发病,再以天地甲子理论详论三年化疫。

天甲子、地甲子理论创始于王冰《玄珠密语》,刘温舒在此篇作为三年化疫的理论依据。刘温舒传承了王冰《玄珠密语》《天元玉册》理论并做出了发扬,本篇中天蓬、天冲等九星,见于王冰《天元玉册》,为奇门遁甲格局中的值符,非天上之星。

刘温舒提出"三虚致邪"的病因说,与《黄帝内经》所论不同。何谓三虚?《素问•至真要大论》云:"所谓感邪而生病也。乘年之虚,则邪甚也。失时之和,亦邪甚也。遇月之空,亦邪甚也。重感于邪,则病危矣。有胜之气,其必来复也。"《灵枢•岁露论》云:"乘年之衰,逢月之空,失时之和,因为贼风所伤,

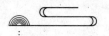

是谓三虚。"《本病论》云:"人气不足,天气如虚,人神失守,神光不聚,邪鬼干人,致有夭亡,可得闻乎?岐伯曰:人之五脏,一脏不足,又会天虚,感邪之至也。人忧愁思虑即伤心,又或遇少阴司天,天数不及,太阴作接间至,即谓天虚也,此即人气天气同虚也。又遇惊而夺精,汗出于心,因而三虚。"可见,《素问补篇》所论三虚与《素问》《灵枢》不同,《素问补篇》所论三虚,即天虚、脏虚、精虚。出现三虚后,人再感疫邪,则谓三虚致疫。

《本病论》注重得神与守神,指出:"得守者生,失守者死,得神者昌,失神者亡",对当代仍有指导意义。

《黄帝内经》十篇

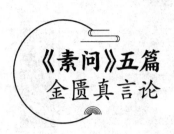

《素问》五篇
金匮真言论

原文:

黄帝问曰:天有八风,经有五风,何谓?岐伯对曰:八风发邪,以为经风,触五脏,邪气发病。所谓得四时之胜者,春胜长夏,长夏胜冬,冬胜夏,夏胜秋,秋胜春,所谓四时之胜也。东风生于春,病在肝,俞在颈项;南风生于夏,病在心,俞在胸胁;西风生于秋,病在肺,俞在肩背;北风生于冬,病在肾,俞在腰股;中央为土,病在脾,俞在脊。故春气者病在头,夏气者病在脏,秋气者病在肩背,冬气者病在四肢。故春善病鼽衄,仲夏善病胸胁,长夏善病洞泄寒中,秋善病风疟,冬善病痹厥。故冬不按蹻,春不鼽衄,春不病颈项,仲夏不病胸胁,长夏不病洞泄寒中,秋不病风疟,冬不病痹厥,飧泄,而汗出也。夫精者,身之本也。故藏于精者,春不病温。夏暑汗不出者,秋成风疟。此平人脉法也。

故曰:阴中有阴,阳中有阳。平旦至日中,天之阳,阳中之阳也;日中至黄昏,天之阳,阳中之阴也;合夜至鸡鸣,天之阴,阴中之阴也;鸡鸣至平旦,天之阴,阴中之阳也。故人亦应之。夫言人之阴阳,则外为阳,内为阴。言人身之阴阳,则背为阳,腹为阴。言人身之脏腑中阴阳,则脏者为阴,腑者为阳。肝心脾肺肾五脏皆为阴,胆胃大肠小肠膀胱三焦六腑皆为阳。所以欲知阴中之阴阳中之阳者何也?为冬病在阴,夏病在阳,春病在阴,秋病在阳,皆视其所在,为施针石也。故背为阳,阳中之阳,心也;背为阳,阳中之阴,肺也;腹为阴,阴中之阴,肾也;腹为阴,阴中之阳,肝也;腹为阴,阴中之至阴,脾也。此皆阴阳表里内外雌雄相输应也,故以应天之阴阳也。

帝曰:五脏应四时,各有收受乎?岐伯曰:有。东方青色,入通于肝,开窍于目,藏精于肝,其病发惊骇,其味酸,其类草木,其畜鸡,其谷麦,其应四时,上为岁星,是以春气在头也,其音角,其数八,是以知病之在筋也,其臭臊。南方赤色,入通于心,开窍于耳,藏精于心,故病在五脏,其味苦,其类火,其畜羊,其谷黍,其应四时,上为荧惑星,是以知病之在脉也,其音徵,其数七,其

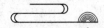

臭焦。中央黄色，入通于脾，开窍于口，藏精于脾，故病在舌本，其味甘，其类土，其畜牛，其谷稷，其应四时，上为镇星，是以知病之在肉也，其音宫，其数五，其臭香，西方白色，入通于肺，开窍于鼻，藏精于肺，故病在背，其味辛，其类金，其畜马，其谷稻，其应四时，上为太白星，是以知病之在皮毛也，其音商，其数九，其臭腥，北方黑色，入通于肾，开窍于二阴，藏精于肾，故病在溪，其味咸，其类水，其畜彘。其谷豆。其应四时，上为辰星，是以知病之在骨也，其音羽，其数六，其臭腐，故善为脉者，谨察五脏六腑，一逆一从，阴阳、表里、雌雄之纪，藏之心意，合心于精，非其人勿教，非其真勿授，是谓得道。

导读：天有八风是邪气之因，邪气发病，经有五风与五脏相通。四时相胜，春胜长夏，长夏胜冬，冬胜夏，夏胜秋，秋胜春，符合五运之理，五脏发病与天地四时相应，阴阳表里内外雌雄相输应，与天之阴阳相应。五脏四时以五行五运相联属，应于五星。《素问·天元纪大论》云："天有五行御五位，以生寒暑燥湿风。"五运即五行之气的运行。

文中"东方青色……其数八……南方赤色……其数七……中央黄色……其数五……西方白色……其数九……北方黑色……其数六。"此数为河图之数，依据五行理论，数八通于东方数理特征，数七通于南方数理特征，数五通于中央数理特征，数九通于西方数理特征，数六通于北方数理特征。

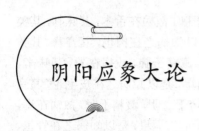

阴阳应象大论

原文：

黄帝曰：阴阳者，天地之道也，万物之纲纪，变化之父母，生杀之本始，神明之府也，治病必求于本。故积阳为天，积阴为地。阴静阳躁，阳生阴长，阳杀阴藏。阳化气，阴成形。寒极生热，热极生寒。寒气生浊，热气生清。清气在下，则生飧泄；浊气在上，则生䐜胀。此阴阳反作，病之逆从也。故清阳为天，浊阴为地；地气上为云，天气下为雨；雨出地气，云出天气。故清阳出上窍，浊阴出下窍；清阳发腠理，浊阴走五脏；清阳实四肢，浊阴归六腑。水为阴，火为阳，阳为气，阴为味。味归形，形归气，气归精，精归化，精食气，形食味，化生精，气生形。味伤形，气伤精，精化为气，气伤于味。阴味出下窍，阳气出上窍。味厚者为阴，薄为阴之阳。气厚者为阳，薄为阳之阴。味厚则泄，薄则通。气薄则发泄，厚则发热。壮火之气衰，少火之气壮。壮火食气，气食少火。壮火散气，少火生气。气味，辛甘发散为阳，酸苦涌泄为阴。阴胜则阳病，阳胜则阴病。阳胜则热，阴胜则寒。重寒则热，重热则寒。寒伤形，热伤气。气伤痛，形伤肿。故先痛而后肿者，气伤形也；先肿而后痛者，形伤气也。风胜则动，热胜则肿，燥胜则干，寒胜则浮，湿胜则濡泻。天有四时五行，以生长收藏，以生寒暑燥湿风。人有五脏，化五气，以生喜怒悲忧恐。故喜怒伤气，寒暑伤形。暴怒伤阴，暴喜伤阳。厥气上行，满脉去形。喜怒不节，寒暑过度，生乃不固。故重阴必阳，重阳必阴。故曰：冬伤于寒，春必温病；春伤于风，夏生飧泄；夏伤于暑，秋必痎疟；秋伤于湿，冬生咳嗽。

帝曰：余闻上古圣人，论理人形，列别脏腑，端络经脉，会通六合，各从其经，气穴所发，各有处名，溪谷属骨，皆有所起，分部逆从，各有条理，四时阴阳，尽有经纪，外内之应，皆有表里，其信然乎？岐伯对曰：东方生风，风生木，木生酸，酸生肝，肝生筋，筋生心，肝主目。其在天为玄，在人为道，在地为化。化生五味，道生智，玄生神，神在天为风，在地为木，在体为筋，在脏为肝，在色为苍，在音为角，在声为呼，在变动为握，在窍为目，在味为酸，在志

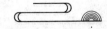

为怒。怒伤肝，悲胜怒；风伤筋，燥胜风；酸伤筋，辛胜酸。

南方生热，热生火，火生苦，苦生心，心生血，血生脾，心主舌。其在天为热，在地为火，在体为脉，在脏为心，在色为赤，在音为徵，在声为笑，在变动为忧，在窍为舌，在味为苦，在志为喜。喜伤心，恐胜喜；热伤气，寒胜热；苦伤气，咸胜苦。

中央生湿，湿生土，土生甘，甘生脾，脾生肉，肉生肺，脾主口。其在天为湿，在地为土，在体为肉，在脏为脾，在色为黄，在音为宫，在声为歌，在变动为哕，在窍为口，在味为甘，在志为思。思伤脾，怒胜思；湿伤肉，风胜湿；甘伤肉，酸胜甘。

西方生燥，燥生金，金生辛，辛生肺，肺生皮毛，皮毛生肾，肺主鼻。其在天为燥，在地为金，在体为皮毛，在脏为肺，在色为白，在音为商，在声为哭，在变动为咳，在窍为鼻，在味为辛，在志为忧。忧伤肺，喜胜忧；热伤皮毛，寒胜热；辛伤皮毛，苦胜辛。

北方生寒，寒生水，水生咸，咸生肾，肾生骨髓，髓生肝，肾主耳。其在天为寒，在地为水，在体为骨，在脏为肾，在色为黑，在音为羽，在声为呻，在变动为栗，在窍为耳，在味为咸，在志为恐。恐伤肾，思胜恐；寒伤血，燥胜寒；咸伤血，甘胜咸。

故曰：天地者，万物之上下也；阴阳者，血气之男女也；左右者，阴阳之道路也；水火者，阴阳之征兆也；阴阳者，万物之能始也。故曰：阴在内，阳之守也；阳在外，阴之使也。帝曰：法阴阳奈何？岐伯曰：阳胜则身热，腠理闭，喘粗为之俯仰，汗不出而热，齿干以烦冤腹满死，能冬不能夏。阴胜则身寒汗出，身常清，数栗而寒，寒则厥，厥则腹满死，能夏不能冬。此阴阳更胜之变，病之形能也。帝曰：调此二者奈何？岐伯曰：能知七损八益，则二者可调，不知用此，则早衰之节也。年四十而阴气自半也，起居衰矣。年五十，体重，耳目不聪明矣。年六十，阴痿，气大衰，九窍不利，下虚上实，涕泣俱出矣。故曰：知之则强，不知则老，故同出而名异耳。智者察同，愚者察异，愚者不足，智者有余，有余则耳目聪明，身体轻强，老者复壮，壮者益治。是以圣人为无为之事，乐恬憺之能，从欲快志于虚无之守，故寿命无穷，与天地终，此圣人之治身也。

天不足西北，故西北方阴也，而人右耳目不如左明也。地不满东南，故东南方阳也，而人左手足不如右强也。帝曰：何以然？岐伯曰：东方阳也，阳者其精并于上，并于上则上明而下虚，故使耳目聪明而手足不便也。西方阴也，阴者其精并于下，并于下则下盛而上虚，故其耳目不聪明而手足便也。故俱感于邪，其在上则右甚，在下则左甚，此天地阴阳所不能全也，故邪居之。故天有精，地有形，天有八纪，地有五里，故能为万物之父母。清阳上天，浊阴归

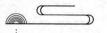

地，是故天地之动静，神明为之纲纪，故能以生长收藏，终而复始。惟贤人上配天以养头，下象地以养足，中傍人事以养五脏。天气通于肺，地气通于嗌，风气通于肝，雷气通于心，谷气通于脾，雨气通于肾。六经为川，肠胃为海，九窍为水注之气。以天地为之阴阳，阳之汗，以天地之雨名之；阳之气，以天地之疾风名之。暴气象雷，逆气象阳。故治不法天之纪，不用地之理，则灾害至矣。

故邪风之至，疾如风雨，故善治者治皮毛，其次治肌肤，其次治筋脉，其次治六腑，其次治五脏。治五脏者，半死半生也。故天之邪气，感则害人五脏；水谷之寒热，感则害于六腑；地之湿气，感则害皮肉筋脉。故善用针者，从阴引阳，从阳引阴，以右治左，以左治右，以我知彼，以表知里，以观过与不及之理，见微得过，用之不殆。善诊者，察色按脉，先别阴阳；审清浊，而知部分；视喘息，听音声，而知所苦；观权衡规矩，而知病所主。按尺寸，观浮沉滑涩，而知病所生以治；无过以诊，则不失矣。故曰：病之始起也，可刺而已；其盛，可待衰而已。故因其轻而扬之，因其重而减之，因其衰而彰之。形不足者，温之以气；精不足者，补之以味。其高者，因而越之；其下者，引而竭之；中满者，泻之于内；其有邪者，渍形以为汗；其在皮者，汗而发之；其慓悍者，按而收之；其实者，散而泻之。审其阴阳，以别柔刚。阳病治阴，阴病治阳，定其血气，各守其乡，血实宜决之，气虚宜掣引之。

导读："阴阳者，天地之道也，万物之纲纪，变化之父母，生杀之本始，神明之府也，治病必求于本。"从阴阳概念可知，阴阳为天地大道、自然规律，当代把阴阳作为说理工具，是对阴阳的误解。阴阳与五运阴阳概念相同，天有四时五行，以生长收藏，以生寒暑燥湿风。四时阴阳，外内之应，天地万物，人体五脏，相生相胜，皆运气之理。

本文全篇策论天地之道，从象的层面讨论阴阳的物质性、功能性及其与五脏、四时、五行、五运的相互联系，并给予治疗法则，体现天人相应。

关于七损八益，许多书解释混乱，有以长沙马王堆出土医书《天下至道谈》为据说明为房中术，有以疾病症状说，有以阴阳术数说等。其实《黄帝内经》交代得很清楚。《素问•上古天真论》云："女子七岁，肾气盛，齿更发长；二七而天癸至，任脉通，太冲脉盛，月事以时下，故有子；三七，肾气平均，故真牙生而长极；四七，筋骨坚，发长极，身体盛壮；五七，阳明脉衰，面始焦，发始堕；六七，三阳脉衰于上，面皆焦，发始白；七七，任脉虚，太冲脉衰少，天癸竭，地道不通，故形坏而无子也。丈夫八岁，肾气实，发长齿更；二八，肾气盛，天癸至，精气溢泻，阴阳和，故能有子；三八，肾气平均，筋骨劲强，故真牙生而长极；四八，筋骨隆盛，肌肉满壮；五八，肾气衰，发堕齿槁；六八，阳气衰

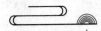

竭于上，面焦，发鬓颁白；七八，肝气衰，筋不能动，天癸竭，精少，肾藏衰，形体皆极；八八，则齿发去。肾者主水，受五脏六腑之精而藏之，故五脏盛，乃能泻。今五脏皆衰，筋骨解堕，天癸尽矣。故发鬓白，身体重，行步不正，而无子耳。帝曰：有其年已老而有子者，何也？岐伯曰：此其天寿过度，气脉常通，而肾气有余也。此虽有子，男不过尽八八，女不过尽七七，而天地之精气皆竭矣。"七代表女子，属阴；八代表男子，属阳。七损八益是扶阳抑阴的意思，体现了古人重视阳气的思想。经云："阳气者，若天与日，失其所则折寿而不彰，故天运当以日光明。"《素问•阴阳应象大论》云："帝曰：调此二者奈何？岐伯曰：能知七损八益，则二者可调，不知用此，则早衰之节也。"《素问集注》云："女子以七为纪，男子以八为纪，七损八益者，言阳常有余而阴常不足也。然阳气生于阴精，知阴精之不足，而无使其亏损，则二者可调。"七损八益和早衰之节告诉我们扶阳抑阴的道理。

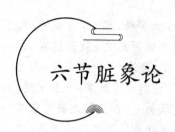

六节脏象论

原文：

黄帝问曰：余闻天以六六之节，以成一岁，人以九九制会，计人亦有三百六十五节以为天地，久矣。不知其所谓也？岐伯对曰：昭乎哉问也，请遂言之。夫六六之节，九九制会者，所以正天之度、气之数也。天度者，所以制日月之行也；气数者，所以纪化生之用也。天为阳，地为阴；日为阳，月为阴；行有分纪，周有道理，日行一度，月行十三度而有奇焉，故大小月三百六十五日而成岁，积气余而盈闰矣。立端于始，表正于中，推余于终，而天度毕矣。帝曰：余已闻天度矣，愿闻气数何以合之？岐伯曰：天以六六为节，地以九九制会，天有十日，日六竟而周甲，甲六复而终岁，三百六十日法也。夫自古通天者，生之本，本于阴阳，其气九州九窍，皆通乎天气，故其生五，其气三，三而成天，三而成地，三而成人，三而三之，合则为九，九分为九野，九野为九脏，故形脏四，神脏五，合为九脏以应之也。帝曰：余已闻六六九九之会也，夫子言积气盈闰，愿闻何谓气？请夫子发蒙解惑焉。岐伯曰：此上帝所秘，先师传之也。帝曰：请遂闻之。岐伯曰：五日谓之候，三候谓之气，六气谓之时，四时谓之岁，而各从其主治焉。五运相袭，而皆治之，终期之日，周而复始，时立气布，如环无端，候亦同法。故曰：不知年之所加，气之盛衰，虚实之所起，不可以为工矣。帝曰：五运之始，如环无端，其太过不及何如？岐伯曰：五气更立，各有所胜，盛虚之变，此其常也。帝曰：平气何如？岐伯曰：无过者也。帝曰：太过不及奈何？岐伯曰：在经有也。帝曰：何谓所胜？岐伯曰：春胜长夏，长夏胜冬，冬胜夏，夏胜秋，秋胜春，所谓得五行时之胜，各以气命其脏。帝曰：何以知其胜？岐伯曰：求其至也，皆归始春，未至而至，此谓太过，则薄所不胜，而乘所胜也，命曰气淫。不分邪僻内生工不能禁。至而不至，此谓不及，则所胜妄行，而所生受病，所不胜薄之也，命曰气迫。所谓求其至者，气至之时也。谨候其时，气可与期，失时反候，五治不分，邪僻内生，工不能禁也。帝曰：有不袭乎？岐伯曰：苍天之气，不得无常也。气之不袭，是谓非常，非常则

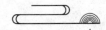

变矣。帝曰：非常而变奈何？岐伯曰：变至则病，所胜则微，所不胜则甚，因而重感于邪，则死矣。故非其时则微，当其时则甚也。帝曰：善。余闻气合而有形，因变以正名，天地之运，阴阳之化，其于万物，孰少孰多，可得闻乎？

岐伯曰：悉哉问也，天至广不可度，地至大不可量。大神灵问，请陈其方。草生五色，五色之变，不可胜视，草生五味，五味之美，不可胜极，嗜欲不同，各有所通。天食人以五气，地食人以五味。五气入鼻，藏于心肺，上使五色修明，音声能彰。五味入口，藏于肠胃，味有所藏，以养五气，气和而生，津液相成，神乃自生。帝曰：脏象何如？岐伯曰：心者，生之本，神之变也，其华在面，其充在血脉，为阳中之太阳，通于夏气。肺者，气之本，魄之处也，其华在毛，其充在皮，为阳中之太阴，通于秋气。肾者，主蛰封藏之本，精之处也，其华在发，其充在骨，为阴中之少阴，通于冬气。肝者，罢极之本，魂之居也，其华在爪，其充在筋，以生血气，其味酸，其色苍，此为阳中之少阳，通于春气。脾胃大肠小肠三焦膀胱者，仓廪之本，营之居也，名曰器，能化糟粕，转味而入出者也，其华在唇四白，其充在肌，其味甘，其色黄，此至阴之类，通于土气。凡十一脏，取决于胆也。故人迎一盛病在少阳，二盛病在太阳，三盛病在阳明，四盛已上为格阳。寸口一盛病在厥阴，二盛病在少阴，三盛病在太阴，四盛已上为关阴。人迎与寸口俱盛四倍已上为关格，关格之脉赢，不能极于天地之精气，则死矣。

导读：该篇可羽翼运气七篇大论，论天度及五运太过不及、天人相应、脏脉应象，阐发五运六气。

篇中论天度、气数，以六六之节、九九之会以正天之度、气之数。文中将人有三百六十五节与天地相应，与三百六十日法有机结合，是太初历、阴阳合历与十月太阳历的有机结合。文中讨论了太过、不及、平气、气淫、气迫等概念；论圭表测影、五运相袭及五气更立各有所胜；得五时之胜，各以其气命其脏；至与不至，求其至也，皆归始春等内涵。指出了"五日谓之候，三候谓之气，六气谓之时，四时谓之岁，而各从其主治焉。五运相袭，而皆治之，终期之日，周而复始，时立气布，如环无端，候亦同法。"提出："不知年之所加，气之盛衰，虚实之所起，不可以为工矣。"完全是五运六气理论的大论，但较七篇大论，尚不及深入，理论尚未完善，进一步说明七篇大论为后期所作。

文中岐伯曰："此上帝所秘，先师传之也。"上帝指上古之帝王，说明运气理论的形成经历了漫长的岁月。

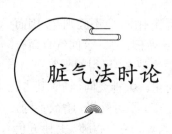

脏气法时论

原文：

黄帝问曰：合人形以法四时五行而治，何如而从？何如而逆？得失之意，愿闻其事。岐伯对曰：五行者，金木水火土也，更贵更贱，以知死生，以决成败，而定五脏之气，间甚之时，死生之期也。帝曰：愿卒闻之。岐伯曰：肝主春，足厥阴少阳主治，其日甲乙，肝苦急，急食甘以缓之。心主夏，手少阴太阳主治，其日丙丁，心苦缓，急食酸以收之。脾主长夏，足太阴阳明主治，其日戊己，脾苦湿，急食苦以燥之。肺主秋，手太阴阳明主治，其日庚辛，肺苦气上逆，急食苦以泄之。肾主冬，足少阴太阳主治，其日壬癸，肾苦燥，急食辛以润之，开腠理，致津液，通气也。病在肝，愈于夏，夏不愈，甚于秋，秋不死，持于冬，起于春，禁当风。肝病者，愈在丙丁，丙丁不愈，加于庚辛，庚辛不死，持于壬癸，起于甲乙。肝病者，平旦慧，下晡甚，夜半静。肝欲散，急食辛以散之，用辛补之，酸泻之。病在心，愈在长夏，长夏不愈，甚于冬，冬不死，持于春，起于夏，禁温食热衣。心病者，愈在戊己，戊己不愈，加于壬癸，壬癸不死，持于甲乙，起于丙丁。心病者，日中慧，夜半甚，平旦静。心欲软，急食咸以软之，用咸补之，甘泻之。病在脾，愈在秋，秋不愈，甚于春，春不死，持于夏，起于长夏，禁温食饱食湿地濡衣。脾病者，愈在庚辛，庚辛不愈，加于甲乙，甲乙不死，持于丙丁，起于戊己。脾病者，日昳慧，日出甚，下晡静。脾欲缓，急食甘以缓之，用苦泻之，甘补之。病在肺，愈在冬，冬不愈，甚于夏，夏不死，持于长夏，起于秋，禁寒饮食寒衣。肺病者，愈在壬癸，壬癸不愈，加于丙丁，丙丁不死，持于戊己，起于庚辛。肺病者，下晡慧，日中甚，夜半静。肺欲收，急食酸以收之，用酸补之，辛泻之。病在肾，愈在春，春不愈，甚于长夏，长夏不死，持于秋，起于冬，禁犯淬㶼热食温炙衣。肾病者，愈在甲乙，甲乙不愈，甚于戊己，戊己不死，持于庚辛，起于壬癸。肾病者，夜半慧，四季甚，下晡静。肾欲坚，急食苦以坚之，用苦补之，咸泻之。夫邪气之客于身也，以胜相加，至其所生而愈，至其所不胜而甚，至于所生而持，自得其位而起。

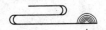

必先定五脏之脉，乃可言间甚之时，死生之期也。

　　肝病者，两胁下痛引少腹，令人善怒，虚则目䀮䀮无所见，耳无所闻，善恐如人将捕之，取其经，厥阴与少阳，气逆，则头痛耳聋不聪颊肿。取血者。心病者，胸中痛，胁支满，胁下痛，膺背肩甲间痛，两臂内痛，虚则胸腹大，胁下与腰相引而痛，取其经，少阴太阳，舌下血者。其变病，刺郄中血者。脾病者，身重善肌肉痿，足不收行，善瘈脚下痛，虚则腹满肠鸣，飧泄食不化，取其经，太阴阳明少阴血者。肺病者，喘咳逆气，肩背痛，汗出尻阴股膝髀腨胻足皆痛，虚则少气不能报息，耳聋嗌干，取其经，太阴足太阳之外厥阴内血者。肾病者，腹大胫肿，喘咳身重，浸汗出憎风，虚则胸中痛，大腹小腹痛，清厥意不乐，取其经，少阴太阳血者。肝色青，宜食甘，粳米牛肉枣葵皆甘。心色赤，宜食酸，小豆犬肉李韭皆酸。肺色白，宜食苦，麦羊肉杏薤皆苦。脾色黄，宜食咸，大豆豕肉栗藿皆咸。肾色黑，宜食辛，黄黍鸡肉桃葱皆辛。辛散，酸收，甘缓，苦坚，咸软。毒药攻邪，五谷为养，五果为助，五畜为益，五菜为充，气味合而服之，以补精益气。此五者，有辛酸甘苦咸，各有所利，或散或收，或缓或急，或坚或软，四时五脏，病随五味所宜也。

　　导读：本篇讨论了"合人形以法四时五行而治"，指出："五行者，金木水火土也，更贵更贱，以知死生，以决成败，而定五脏之气。"以五运之理探讨五脏及其经络发病，给予治则治法，指出："四时五脏，病随五味所宜也。"宋代陈无择即是以经论之理及所述之病证，结合该篇治则，从理论上创制了五运时气民病证治方、六气时行民病证治方，即后世著名的《三因司天方》。

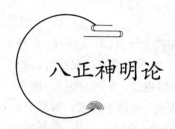

八正神明论

原文：

黄帝问曰：用针之服，必有法则焉，今何法何则？岐伯对曰：法天则地，合以天光。帝曰：愿卒闻之。岐伯曰：凡刺之法，必候日月星辰，四时八正之气，气定乃刺之。是故天温日明，则人血淖液而卫气浮，故血易泻，气易行；天寒日阴，则人血凝泣而卫气沉。月始生，则血气始精，卫气始行；月郭满，则血气实，肌肉坚；月郭空，则肌肉减，经络虚，卫气去，形独居。是以因天时而调血气也。是以天寒无刺，天温无疑。月生无泻，月满无补，月郭空无治，是谓得时而调之。因天之序，盛虚之时，移光定位，正立而待之。故日月生而泻，是谓脏虚；月满而补，血气扬溢，络有留血，命曰重实；月郭空而治，是谓乱经。阴阳相错，真邪不别，沉以留止，外虚内乱，淫邪乃起。帝曰：星辰八正何候？岐伯曰：星辰者，所以制日月之行也。八正者，所以候八风之虚邪以时至者也。四时者，所以分春秋冬夏之气所在，以时调之，也［疑"候"］八正之虚邪，而避之勿犯也。以身之虚，而逢天之虚，两虚相感，其气至骨，入则伤五脏，工候救之，弗能伤也。故曰：天忌不可不知也。帝曰：善。其法星辰者，余闻之矣，愿闻法往古者。岐伯曰：法往古者，先知针经也。验于来今者，先知日之寒温，月之虚盛，以候气之浮沉，而调之于身，观其立有验也。观于冥冥者，言形气荣卫之不形于外，而工独知之，以日之寒温，月之虚盛，四时气之浮沉，参伍相合而调之，工常先见之，然而不形于外，故曰观于冥冥焉。通于无穷者，可以传于后世也，是故工之所以异也，然而不形见于外，故俱不能见也。视之无形，尝之无味，故谓冥冥，若神仿佛。虚邪者，八正之虚邪气也。正邪者，身形若用力汗出，腠理开，逢虚风，其中人也微，故莫知其情，莫见其形。上工救其萌牙，必先见三部九候之气，尽调不败而救之，故曰上工。下工救其已成，救其已败。救其已成者，言不知三部九候之相失，因病而败之也。知其所在者，知诊三部九候之病脉处而治之，故曰守其门户焉，莫知其情而见邪形也。帝曰：余闻补泻，未得其意。岐伯曰：泻必用方，方者，以气方盛也，以月方满

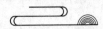

也，以日方温也，以身方定也，以息方吸而内针，乃复候其方吸而转针，乃复候其方呼而徐引针，故曰泻必用方，其气乃行焉。补必用员，员者行也，行者移也，刺必中其荣，复以吸排针也。故员与方，非针也。故养神者，必知形之肥瘦，荣卫血气之盛衰。血气者，人之神，不可不谨养。帝曰：妙乎哉论也！合人形于阴阳四时，虚实之应，冥冥之期，其非夫子孰能通之。然夫子数言形与神，何谓形？何谓神？愿卒闻之。岐伯曰：请言形，形乎形，目冥冥，问其所病，索之于经，慧然在前，按之不得，不知其情，故曰形。帝曰：何谓神？岐伯曰：请言神，神乎神，耳不闻，目明心开而志先，慧然独悟，口弗能言，俱视独见，适若昏，昭然独明，若风吹云，故曰神。三部九候为之原，九针之论不必存也。

　　导读：本文论述了："凡刺之法，必候日月星辰，四时八正之气。"指出："因天之序，盛虚之时，移光定位，正立而待之。"而《素问·六微旨大论》则在此基础上进一步论述了天道六六之节的盛衰。

　　本篇讨论了月亮运行与人体气血之间的关系，并作出治疗原则。对于星辰八正，指出："星辰者，所以制日月之行也。八正者，所以候八风之虚邪以时至者也。四时者，所以分春秋冬夏之气所在，以时调之也。八正之虚邪，而避之勿犯也。以身之虚，而逢天之虚，两虚相感，其气至骨，入则伤五脏，工候救之，弗能伤也。"此文较七篇大论不论针刺方法不同，说明七篇大论完成之时，医者更崇尚药物治疗。

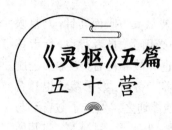

《灵枢》五篇
五十营

原文：

黄帝曰：余愿闻五十营奈何？岐伯答曰：天周二十八宿，宿三十六分，人气行一周，千八分。日行二十八宿，人经脉上下、左右、前后二十八脉，周身十六丈二尺，以应二十八宿，漏水下百刻，以分昼夜。故人一呼，脉再动，气行三寸，一吸，脉亦再动，气行三寸。呼吸定息，气行六寸。十息气行六尺，日行二分。二百七十息，气行十六丈二尺，气行交通于中，一周于身，下水二刻，日行二十五分。五百四十息，气行再周于身，下水四刻，日行四十分。二千七百息，气行十周于身，下水二十刻，日行五宿二十分。一万三千五百息，气行五十营于身，水下百刻，日行二十八宿，漏水皆尽，脉终矣。所谓交通者，并行一数也，故五十营备，得尽天地之寿矣，凡行八百一十丈也。

导读： 本文以天周二十八宿为参照物，以水下漏刻为方法，讨论人气之行，可见先人之伟大。天周二十八宿，宿三十六分。人气行一周，千八分。日行二十八宿，人经脉上下、左右、前后二十八脉，周身十六丈二尺，以应二十八宿。漏水下百刻，以分昼夜。五十营乃人气合天地之气行。

关于二十八宿，目前文献所知可以追溯到周朝初期，在春秋战国时期已经完备了。1987年在河南濮阳西水坡仰韶文化遗址中，发现45号墓主人东侧用蚌壳摆塑着龙形图案，西侧是虎形图案，这一发现将四象中青龙白虎观念的起源提早到六千多年以前。《周礼·冬官考工记》云："轸之方也，象地也。盖之圜也，象天也。轮辐三十，象日月也。盖弓有二十八，以象星也。"说明西周时期的劳动工具制作能参考日月、二十八宿之象。《汉书·天文志》云："元光元年（前134）六月，客星见于房。"1978年，考古学家在湖北随县的战国初年曾侯乙墓的墓葬中，出土了绘有二十八宿图像的漆箱盖，这是迄今为止发现的最早的关于二十八宿的实物例证，说明在公元前五世纪古人对二十八宿的认识已经完备。《素问·五运行大论》云："臣览《太始天元册》文，丹天之气经

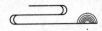

于牛女戊分，黔天之气经于心尾已分，苍天之气经于危室柳鬼，素天之气经于亢氐昴毕，玄天之气经于张翼娄胃。"《太始天元册》在《黄帝内经》认为是上古之文，已经明确了五天之气与二十八宿之间的联系。

二十八宿分为四组，每组七宿，名称排列为：东方苍龙七宿（角、亢、氐、房、心、尾、箕）；北方玄武七宿（斗、牛、女、虚、危、室、壁）；西方白虎七宿（奎、娄、胃、昴、毕、觜、参）；南方朱雀七宿（井、鬼、柳、星、张、翼、轸）。与东、西、南、北四个方位和青龙、白虎、朱雀、玄武四种动物形象相配，称为四象。张衡《灵宪》云："苍龙连蜷于左，白虎猛据于右，朱雀奋翼于前，灵龟圈首于后。"

漏水计时史料，最早见于《周礼》："掌挈壶以令军井……凡军事，悬壶以序聚柝……皆以水火守之，分以日夜。"《汉书·天文志》云："定东西，立晷仪，下漏刻，以追二十八宿相距于四方。"西汉有四件单漏壶保存到现在。古人用"漏壶"以计时，以太阳升落为基准，把一昼夜分为一百刻，通过漏壶的浮箭来计量昼夜时刻。用壶边或壶底有孔的漏壶贮水，水可以通过漏孔自然滴漏，观察一昼夜壶水漏减多少以计算时间。《黄帝内经》运用漏水计刻方法计算人气运行。

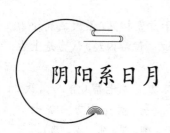

阴阳系日月

原文：

黄帝曰：余闻天为阳，地为阴，日为阳，月为阴，其合之于人奈何？岐伯曰：腰以上为天，腰以下为地，故天为阳，地为阴。故足之十二经脉，以应十二月，月生于水，故在下者为阴；手之十指，以应十日，日主火，故在上者为阳。黄帝曰：合之于脉奈何？岐伯曰：寅者，正月之生阳也，主左足之少阳；未者六月，主右足之少阳。卯者二月，主左足之太阳；午者五月，主右足之太阳。辰者三月，主左足之阳明；巳者四月，主右足之阳明。此两阳合于前，故曰阳明。申者，七月之生阴也，主右足之少阴；丑者十二月，主左足之少阴。酉者八月，主右足之太阴；子者十一月，主左足之太阴。戌者九月，主右足之厥阴；亥者十月，主左足之厥阴。此两阴交尽，故曰厥阴。甲主左手之少阳，己主右手之少阳。乙主左手之太阳，戊主右手之太阳。丙主左手之阳明，丁主右手之阳明。此两火并合，故为阳明。庚主右手之少阴，癸主左手之少阴。辛主右手之太阴，壬主左手之太阴。故足之阳者，阴中之少阳也；足之阴者，阴中之太阴也。手之阳者，阳中之太阳也；手之阴者，阳中之少阴也。腰以上者为阳，腰以下者为阴。其于五脏也，心为阳中之太阳，肺为阴中之少阴，肝为阴中之少阳，脾为阴中之至阴，肾为阴中之太阴。

黄帝曰：以治之奈何？岐伯曰：正月、二月、三月，人气在左，无刺左足之阳；四月、五月、六月，人气在右，无刺右足之阳；七月、八月、九月，人气在右，无刺右足之阴；十月、十一月、十二月，人气在左，无刺左足之阴。黄帝曰：五行以东方为甲乙木王春，春者苍色，主肝。肝者，足厥阴也。今乃以甲为左手之少阳，不合于数何也？岐伯曰：此天地之阴阳也，非四时五行之以次行也。且夫阴阳者，有名而无形，故数之可十，离之可百，散之可千，推之可万，此之谓也。

导读： 天地日月阴阳与人相合，治四时十二月，要考虑天地阴阳人气。本

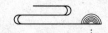

文明确指出："天为阳，地为阴，日为阳，月为阴。"说明至少在《黄帝内经》时代，人们对阴阳的起源认识，阴阳源于天地，源于日月，犹如篇题：阴阳系日月。《灵枢·卫气行》云："阳主昼，阴主夜。"这些都足以证明古人对阴阳起源的认识最原始于对日夜现象的观察。

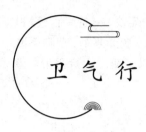

卫气行

原文：

黄帝问于岐伯曰：愿闻卫气之行，出入之合，何如？岐伯曰：岁有十二月，日有十二辰，子午为经，卯酉为纬。天周二十八宿，而一面七星，四七二十八星，房昴为纬，虚张为经。是故房至毕为阳，昴至心为阴，阳主昼，阴主夜。故卫气之行，一日一夜五十周于身，昼日行于阳二十五周，夜行于阴二十五周，周于五脏。是故平旦阴尽，阳气出于目，目张则气上行于头，循项下足太阳，循背下至小指之端。其散者，别于目锐眦，下手太阳，下至手小指之间外侧。其散者，别于目锐眦，下足少阳，注小指次指之间。以上循手少阳之分，侧下至小指之间。别者以上至耳前，合于颔脉，注足阳明，以下行至跗上，入五指之间。其散者，从耳下下手阳明，入大指之间，入掌中。其至于足也，入足心，出内踝下，行阴分，复合于目，故为一周。是故日行一舍，人气行一周与十分身之八；日行二舍，人气行二周于身与十分身之六；日行三舍，人气行于身五周与十分身之四；日行四舍，人气行于身七周与十分身之二；日行五舍，人气行于身九周；日行六舍，人气行于身十周与十分身之八；日行七舍，人气行于身十二周在身与十分身之六；日行十四舍，人气二十五周于身有奇分与十分身之二，阳尽于阴，阴受气矣。其始入于阴，常从足少阴注于肾，肾注于心，心注于肺，肺注于肝，肝注于脾，脾复注于肾为周。是故夜行一舍，人气行于阴脏一周与十分藏之八，亦如阳行之二十五周，而复合于目。阴阳一日一夜，合有奇分十分身之四，与十分藏之二，是故人之所以卧起之时有早晏者，奇分不尽故也。

黄帝曰：卫气之在于身也，上下往来不以期，候气而刺之奈何？伯高曰：分有多少，日有长短，春秋冬夏，各有分理，然后常以平旦为纪，以夜尽为始。是故一日一夜，水下百刻，二十五刻者，半日之度也，常如是毋已，日入而止，随日之长短，各以为纪而刺之。谨候其时，病可与期，失时反候者，百病不治。故曰：刺实者，刺其来也；刺虚者，刺其去也。此言气存亡之时，以候虚实而

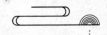

刺之。是故谨候气之所在而刺之，是谓逢时。在于三阳，必候其气在于阳而刺之；病在于三阴，必候其气在阴分而刺之。水下一刻，人气在太阳；水下二刻，人气在少阳；水下三刻，人气在阳明；水下四刻，人气在阴分。水下五刻，人气在太阳；水下六刻，人气在少阳；水下七刻，人气在阳明；水下八刻，人气在阴分。水下九刻，人气在太阳；水下十刻，人气在少阳；水下十一刻，人气在阳明；水下十二刻，人气在阴分。水下十三刻，人气在太阳；水下十四刻，人气在少阳；水下十五刻，人气在阳明；水下十六刻，人气在阴分。水下十七刻，人气在太阳；水下十八刻，人气在少阳；水下十九刻，人气在阳明；水下二十刻，人气在阴分。水下二十一刻，人气在太阳；水下二十二刻，人气在少阳；水下二十三刻，人气在阳明；水下二十四刻，人气在阴分。水下二十五刻，人气在太阳，此半日之度也。从房至毕一十四舍，水下五十刻，日行半度，回行一舍，水下三刻与七分刻之四。《大要》曰：常以日之加于宿上也，人气在太阳。是故日行一舍，人气行三阳行与阴分，常如是无已，天与地同纪，纷纷盼盼，终而复始，一日一夜，水下百刻而尽矣。

　　导读：卫气行合于天地之气。本文以天周二十八宿，房昴为纬，虚张为经；岁有十二月，日有十二辰，子午为经，卯酉为纬来探讨卫气运行规律，指出："卫气之行，一日一夜五十周于身，昼日行于阳二十五周，夜行于阴二十五周，周于五脏"，"日行一舍，人气行三阳行与阴分，常如是无已，天与地同纪，纷纷盼盼，终而复始。"可以看出古人细致的观察，证明中医学的唯物观。根据卫气的运行，确定科学的针刺方法。

　　文中引"《大要》曰：常以日之加于宿上也，人气在太阳"，说明对卫气运行的认识具有悠久的历史。

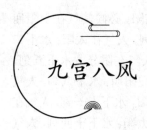

九宫八风

合八风虚实邪正

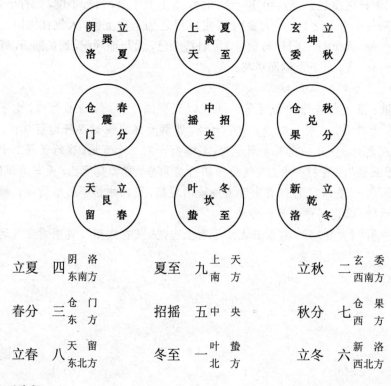

阴 洛 立夏 四 东南方	上 天 夏至 九 南方	玄 委 立秋 二 西南方
仓 门 春分 三 东方	招摇 五 中央	仓 果 秋分 七 西方
天 留 立春 八 东北方	叶 蛰 冬至 一 北方	新 洛 立冬 六 西北方

原文：

太一常以冬至之日，居叶蛰之宫四十六日，明日居天留四十六日，明日居仓门四十六日，明日居阴洛四十五日，明日居天宫四十六日，明日居玄委四十六日，明日居仓果四十六日，明日居新洛四十五日，明日复居叶蛰之宫，曰冬至矣。

太一日游，以冬至之日，居叶蛰之宫，数所在，日从一处，至九日，复反于

122

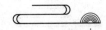

一，常如是无已，终而复始。

太一移日，天必应之以风雨，以其日风雨则吉，岁美民安少病矣，先之则多雨，后之则多汗。

太一在冬至之日有变，占在君；太一在春分之日有变，占在相；太一在中宫之日有变，占在吏；太一在秋分之日有变，占在将；太一在夏至之日有变，占在百姓。所谓有变者，太一居五宫之日，病风折树木，扬沙石。各以其所主占贵贱。因视风所从来而占之。风从其所居之乡来为实风，主生长养万物。从其冲后来为虚风，伤人者也，主杀主害者。谨候虚风而避之，故圣人日避虚邪之道，如避矢石然，邪弗能害，此之谓也。

是故太一入徙立于中宫，乃朝八风，以占吉凶也。风从南方来，名曰大弱风，其伤人也，内舍于心，外在于脉，气主热。风从西南方来，名曰谋风。其伤人也，内舍于脾，外在于肌，其气主为弱。风从西方来，名曰刚风，其伤人也，内舍于肺，外在于皮肤，其气主为燥。风从西北方来，名曰折风。其伤人也，内舍于小肠，外在于手太阳脉，脉绝则溢，脉闭则结不通，善暴死。风从北方来，名曰大刚风，其伤人也，内舍于肾，外在于骨与肩背之膂筋，其气主为寒也。风从东北方来，名曰凶风，其伤人也，内舍于大肠，外在于两胁腋骨下及肢节。风从东方来，名曰婴儿风，其伤人也，内舍于肝，外在于筋纽，其气主为身湿。风从东南方来，名曰弱风，其伤人也，内舍于胃，外在肌肉，其气主体重。此八风皆从其虚之乡来，乃能病人。三虚相抟，则为暴病卒死。两实一虚，病则为淋露寒热。犯其雨湿之地，则为痿。故圣人避风如避矢石焉。其有三虚而偏中于邪风，则为击仆偏枯矣。

导读：九宫的问题在前已有论述。本文通过太一游宫阐释自然界不同季节的八风来临，与自然现象、人体发病相联属，体现天人相应。

1. 关于太一　太一又名太乙，《黄帝内经》中的太一由北极星和北斗七星组成。

北极星，又称北辰，天极星。《史记·天官书》云："中宫，天极星，其一明者，太一常居也。"古人受神学思想的影响，也称之为天帝，位居中央至尊。北极星一年四季基本是处于正北天空一个固定的位置，在北半球，人们通常把它作为确定方向的标志。而其他古代天文书籍所记太一不一，则与岁差有关，竺可桢指出："北极星在天球移动，以为肉眼所能觉察。"《开元占经》云："太乙在紫微宫门外右星之南，天乙一星在同舍，与太一相近。"《晋书·天文志》云："北极五星，钩陈六星，皆在紫宫中。北极，北辰最尊者也，其纽星，天之枢也。天运无穷，三光迭耀，而极星不移，故曰'居其所而众星共之'。第一星主月，太子也。第二星主日，帝王也；亦太乙之坐，谓最赤明者也……"郑樵《通志》

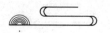

谓："天——星在紫微宫门右星之南,天帝之神……太——星在天一南。"

北斗七星,在远古有九星。田合禄指出:一说玄戈、招摇已经离开北斗二柄;二说指天枢、天璇、天玑、天权、玉衡、开阳、瑶光,开阳、瑶光之旁有小星,左为辅,右为弼,合为九星。竺可桢在《二十八宿起源之时代与地点》指出:"孙星衍以为九星者,即现有北斗七星外加招摇、大角……北斗杓三星玉衡、开阳、摇光,相距自五度至七度。而自摇光至玄戈,自玄戈招摇,亦各六气度……距今三千六百年以迄六千年前,包括右枢为北极星时代在内,在黄河流域之纬度,此北斗九星,可以常见不隐,终年照耀于地平线上。"

现在的北斗七星是由天枢、天璇、天玑、天权、玉衡、开阳、瑶光组成,前四星组成斗身,又称为魁;后三星组成斗柄,又称为杓。在春天的黄昏,遥望北天,斗柄正指向东方。从春天至夏天,由东而南,再向西,然后向北旋转,经过一年,回到原来的位置。用以说明天地气令及阴阳开阖。《鹖冠子•环流》云:"斗柄东指,天下皆春;斗柄南指,天下皆夏;斗柄西指,天下皆秋;斗柄北指,天下皆冬。"张介宾曰:"天地之气,始于子中,子居正北,其名朔方。朔者,尽也,初也,谓阴气之极,阳气之始也。邵子曰:阳气自北方而生,至北方而尽,故尧典谓北方为朔易,朔易者,除旧更新之谓也,盖其子至亥,周而复始,以成东西南北,春夏秋冬之位。"

太一游宫:北极星、北斗七星位于北方天极的正中,古人把它作为标示方位的座标,以北斗星作为指针,围绕它旋转,从冬至日起计,一年之内由东向西依次移行,即太一游宫。反映了地球由西向东公转的规律,是对一年之间的天象记录。古人把太一指针运行一周按正北、正南、正东、正西、东北、东南、西南、西北分为八个区域,分列八宫。再把一年二十四节分为八个时段,每个时段含三个节气,约四十六天左右。这样北斗在不同的时段指向不同的八宫。在每宫所在的时间内记录不同的气候、气象特点,然后依据不同的时间内气候、气象的正常与否,来阐述与人体发病的内在联系,形成特定的规律之后,并进一步用于预测。

《史记•天官书》云:"斗为帝车,运于中央,临制四乡,分阴阳,建四时,均五行,移节度,定诸记,皆系于斗。"在冬至这天,斗柄指向正北方的叶蛰宫,历经冬至、小寒、大寒三个节气,运行四十六天;交立春节,指向东北方的天留宫,历经立春、雨水、惊蛰三个节气,计四十六天;交春分节,指向正东方的仓门宫,历经春分、清明、谷雨三个节气,计四十六天;交立夏,指向东南方的阴洛宫,历经立夏、小满、芒种三个节气,计四十五天;交夏至节,指向正南方的上天宫,历经夏至、小暑、大暑,计四十六天;交立秋节,指向西南方的玄委宫,历经立秋、处暑、白露三个节气,计四十六天;交秋分节,指向正西方的仓果宫,历经秋分、寒露、霜降三个节气,计四十六天;交立冬节,指向西北方的

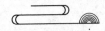

新洛宫，历经立冬、小雪、大雪三个节气，计四十五天；之后交冬至日，北斗重新指向叶蛰宫，就历经三百六十六日（闰）回归年周期，这就是"太一游宫"运行规律。

2. 关于八风　八风指：大弱风、谋风、刚风、折风、大刚风、凶风、婴儿风、弱风。根据斗纲所指洛书九宫，以定八风所起方位，记录并预测气象及疾病。

洛书离宫，风从南方来，热盛则风至必微，故称大弱风。以火脏应之，损伤人体，内舍于心，外在于脉，其病为热。洛书坤宫，风从西南方来，阴气方生，阳气渐微，湿气将生，称为谋风；以土脏应之，损伤人体，内舍于脾，外在于肌肉，其病衰弱。洛书兑宫，风从西方来，金气刚劲，称为刚风；以金脏应之，损伤人体，内舍于肺，外在于皮肤，其病为燥。洛书乾宫，风从西北来，金主折伤，称为折风；损伤人体，内舍于小肠，外在于手太阳脉，其病暴死。洛书坎宫，风从北方来，气寒风烈，称为大刚风；以水脏应之，损伤人体，内舍于肾，外在于骨与肩背，其病为寒。洛书艮宫，风从东北方来，阴气未退，阳气未盛，称为凶风；损伤人体，内舍于大肠，外在于两胁及肢节。洛书震宫，风从东方来，万物始生，称为婴儿风；以木脏应之，损伤人体，内舍于肝，外在于筋纽，其病主湿。洛书巽宫，风从东南方来，气暖而风柔，称为弱风；损伤人体，内舍于胃，外在于肌肉，其病身体沉重。

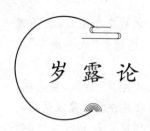

岁露论

原文：

黄帝问于岐伯曰：经言夏日伤暑，秋病疟，疟之发以时，其故何也？岐伯对曰：邪客于风府，病循膂而下，卫气一日一夜，常大会于风府，其明日日下一节，故其日作晏。此其先客于脊背也，故每至于风府则腠理开，腠理开则邪气入，邪气入则病作，此所以日作尚晏也。卫气之行风府，日下一节，二十一日下至尾底，二十二日入脊内，注于伏冲之脉，其行九日，出于缺盆之中，其气上行，故其病稍益至。其内抟于五脏，横连募原，其道远，其气深，其行迟，不能日作，故次日乃稸积而作焉。黄帝曰：卫气每至于风府，腠理乃发，发则邪入焉。其卫气日下一节，则不当风府奈何？岐伯曰：风府无常，卫气之所应，必开其腠理，气之所舍节，则其府也。黄帝曰：善。夫风之与疟也，相与同类，而风常在，而疟特以时休何也？岐伯曰：风气留其处，疟气随经络沉以内抟，故卫气应乃作也。帝曰：善。

黄帝问于少师曰：余闻四时八风之中人也，故有寒暑，寒则皮肤急而腠理闭，暑则皮肤缓而腠理开。贼风邪气，因得以入乎？将必须八正虚邪，乃能伤人乎？少师答曰：不然。贼风邪气之中人也，不得以时。然必因其开也，其入深，其内极病，其病人也卒暴；因其闭也，其入浅以留，其病也徐以迟。

黄帝曰：有寒温和适，腠理不开，然有卒病者，其故何也？少师答曰：帝弗知邪入乎？虽平居，其腠理开闭缓急，其故常有时也。黄帝曰：可得闻乎？少师曰：人与天地相参也，与日月相应也。故月满则海水西盛。人血气积，肌肉充，皮肤致，毛发坚，腠理郄，烟垢著。当是之时，虽遇贼风，其入浅不深。至其月郭空，则海水东盛，人气血虚，其卫气去，形独居，肌肉减，皮肤纵，腠理开，毛发残，膲理薄，烟垢落。当是之时，遇贼风则其入深，其病人也卒暴。

黄帝曰：其有卒然暴死暴病者何也？少师答曰：三虚者，其死暴疾也；得三实者，邪不能伤人也。黄帝曰：愿闻三虚。少师曰：乘年之衰，逢月之空，失时之和，因为贼风所伤，是谓三虚。故论不知三虚，工反为粗。帝曰：愿闻三

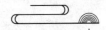

实。少师曰：逢年之盛，遇月之满，得时之和，虽有贼风邪气，不能危之也。黄帝曰：善乎哉论！明乎哉道！请藏之金匮，命曰三实。然此一夫之论也。

黄帝曰：愿闻岁之所以皆同病者，何因而然？少师曰：此八正之候也。黄帝曰：候之奈何？少师曰：候此者，常以冬至之日，太一立于叶蛰之宫，其至也，天必应之以风雨者矣。风雨从南方来者，为虚风，贼伤人者也。其以夜半至也，万民皆卧而弗犯也，故其岁民少病。其以昼至者，万民懈惰而皆中于虚风，故万民多病。虚邪入客于骨而不发于外，至其立春，阳气大发，腠理开，因立春之日，风从西方来，万民又皆中于虚风，此两邪相抟，经气结代者矣。故诸逢其风而遇其雨者，命曰遇岁露焉。因岁之和，而少贼风者，民少病而少死；岁多贼风邪气，寒温不和，则民多病而死矣。

黄帝曰：虚邪之风，其所伤贵贱何如？候之奈何？少师答曰：正月朔日，太一居天留之宫，其日西北风，不雨，人多死矣。正月朔日，平旦北风，春，民多死。正月朔日，平旦北风行，民病多者，十有三也。正月朔日，日中北风，夏，民多死。正月朔日，夕时北风，秋，民多死。终日北风，大病死者十有六。正月朔日，风从南方来，命曰旱乡，从西方来，命曰白骨，将国有殃，人多死亡。正月朔日，风从东方来，发屋，扬沙石，国有大灾也。正月朔日，风从东南方行，春有死亡。正月朔，天和温不风，粜贱，民不病；天寒而风，粜贵，民多病。此所谓候岁之风，残伤人者也。二月丑不风，民多心腹病。三月戌不温，民多寒热。四月巳不暑，民多瘅病。十月申不寒，民多暴死。诸所谓风者，皆发屋，折树木，扬沙石，起毫毛，发腠理者也。

导读： 人与天地相参，与日月相应。乘年之衰，逢月之空，失时之和，因为贼风所伤，是谓三虚；逢年之盛，遇月之满，得时之和，是谓三实。诊四时八风，必明天地运气之道。

此文从秋疟，邪客风府，循卫气一日一夜，循经而行，谈风疾无常，卫气所应，必开腠理，治其气所舍府。引入贼风邪气、八正虚邪，对人所伤及治法。指出三虚、三实的病因，岁之病同原因及发病，体现了五运六气对人体的影响。

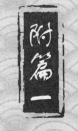

附篇一

五运六气理论探讨

五运六气理论的发展历程

中医学经历了漫长的发展历程，在历史长河中源远流长，伴随中华文明史而不断完善。五运六气理论也经历了漫长的岁月，从肇源到理论的形成，从传承到发扬，其发展过程历经曲折。

1. 肇源

五运六气理论具有悠久的历史。我国自有文字记载，就有对天象的观测记录。《尚书·尧卷典一》云："乃命羲和，钦若昊天，历象日月星辰，敬授人时"。五运六气理论以天人相应为指导思想。

五运是以木、火、土、金、水五行之气的运行变化，以说明宇宙天体、自然气候、气象、物候与人体疾病的相关变化规律。五运一词，最早见于公元前356—公元前302年战国时代。齐国邹衍提出"著终始五德之运"。《周礼·春官宗伯第三·保章氏》云："以五云之物，辨吉凶、水旱降丰荒之祲象。"《汉书·艺文志》云："五行者，五常之行气也。"王冰曰："五运，谓五行之气，应天之运而主化者也。"

六气即风、热、火、湿、燥、寒，是六种不同的气令特征。六气一词，最早见于公元前541年，《左传·昭公元年》云："晋侯有疾，求医于秦，秦伯使医和视之。"医和在论及病因时指出："天有六气，降生五味，发为五色，征为五声，淫生六疾。六气曰：阴、阳、风、雨、晦、明也。"《素问·天元纪大论》云："天有五行，御五位，以生寒暑燥湿风。"

2. 《黄帝内经》成书之前的运气理论

《黄帝内经》引用了汉代以前的医学成果，所引古代医籍颇多，如《上经》《下经》《太始天元册》《阴阳》《大要》《九针》《刺法》《针经》《五色》《脉变》《揆度》《奇恒》《脉法》《从容》《脉要》《阴阳传》《阴阳十二官相使》《脉经》《禁服》《脉度》《胀论》《金匮》等二十余种。《灵枢·外揣》言《九针》九篇，《灵枢·禁服》言《九针》六十篇，这些书籍，大都体现了阴阳应象之理，以天人相应思想，展现天地人与医理。可以说，这些医籍，既是《黄帝内经》的成书基础，更是古人天人相应思想对五运六气理论形成的渊源。

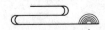

《素问·气交变大论》云："《上经》曰：夫道者，上知天文，下知地理，中知人事，可以长久。"天文、地理、人事，是自然界永久的规律，天人相应思想自古有之。

《素问·著至教论》云："帝曰：子不闻《阴阳传》乎？曰：不知。曰：夫三阳天为业，上下无常，合而病至，偏害阴阳。"《阴阳传》论三阳，"三阳者，至阳也。"至阳为太阳，最盛的意思。经曰："三阳独至者，是三阳并至，并至如风雨，上为巅疾，下为漏病。外无期，内无正，不中经纪，诊无上下……三阳之病，且以知天下，何以别阴阳，应四时，合之五行。"针对太阳之为病，可以知道阴阳、五行、四时之相应，体现了运气思想。

《素问·病能论》云："《上经》者，言气之通天也；《下经》者，言病之变化也；《金匮》者，决死生也；《揆度》者，切度之也；《奇恒》者，言奇病也。所谓奇者，使奇病不得以四时死也；恒者，得以四时死也；所谓揆者，方切求之也；言切求其脉理也；度者，得其病处，以四时度之也。"《上经》论气之通天，《揆度》论切度，《奇恒》论奇病，而"奇"则是使奇病不得以四时死，"恒"是得以四时死；"揆"是切求脉理的意思，"度"是根据发病，以四时度之。可见《黄帝内经》所引诸多古书，无不体现天人相应。

《素问·疏五过论》云："《上经》、《下经》，揆度阴阳，奇恒五中，决以明堂，审于终始，可以横行。"《上经》、《下经》都是揆度阴阳的作品，用天人相应之理，五运阴阳之道，可以行医天下。故经云："圣人之治病也，必知天地阴阳，四时经纪，五脏六腑，雌雄表里，刺灸砭石，毒药所主，从容人事，以明经道，贵贱贫富，各异品理，问年少长，勇怯之理，审于分部，知病本始，八正九候，诊必副矣。"

《灵枢·官针》云："故《刺法》曰：始刺浅之，以逐邪气，而来血气；后刺深之，以致阴气之邪；最后刺极深之，以下谷气。"引《刺法》用针方法：开始浅刺，以逐邪气、通血气；再进一步深刺，可以祛除阴邪之气；如果用针达到最深的程度，可以通导谷气。可见针刺浅深程度不同，治疗效果不同，古人对针刺的研究非常精到。《灵枢·官针》进一步指出："故用针者，不知年之所加，气之盛衰，虚实之所起，不可以为工也。"用针之道亦是运气之道。

《灵枢·外揣》云："黄帝曰：余闻《九针》九篇，余亲授其调，颇得其意。夫九针者，始于一而终于九，然未得其要道也。夫九针者，小之则无内，大之则无外，深不可为下，高不可为盖，恍惚无穷，流溢无极，余知其合于天道人事四时之变也。"此文提《九针》九篇，"合于天道人事四时之变也"，说明九篇亦用运气之理。

《灵枢·卫气行》云："《大要》曰：常以日之加于宿上也，人气在太阳。"《大要》是《黄帝内经》时代之前作品，已熟练应用六气理论、人气理论、天人相应

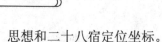
思想和二十八宿定位坐标。

《素问•五运行大论》引《太始天元册》文，论述了"五气经天"理论，成为"五运小运"的客观理论基础："丹天之气经于牛女戊分；黅天之气经于心尾己分；苍天之气经于危室柳鬼；素天之气经于亢氐昴毕；玄天之气经于张翼娄胃。所谓戊己分者，奎壁角轸，则天地之门户也。夫候之所始，道之所生，不可不通也。"

《素问•天元纪大论》云："《太始天元册》文曰：太虚寥廓，肇基化元，万物资始，五运终天，布气真灵，揔统坤元，九星悬朗，七曜周旋，曰阴曰阳，曰柔曰刚，幽显既位，寒暑弛张，生生化化，品物咸章。"更是把天地阴阳，四季交替、万物生化等自然规律有机的联系在一个有机的理论框架之下。

《素问•至真要大论》云："《大要》曰：彼春之暖，为夏之暑，彼秋之忿，为冬之怒，谨按四维，斥候皆归，其终可见，其始可知。"

《素问•至真要大论》云："《脉要》曰：春不沉，夏不弦，冬不涩，秋不数，是谓四塞。沉甚曰病，弦甚曰病，涩甚曰病，数甚曰病，参见曰病，复见曰病，未去而去曰病，去而不去曰病，反者死。"

《素问•五运行大论》云："《脉法》曰：天地之变，无以脉诊。"《黄帝内经》之古还没有认识运气脉诊。运气脉诊应该是《黄帝内经》时代的发扬。

《素问•至真要大论》云："《大要》曰：粗工嘻嘻，以为可知，言热未已，寒病复始，同气异形，迷诊乱经。此之谓也。夫标本之道，要而博，小而大，可以言一而知百病之害。言标与本，易而勿损，察本与标，气可令调，明知胜复，为万民式，天之道毕矣。"标本之道，《大要》已有所论，"要而博，小而大，可以言一而知百病之害。"可见标本之气理论早于《黄帝内经》时代。

《素问•至真要大论》云："《大要》曰：少阳之主，先甘后咸，阳明之主，先辛后酸；太阳之主，先咸后苦；厥阴之主，先酸后辛；少阴之主，先甘后咸；太阴之主，先苦后甘。佐以所利，资以所生，是谓得气。"《大要》论述了六气之主，并按五味给予治法，说明《大要》距《黄帝内经》年代不远，很可能为鬼臾区先祖作品。

可以看出，在《黄帝内经》之前的上古文献已经灵活应用了天人相应思想，对《黄帝内经》理论具有深远的指导作用。

3. 七篇大论与《黄帝内经》成书 《黄帝内经》的成书大约分为两个阶段，公元前100—公元100年之间，《素问》（不含七篇大论）成书。理由是：①公元前104年，汉武帝改古六历为太初历，公元85年，汉章帝改太初历为四分历，《黄帝内经》理论的历法背景主要是这两种历法和十月太阳历，三种历法有机融合，以彰经论。②《汉书》作者班固（公元32—92年），著《汉书》未完成而卒，汉和帝命其妹班昭就东观藏书阁所存资料，续写班固遗作，然尚未完毕，

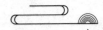

班昭便卒。同郡的马续是班昭的门生，博览古今，汉和帝召其补成七"表"及"天文志"。《汉书•艺文志》载："《黄帝内经》十八卷，《外经》三十七卷"，是不是说明《黄帝内经》已经在此时完成了呢，但《汉书》中没有五运、六气的记述，《重广补注黄帝内经素问》中的《七篇大论》补在第十九卷至第二十二卷，至少说明《汉书》完成之时，七篇大论尚未成书，但是《黄帝内经》十八卷，此时成书。

《素问•气交变大论》篇末云："乃择良兆而藏之灵室，每旦读之，命曰《气交变》，非斋戒不敢发，慎传也"，《素问•六元正纪大论》篇末"请藏之灵兰之室，署曰《六元正纪》。非斋戒不敢示，慎传也。"两处分别提到了"斋戒"，除此之外，七篇大论中没有佛教用语，《黄帝内经》其他篇章及《黄帝内经》之前的文献也无此用语。普遍认为，佛教传入中国是在东汉之末，盛于唐代，那么这两处佛教用语是不是王冰所加呢？作者认为绝无可能，王冰是道家，其文献中没有佛教用语。进一步证明了七篇大论晚于《素问》其他篇章成书。

《素问》七篇大论在《汉书》不记，王冰《重广补注黄帝内经素问》补运气七篇于卷十九至卷二十二，说明七篇大论成书于《汉书》之后。汉代张仲景《伤寒杂病论•序》云："夫天布五行，以运万类"，"撰用《素问》、《九卷》、《八十一难》、《阴阳大论》"，且在书中运用了五运六气理论，说明七篇大论成书于《伤寒杂病论》之前。

而且，在仲景《伤寒杂病论》成书之前，还有一部重要的理论著作《华氏中藏经》，书中论及主客运气。《华氏中藏经•病有灾怪论》："四逆者，谓主客运气，俱不得时也。"华佗的生卒年代，据孙光荣先生考证，约生于公元110年，约卒于公元207年。

龙伯坚先生考证认为，《七篇大论》写成于东汉时代。其依据：①《素问》的这一部分受到了谶讳的影响，"谶讳起源虽早，但是到西汉哀帝、平帝时代（公元前6年—公元前5年）才兴盛起来。"②采用干支纪年。干支纪年是东汉章帝元和二年（公元85年）颁布四分历以后，才正式起用的，其前用的是岁星纪年。③《七篇大论》的五脏和五行的配合，依旧采用今文说，表明其不会产生于经学的古文说兴盛起来的东汉以后。

七篇大论成书，标志着《黄帝内经》系统理论完全成书，与华佗同时代或稍早成书，故把七篇大论和《黄帝内经》完全成书年代定在公元150年（时年华佗40岁，张仲景出生）或稍早一些。故此《黄帝内经》的成书年代在公元前100年—公元150年之间。为什么将成书年代定这么长的年代之间，盖因七篇大论。运气七篇总结论述了六十年甲子的气候、物候、人体发病规律，非一人一时之力所能完成。在《素问•天元纪大论》中鬼臾区曰："臣斯十世"，说明鬼臾区家族世代研究，历经十世。从文献资料所得的五运六气相关资料距

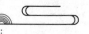

《素问》七篇大论约六百多年，与鬼臾区所言"臣斯十世"相符。《世本》记载，在伏羲时代，鬼臾区家族便开始了天象的观察。《世本》云："羲和占日。常仪占月。羲和作占月。后益作占岁。更区占星气。大桡作甲子。黄帝令大桡作甲子……容成造历。"说明在没有文字记载之前，鬼臾区家族便开始了星象研究。

4.《七篇大论》成书之前的《黄帝内经》运气思想　在《七篇大论》成书之前，《素问》《灵枢》已经形成了在天人相应思想下系统的理论体系，两书有多篇专论五运六气相关理论，但远不及《七篇大论》系统深入，如《素问·阴阳应象大论》《素问·生气通天论》《素问·六节脏象论》《灵枢·九宫八风》《灵枢·岁露》等篇章可谓运气理论专篇（本书选《素问》《灵枢》各五篇），其他《素问》《灵枢》之文也几乎每一篇都包含了天地阴阳之理，五运六气之道。整部《黄帝内经》几乎无不涉及天地阴阳与发病，但均不及七篇大论系统深入。

5. 七篇大论形成五运六气系统理论　《素问》七篇大论在上古文献的基础上，形成了系统的五运六气理论体系，是对天人相应思想的具体表达。

《素问》七篇大论探讨了六十年甲子的天地运行规律及其与气令（气候、气象）、物候、人体发病的关系。《素问·天元纪大论》论述了天地运行变化规律；《素问·五运行大论》论述了五气经天理论，在二十八宿背景下的五运六气运动变化规律；《素问·六微旨大论》阐述的是六气发生变化规律及运气相合规律；《素问·气交变大论》阐发了天地气交、五运太过、不及与灾变化生规律；《素问·五常政大论》论述了三气之纪自然界各种事物的变化规律及治病方法；《素问·六元正纪大论》阐述了不同地域的司天之令，六气主步、客主加临、运气相合、五运主岁、郁发、五运六气之应见、六化之正、六变之纪及其与自然气象、气候、物候、瘟疫、发病规律，并提出治则、治法；《素问·至真要大论》探讨了气化规律、病机十九条、南北政脉法、标本、司天、在泉之胜、邪气反胜、六气胜复、客主胜复等六气之化之变规律及治则、治法，提出了君臣使制方理论，五味归脏理论等。

《素问》七篇大论形成了系统完整的理论体系和防病治病方法。其内容博大精深，包括了天文、历法、气象、气候、物候、病因、病机、治则、组方用药原则等丰富内涵。

6.《素问遗篇》是对运气理论的深化补充　《素问遗篇》阐发了疫疠、三年化疫等规律，以及迁正、退位、升降理论和方法。新校正云：详此二篇，亡在王注之前……而今世有《素问亡篇》及《昭明隐旨论》，以谓此三篇，仍托名王冰为注，辞理鄙陋，无足取者。

作者对《刺法论》《本病论》两个遗篇作了考证，认为《素问遗篇》可能为刘温舒所作，故把《刺法论》《本病论》命为《素问补篇》。但是刘温舒作《刺法

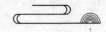

论》《本病论》还是有巨大贡献的，其继承了王冰五运六气理论学术思想，补七篇大论之不及，发《黄帝内经》之未发，探讨了升降不前、迁正退位等理论和针刺等治疗方法，补充了运气理论中音律内涵，及"三虚致邪"、"三年化疫"等理论。

7. 五运六气理论的传承发扬　　七篇大论成书后没有得以流传。唐代王冰从其师藏"秘本"发现了"七篇大论"，并予以详细的考证疏注，形成了我们今天见到的七篇大论。

张仲景对五运六气理论亦有研究，《伤寒杂病论》序中所言："夫天布五行，以运万类"；桂林古本《伤寒杂病论·卷三》做《六气主客》，明言："初气始于大寒"；《伤寒例》列四时八节、二十四节气、七十二候决病法，《杂病例》云："冬至之后，甲子夜半，少阳起，少阳之时，阳始生，天得温和。以未得甲子，天因温和，此未至而至也；以得甲子，而天犹未温和，为至而不至也；以得甲子，而天大寒不解，此为至而不去也；以得甲子，而天温如盛夏五六月时，此为至而太过也。"张仲景对五运六气理论已有充分地认识和灵活的临床应用。

唐代王冰通释《素问》，首次考校疏注"七篇大论"，使运气学说完整系统地成为中医学理论体系的重要组成部分。五运六气学说与《黄帝内经》其他理论体系一脉相承，互相补充，使《黄帝内经》成为集天、地、人、象、物候、人体生理病理、疾病、预防、治疗为一体的中医学经典巨著。王冰又别撰《玄珠密语》以陈五运六气之道，同时还有专述运气的《天元玉册》《昭明隐旨》《元和纪用经》，专载了运气知识，并做了较大的拓展和发挥。《玄珠密语》虽以发运气理论之微为主，但引申国事、战事、物候等吉凶之占，则偏离了医学之本原。《天元玉册》论述了五运六气理论中种种求法，天地之道用奇门遁甲、八卦等理论以合之，发经之微，阐经之用，有可取，亦有不可取。《元和纪用经》根据《素问·六元正纪大论》五运气行主岁之纪，做《六气用药增损上章六法》，其治则承《玄珠密语》，符合王冰所论，书中并列杂病方药，不全为运气所设。

王冰提出了正化、对化概念，发展了观平气法、观象应天、占候气等具体方法，提出了迎随补泻治法，首开按运气变化进行针刺、用药之先河。王冰对运气交接时间的混乱、标本中气、南政北政、反手诊脉等的错误认识，误导了后世医家，后世医家以讹传讹，很多错误的理论形成定式。王冰的研究，虽然有些理论方法有偏颇甚至有错误，但对中医学理论，尤其是运气理论的推广发展，作出了巨大的贡献。

五运六气在宋代成为显学，运气学在当时被列为太医局必考科目，为五运六气理论和临床的发展起到了极大的推动作用。宋徽宗赵佶撰《圣济经》，畅论五运六气医理，并组织八位医官编撰《圣济总录》，在篇首论运气，详列六十甲子岁运气图，对运气七篇高度重视。林亿、高保衡等对《黄帝内经素问》

予以"重新校正"，促进了宋代运气学说的发展。赵从古撰《六甲天元运气钤》2卷。

北宋刘温舒著《素问入式运气论奥》，并补《刺法论》《本病论》，阐发五运六气理论，强调运气理论重要性，认为"气运最为补泻之要"。《素问入式运气论奥》以《黄帝内经》运气七篇为据，参考次注《黄帝内经素问》及《玄珠密语》，"括上古运气之秘文，撮斯书阴阳之精论"，详细论述五运六气之奥义。是书首创，以图示标运气之理，以便于理解运气之奥，但也开引误后学之先。将二十四节气的物候变化与四时异图，是刘温舒对运气七篇的发扬。刘温舒在天地甲子的基础上提出"三年化疫"理论，补充了音律内涵等，对运气理论的发展做出了贡献。

南宋陈言在《三因极一病证方论》多篇论述了运气与发病，对君火论、五运论、六气论、本气论等运气理论作了较为深入的阐述。陈无择发挥《黄帝内经》理论，创制五运六气时行民病证治方十六首，其价值堪与三因理论相媲美。陈无择作十六首运气方，分别是苓术汤、麦门冬汤、附子山茱萸汤、牛膝木瓜汤、川连茯苓汤、苁蓉牛膝汤、黄芪茯神汤、白术厚朴汤、紫菀汤、五味子汤、静顺汤、审平汤、升明汤、备化汤、正阳汤、敷和汤。

金代成无己作《注解伤寒论》，将运气列为首卷，在《注解伤寒论》卷首录《图解运气图》，详列南北政脉应，运气加临汗差棺墓、补泻病证诸图，并强调说："五运六气主病，阴阳虚实无越此图。"此图当不是仲景所为，也不似成无己所作，极有可能为后世医家所补入。金元四大家刘完素、张从正、李杲、朱震亨对运气学说进一步做了创新发展，不仅表现在对《黄帝内经》运气学说的探微索隐，而且还表现于对运气学说的临床运用。无论是病机学说，还是遣药制方的治疗学，悉能以运气学说为指导，即贯运气学说于理、法、方、药之中，是以该期又为运气学说运用之盛期。刘完素著《素问玄机原病式》《黄帝素问宣明方论》等，以"气化"理论统领理论创新与阐释，以五运六气归纳病机。刘完素对"亢害承制"理论、"胜复郁发"等概念进行创造性的革新与发挥，并用于临床治疗，创"火热论"观点，提出了燥气发病病机："诸涩枯涸，干劲皴揭，皆属于燥。"承其学者有李杲、王好古等著名医家，李、王二氏秉承师学，著《脾胃论》《用药法象》《汤液本草》，以传衍发扬运气学术，李杲所制补中益气汤、普济消毒饮等诸方，以广其遣药方论的应用，是以运气学说在治疗学上得到了广泛的使用。张从正、朱震亨等对推动运气学说的应用发展都做出了重要贡献。张元素论五运主病、六气为病、五运病解、六气病解完全吸收了刘完素的论述，运气治则较刘完素有较大的发展，并提出五运六气治法纲要，对六气发病选取了许多方剂，为五运六气的临证选方做出了贡献。

明代汪机系统论述了运气理论，其在《运气易览》中对运气周期中的60

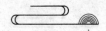

年交司时刻、月建、五音建运、南北政等重要问题进行了深入阐述。汪机创六气主病治例方六首，分别是风胜燥制火并汤、水胜湿制风并汤、火胜寒制湿并汤、土胜风制燥并汤、热制寒并汤、火胜阴精制雾泅溃并汤，进一步发展了运气制方。楼英著《医学纲目》，其书中《运气占候》旨在强调五运六气的预测，《内经运气类注》对五运六气理论有较为精辟的阐述。韩懋创制"五瘟丹"。李梴著《医学入门》作《运气总论》，极为重视运气升降理论，提出"升降出入，生气之常也"及"有在天之运气，有在人之运气"等认识。王肯堂《医学穷源集》在运气图说中提出"三元运气论"，将运气变化过程分为上元、中元、下元，每元60年，天道60年一小变，人之血气亦随之而小变。其对病证、组方亦颇重气运、时令。其弟子殷宅心整理其《医学穷源集》，收集评释其临床验案，是现存最完备、最系统的应用运气理论的临床验案。张介宾宗《黄帝内经》之理以释运气，作《类经》《类经图翼》《类经附翼》以释其理，从天象、物候、律原、易义、图解等多方阐发。张介宾对运气七篇大论分类注释和阐述，并对运气学说有其独到的发挥，其解不乏精道，但无创新。

清代王丙著《伤寒论说辩附余》，发展了五运六气大司天理论，认为历代医学学术思想及治疗特色形成的原因与大司天相关。其曾外孙陆懋修秉承了王丙的观点并予以发挥。清代吴谦等编《医宗金鉴》作《编辑运气要诀》，将《黄帝内经》运气要语，编成歌诀，并列图于前，阐发运气理论；薛雪、杨璿、刘奎、余霖等对五运六气与瘟疫、疫疹等都做出了发挥；吴瑭《温病条辨》阐明了运气为温病病源；雷丰《时病论》提出时病与运气有关；吴有性、吴谦、张三锡、景日昣、程杏轩、叶天士等许多医家都在著作中涉及运气理论和医案，余师愚创制"清瘟败毒饮"等。

清末以后至民国年间，张志聪《内经素问集解》《伤寒论集注》，高世栻、黄元御等人对五运六气学说都有发挥。黄元御制六气治法方：治厥阴风木法，桂枝苓胶汤；治少阴君火法，黄连丹皮汤；治少阳相火法，柴胡芍药汤；治太阴湿土法，术甘苓泽汤；治阳明燥金法，百合五味汤；治太阳寒水法，苓甘姜附汤。

六气大司天理论。所谓六气大司天，即将《黄帝内经》六十年甲子周期扩大至整个宇宙时空以研究五运六气，借助天干地支符号作为推演工具，以天干纪年确定某一时间段的司天之气和在泉之气，以探讨该时间段的运气规律。《黄帝内经》运气理论研究了六十年甲子周期规律，后人将其扩大，形成了六气大司天理论，它把运气理论中逐岁变化的司天之气扩大为六十年为一变的大司天。对"元"的记载在司马迁《史记·天官书》，在论及金星运行状况时有"其纪上元"之说。西汉刘歆在三统历中以为"三统两千三百六十三万九千四十，而复于太极上元。"北宋哲学家邵雍作《皇极经世》以"元会经世"理论以研

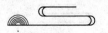

究整个人类历史。受邵氏影响，明代韩懋、汪机、王肯堂、张介宾等人将其观点引入运气理论，至清代费启泰、王丙、陆懋修逐步发展形成了六气大司天理论。

当代对五运六气学说的研究主要以文献整理、临床应用为主，方药中、任应秋等教授非常重视五运六气学说。高等院校编写了《中医运气学》教材，苏颖教授主编了研究生教材《五运六气概论》，尤其是 2003 年严重急性呼吸综合征（SARS）发生之后，国家中医药管理局对五运六气学说尤为重视，设立了专项研究课题，许多学者为宣扬发挥五运六气学说做出了积极贡献。

五运六气经典理论的若干问题探讨

1. 太一　在《黄帝内经》中是指北极星和北斗七星的组合体。

《灵枢·九宫八风》篇指出："太一常以冬至之日，居叶蛰之宫四十六日，明日居天留四十六日，明日居仓门四十六日，明日居阴洛四十五日，明日居天宫四十六日，明日居玄委四十六日，明日居仓果四十六日，明日居新洛四十五日，明日复居叶蛰之宫，曰冬至矣。"北极星、北斗七星位于北方天极的正中，古人把它作为标示方位的坐标，以北斗星作为指针，围绕它旋转，从冬至日起计，一年之内由东向西依次移行，即太一游宫。反映了地球由西向东公转的规律，是对一年之间的天象记录。古人把太一指针运行一周按正北、正南、正东、正西、东北、东南、西南、西北分为八个区域，分列八宫。再把一年二十四节分为八个时段，每个时段含三个节气，四十六天左右。这样北斗在不同的时段指向不同的八宫。在每宫所在的时间内记录不同的气候、气象特点，然后依据不同的时间内气候、气象的正常与否，来阐述与人体发病的内在联系，形成特定的规律之后，并进一步用于预测。

《史记·天官书》云："中宫天极星，其一明者，太一常居也。"竺可桢指出："在《天官书》中其一明者太一常居，乃指西座小熊乙β Ursa Minaor 又名 Kochab，为当时最近北极之星。"《开元占经》云："太乙在紫微宫门外右星之南，天乙一星在同舍，与太一相近。"《晋书·天文志》云："北极五星，钩陈六星，皆在紫宫中。北极，北辰最尊者也，其纽星，天之枢也。天运无穷，三光迭耀，而极星不移，故曰'居其所而众星共之'。第一星主月，太子也。第二星主日，帝王也；亦太乙之坐，谓最赤明者也……"。郑樵《通志》谓："天一一星在紫微宫门右星之南，天帝之神……太一一星在天一南。"许多古代天文书籍所记太一不同，则与岁差有关。竺可桢认为："太一之为星名，恐起于司马迁以后。"

2. 九星为天空繁星　王冰《重广补注黄帝内经素问》曰："九星谓天蓬、天内、天冲、天辅、天禽、天心、天任、天柱、天英，此盖从标而为始，遁甲式法。"王冰所论九星非真实的天象九星，而是"奇门遁甲"格局中的值符。刘伯温指出："认九宫，安九星为值符，而吉凶以分。如坎宫，认天蓬为符，则天芮二、天

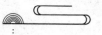

冲三、天辅四、天禽五、天心六、天柱七、天任八、天英九也……天盘九星共奇仪，而一时一易，象天之旋转；地盘九星与奇仪，而五日方移，法地道之贞静也。"（《奇门遁甲秘笈大全·奇门遁甲总序》）《御定奇门遁甲——奇门宝鉴·奇门源流》云："《南齐书·高帝本纪》注云：'九宫者，一为天蓬，二为天内，三为天冲，四为天辅，五为天禽，六为天心，七为天柱，八为天任，九为天英。皆有太过不及之占。'《唐会要》：'元宗三载十月，术士苏嘉庆上言，请于京城置九宫坛……武宗会昌二年正月，左仆射王起等奏，按《黄帝九宫经》及萧吉《五行大义》，所谓一宫天蓬、坎卦、行水、方白者，与今奇门之宫星无异。'"《奇门遁甲秘笈大全·奇门遁甲序二》收录了此文。

田合禄指出：九星指北斗九星。一说玄戈、招摇已经离开北斗二炳；二说指天枢、天璇、天玑、天权、玉衡、开阳、瑶光，开阳、瑶光之旁有小星，左为辅，右为弼，合为九星。竺可桢在《二十八宿起源之时代与地点》指出："孙星衍以为九星者，即现有北斗七星外加招摇、大角……北斗杓三星玉衡、开阳、摇光，相距自五度至七度。而自摇光至玄戈，自玄戈招摇，亦各六气度……距今三千六百年以迄六千年前，包括右枢为北极星时代在内，在黄河流域之纬度，此北斗九星，可以常见不隐，终年照耀于地平线上。"距今三千六百年以迄六千年前，即距《黄帝内经》成书千年以上，在汉代只能观测到北斗七星。

作者认为，九星指天空繁星，星很多之意。悬廊：廊指天空广阔，而北斗七星位置局限。

3. 五气经天是五运（小运）所见二十八宿天象 《素问·五运行大论》云："《太始天元册》文，丹天之气经于牛女戊分，黅天之气经于心尾己分，苍天之气经于危室柳鬼，素天之气经于亢氐昴毕，玄天之气经于张翼娄胃。所谓戊己分者，奎壁角轸，则天地之门户也。"

传统对五气经天的解释："丹天之气"，为红色，是火行所属的天气；"黅天之气"，为黄色，是土行所属的天气；"素天之气"，是白色，是金行所属的天气；"玄天之气"，是黑色，为水行所属的天气；"苍天之气"，为木行所属的天气。

王冰《玄珠密语·五运元通纪》篇云："自开辟乾坤，望见青气，横于丁壬，故丁壬为木运也；赤气横于戊癸，故戊癸为火运也；黄气横于甲己，故甲己为土运也；白气横于乙庚，故乙庚为金运也；黑气横于丙辛，丙辛为水运也。"

丹天之气，经由西北方的牛、女、奎、壁四宿。丹，即红色，在五行属火。其相对应的是戊癸所在的方位，所以"戊癸化火"，主火运；黅天之气，经于心、尾、角、轸四宿。黅，黄色，在五行属土，对应甲己所在的方位，所以"甲己化土"，主土运；素天之气，经于亢、氐、昴、毕四宿。素，白色，在五行属金，对应乙庚所在的方位，所以"乙庚化金"，主金运；玄天之气，经于张、翼、娄、胃四宿。玄，黑色，五行属水，与丙辛所在的方位相应"丙辛化水"，主水运；苍天

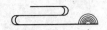

之气，经由危、室、柳、鬼四宿之上。苍，青色。五行属木，对应丁壬所在的方位，因此"丁壬化木"，主木运。

刘温舒在《素问入式运气论奥•论五天之气第十一》曰："盖天分五气，地列五行，五气分流，散与其上，经于列宿，下合方隅，则命之以为五运。丹天之气，经于牛、女、奎、壁四宿之上，下临戊癸之位，立为火运。黔天之气，经于心、尾、角、轸四宿之上，下临甲己之位，立为土运。素天之气，经于亢、氐、昴、毕四宿之上，下临乙庚之位，立为金运。玄天之气，经于张、翼、娄、胃四宿之上，下临丙辛之位，立为水运。苍天之气，经于危、室、柳、鬼四宿之上，下临丁壬之位，立为木运。此五气所经，二十八宿与十二分位相临，则灼然可见，因此以纪五天，而立五运也。"

张介宾："予尝考周天七政躔度，列春分二月中，日躔壁初，以次而南，三月入奎娄，四月入胃昴毕，五月入觜参，六月入井鬼，七月入柳星张；秋分八月中，日躔翼末，以交于轸，循次而北，九月入角亢，十月入氐房心，十一月入尾箕，十二月入斗牛，正月入女虚危，至二月复交于春分而入奎壁矣。是日之长也，时之暖也，万物之发生也，皆从奎壁始；日之短也，时之寒也，万物之收藏也，皆从角轸始。故曰春分司启，秋分司闭。夫既司启闭，要分门户而何？然自奎壁而南，日就阳道，故曰天门；角轸而北，日就阴道，故曰地户。"张介宾认为五气经天即日躔二十八宿。

王友军研究认为，五气经天是在黄白交点退行周期中取观察者视角的月亮经天轨道变化规律。"丹天之气"，并不等于"天之丹气"，丹天、黔天、苍天、素天、玄天，指的是天道之方位，而非气之颜色。故五天者乃因见月行所出黄道之五方不同，地之五行成运即不同，故名五天统运，而非因气之显色而命五行之属。

作者认为，五气经天是五运所见二十八宿之天象。五气是五行之气，即五运（小运），苍天之气为木运，丹天之气为火运，素天之气为金运，黔天之气为土运，玄天之气为水运。《素问•五运行大论》在论述了天干化运、地支化气之后，接着论述五运（小运）的二十八宿天象背景。

《淮南子•时则训》云："孟春之月，招摇（即斗柄）指寅，昏参中，旦尾中，其位东方……仲春之月，招摇指卯，昏弧中，旦建星中，其位东方……季春之月，招摇之辰，昏七星中，旦牵牛中，其位东方……孟夏之月，招摇指巳，昏翼中，旦婺女中，其位南方……仲夏之月，招摇指午，昏亢中，旦危中，其位南方……季夏之月，招摇指未，昏心中，旦奎中，其位南方……孟秋之月，招摇指申，昏斗中，旦毕中，其位西方……仲秋之月，招摇指酉，昏牵牛中，旦觜巂中，其位西方……季秋之月，招摇指戌，昏虚中，旦柳中，其位西方……孟冬之月，招摇指亥，昏危中，旦七星中，其位北方……仲冬之月，招摇指子，昏壁中，旦轸中，其位北方……季冬之月，招摇指丑，昏娄中，旦氐中，其位北方。"

《淮南子》所论为四季二十八宿星象，而《太始天元册》所言为五季二十八宿星象，可见《太始天元册》要远远早于《淮南子》。苍天之气相当于孟春、季春、仲春前，丹天之气相当于仲春后、孟夏、仲夏前，黔天之气相当于仲夏后、季夏、孟秋、仲秋前，素天之气相当于仲秋后、季秋、孟冬前，玄天之气相当于孟冬后、仲冬、季冬。

《太始天元册》："苍天之气，经于危室柳鬼。"《淮南子·时则训》："孟春之月，昏参中，旦尾中；仲春之月，昏弧中，旦建星中；季春之月，昏七星中，旦牵牛中。"可见二者所见二十八宿星象极其相近。

《太始天元册》："丹天之气，经于牛女戊分。"《淮南子·时则训》："季春之月，昏七星中，旦牵牛中；孟夏之月，昏翼中，旦婺女中；仲夏之月，昏亢中，旦危中。"二者所见二十八宿星象也很相近。

《太始天元册》："黔天之气，经于心尾己分。"《淮南子·时则训》："季夏之月，昏心中，旦奎中。孟秋之月，昏斗中，旦毕中；仲秋之月，昏牵牛中，旦觜巂中。"二者所见二十八宿星象也很相近。

《太始天元册》："素天之气，经于亢氐昴毕。"《淮南子·时则训》："仲秋之月，昏牵牛中，旦觜巂中；季秋之月，昏虚中，旦柳中。孟冬之月，昏危中，旦七星中。"二者所见二十八宿天象也很相近。

《太始天元册》："玄天之气，经于张翼娄胃。"《淮南子·时则训》："孟冬之月，昏危中，旦七星中；仲冬之月，昏壁中，旦轸中；季冬之月，昏娄中，旦氐中。"二者所见二十八宿天象也相近。

《后汉书·律历志》载："冬至，日所在，斗二十一度八分退二；昏中星，奎六；旦中星，亢二。小寒，日所在，女二度七分进一；昏中星娄六半；旦中星氐七。大寒，日所在，虚五度十四分进二；昏中星胃十一半；旦中星心半。立春，日所在，危十度二十一分进二；昏中星毕五；旦中星尾七半。雨水，日所在，室八度二十八分进三；昏中星参半；旦中星箕。惊蛰，日所在，壁八度三分进一；昏中星井十七；旦中星斗。春分，日所在，奎十四度十分；昏中星鬼四；旦中星斗十一。清明，日所在，胃一度十七分退一；昏中星星四；旦中星斗二十一半。谷雨，日所在，昴二度二十四分退二；昏，中星张十七；旦中星牛六半。立夏，日所在，毕六度；昏中星翼十七；旦中星女十。小满，日所在，参四度六分退四；昏中星角；旦星危。芒种，日所在，井十度十三分退三；昏中星亢五；旦中星危十四。夏至，日所在，井二十五度二十分退三；昏中星氐十二；旦中星室十二。小暑，日所在，柳三度二十七分；昏中星尾一；旦中星奎二。大暑，日所在，星四度二分进一；昏中星尾十五半；旦中星娄三。立秋，日所在，张十二度九分进一；昏中星箕九；旦中星胃九。处暑，日所在，翼九度十六分进二；昏中

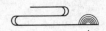

星斗十；且中星毕三。白露，日所在，轸六度二十三分进一；昏中星斗二十一；且中星参五半。秋分，日所在，角四度三十分；昏，中星牛五；且中星井十六。寒露，日所在，亢八度五分退一；昏中星女七；且中星鬼三。霜降，日所在，氐十四度十二分退二；昏中星虚六；且中星星三。立冬，日所在，尾四度十九分退三；昏中星危八；且中星张十五。小雪，日所在，箕一度二十六分退三；昏中星室三；且中星翼十五。大雪，日所在，斗六度一分退二；昏，中星壁半；且中星轸十五。"

从《后汉书》所载分析五天之气与二十八宿相对应，二者也非常接近。《后汉书》所载甚至包括了太阳与二十八宿的对应位置，如立春，日所在，危十度二十一分进二；雨水，日所在，室八度二十八分进三；与苍天之气经于危室柳鬼中危室相同。再如寒露，日所在，亢八度五分退一；霜降，日所在，氐十四度十二分退二；与素天之气经于亢氐昴毕相同。由此分析，五气经天可能综合了太阳、二十八宿与五季（五运）的对应关系。至于《太始天元册》《淮南子》《后汉书》三者不能完全相同，与不同的年代有关。

4. 五天气图有误　刘温舒在《素问入式运气论奥》作五天气图，是对《素问·五运行大论》所引《太始天元册》文的示意图，而非真实的《黄帝内经》时代的二十八宿天象图，《汉书》《后汉书》载冬至在牵牛初，而刘温舒所作五天气图，冬至在虚宿。这可能出于《史记·律书》，云："广莫风居北方。广莫者，言阳气在下，阴莫阳广大也，故曰广莫。东至于虚。虚者，能实能虚，言阳气冬则宛藏于虚，日冬至则一阴下藏，一阳上舒，故曰虚。张闻玉根据张汝舟先生考证指出：战国以后历代都将冬至点的牵牛初度放在星纪次的中点，反映的是战国初期的天象。

研究认为：冬至点在牵牛初，实际不是太初历而是三统历的数据，三统历的数据与《淮南子·天文训》所列完全相同。《大衍历议·日度议》云："歆以太初历冬至日在牵牛前五度。

汉初的实际天象是冬至点在建星（在南斗尾附近）（汉书·律历志》），东汉时冬至点在斗宿 21.25°。《后汉书·律历》云："太初历冬至日在牵牛初者，牵牛中星也……太初历斗二十六度三百八十五分，牵牛八度。"又云："斗之二十一度，去极至远也，日在焉而冬至，群物于是乎生。故律首黄钟，历始冬至，月先建子，时平夜半。"

《黄帝内经》是以牵牛为冬至。《素问·脉解》说："太阴子也，十一月万物皆藏于中。"张介宾注："阴极于子，万物皆藏，故曰太阴子也"，"一阳下动，冬至候也"（《类经·疾病类》）。

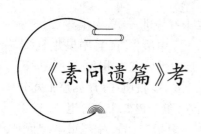

《素问遗篇》考

《刺法论》《本病论》首载于宋代刘温舒《素问入式运气论奥》，焦竑《经籍志》载此书为四卷。《四库全书提要》疑卷末所附《黄帝内经素问》遗篇"刺法论"一卷为他人托名所作，不计入，遂计为三卷。我们考证《素问遗篇》认为：《刺法论》《本病论》两篇可能为刘温舒所作。

1.《素问遗篇》是唐代以后作品

（1）佛教用语：两个遗篇中包含了一些佛教用语。如《素问遗篇·刺法论》云："言其至理，圣念慈悲，欲济群生"，又"假令甲子，刚柔失守……其刺以毕，又不须夜行及运行，令七日洁，清净斋戒。"圣念慈悲、清净斋戒等词为佛教用语，《素问遗篇·刺法论》云："如何预救生灵，可得却乎？""预救生灵"亦是佛教用语。《素问·气交变大论》及《素问·六元正纪大论》篇末两处分别提到了"斋戒"，除此之外，七篇大论中没有佛教用语，《黄帝内经》其他篇章及《黄帝内经》之前的文献无此用语。佛教传入中国是在东汉之末，盛于唐代，并很快融入了中国文化。

（2）遗篇中有两处引用《玄珠密语》：《素问遗篇·刺法论》云："五运之至，有前后与升降往来，有所承抑之，可得闻乎刺法？岐伯曰：当取其化源也。是故太过取之，不及资之。太过取之，次抑其郁，取其运之化源，令折郁气。不及扶资，以扶运气，以避虚邪也。资取之法令出《密语》。"

《素问遗篇·本病论》云："帝曰：余闻天地二甲子，十干十二支。上下经纬天地，数有迭移，失守其位，可得昭乎？岐伯曰：失之迭位者，谓虽得岁正，未得正位之司，即四时不节，即生大疫。注《玄珠密语》云：阳年三十年，除六年天刑，计有太过二十四年，除此六年，皆作太过之用，令不然之旨。今言迭支迭位，皆可作其不及也。"

此二处的引用尚可认为是后世的注解，但结合遗篇中佛教用语，可侧证遗篇非汉代作品。同时证明了遗篇非王冰所作，如果为王冰作品，在其文献中应有收入。《重广补注黄帝内经素问》收录王冰补入的《七篇大论》，如遗篇为王冰所作或唐代以前作品，也当补入，后世医家也应有所记载。而两个遗

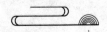

篇明确首见于刘温舒《素问入式运气论奥》，且被《四库全书提要》疑为他人托名所作。

（3）两个遗篇修辞用语非汉代以前用法：遗篇文中多处用"假令"，该修辞用法始于《难经》和张仲景《伤寒杂病论》，王冰《玄珠密语》亦多用，而《素问》《灵枢》论中无此用法。

《素问遗篇·本病论》："人病心虚，又遇君、相二火司天失守，感而三虚，遇火不及，黑尸鬼犯之，令人暴亡，可刺手少阳之所过，复刺心俞。人脾病，又遇太阴司天失守，感而三虚，又遇土不及，青尸鬼邪犯之于人，令人暴亡，可刺足阳明之所过，复刺脾之俞。人肺病，遇阳明司天失守，感而三虚，又遇金不及，有赤尸鬼干人，令人暴亡，可刺手阳明之所过，复刺肺俞。人肾病，又遇太阳司天失守，感而三虚，又遇水运不及之年，有黄尸鬼干犯人正气，吸人神魂，致暴亡，可刺足太阳之所过，复刺肾俞。"篇中有五尸鬼，如黑尸鬼、青尸鬼、赤尸鬼、黄尸鬼、白尸鬼等用词，不见于宋代以前。五尸之名在现存文献中最早见于东晋葛洪《肘后备急方》，云："五尸者，飞尸、遁尸、风尸、沉尸、尸注也。"明显与《素问遗篇·本病论》不同。

《素问遗篇·本病论》："又遇饮食饱甚，醉饱行房，汗出于脾"，与《黄帝内经》"摇体劳苦，汗出于脾"不同。

《素问遗篇》文中"地晶""地窒"等用词，始于王冰《玄珠密语》；而《素问遗篇》中天蓬、天柱、天冲、天英等九星的论述，见于王冰《天元玉册》，为奇门遁甲格局中的值符，非天上之星。

《素问入式运气论奥》文中用语、修辞手法符合宋代早期语法特点。如《素问遗篇·刺法论》："升之不前，可以预备，愿闻其降，可以先防。"《素问遗篇·本病论》："少阴不退位，即温生春冬，蛰虫早至，草木发生，民病膈热咽干，血溢惊骇，小便赤涩，丹瘤疹疮疡留毒。"其中丹瘤疹疮疡留毒，无论病名、文字，皆出自宋代对疾病的认识。

2. 三虚致邪　刘温舒提出"三虚致邪"的病因说，与《黄帝内经》所论不同。

何谓三虚？《素问·至真要大论》云："所谓感邪而生病也。乘年之虚，则邪甚也。失时之和，亦邪甚也。遇月之空，亦邪甚也。重感于邪，则病危矣。有胜之气，其必来复也。"《灵枢·岁露论》云："乘年之衰，逢月之空，失时之和，因为贼风所伤，是谓三虚。"

《本病论》云："人气不足，天气如虚，人神失守，神光不聚，邪鬼干人，致有夭亡，可得闻乎？岐伯曰：人之五脏，一脏不足，又会天虚，感邪之至也。人忧愁思虑即伤心，又或遇少阴司天，天数不及，太阴作接间至，即谓天虚也，此即人气天气同虚也。又遇惊而夺精，汗出于心，因而三虚。"

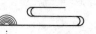

可见,《素问遗篇》所论三虚与《素问》《灵枢》不同,《素问遗篇》所论三虚,即天虚、脏虚、精虚。出现三虚后,人再感疫邪,则谓三虚致疫。

3. 继承王冰运气理论认识　《素问遗篇》对运气理论的认识,与《素问》七篇大论不谐,完全继承了王冰理论。如对刚柔的认识。《素问遗篇·刺法论》:"刚柔二干,失守其位。"刚柔明确为干,刚为太过,柔为不及,阳干为刚,阴干为柔。张景岳指出:"十干五运,分属阴阳。阳干气刚,甲、丙、戊、庚、壬也。阴干气柔,乙、丁、己、辛、癸也。故曰刚柔二干。"王冰《玄珠密语·五运元通纪》云:"故运者,丁壬木运,即壬主刚,丁主柔,刚为太过,柔为不及,太过即木气伤土,不及即自衰,自衰即反受金刑。戊癸火运,即戊主刚,癸主柔,刚为太过,柔为不及,太过即火气伤金,不及即凡受水刑……此者是运气之刚柔盛衰之意者也。"刘温舒对刚柔的认识和理解,显然是继承了王冰的思想。

《素问遗篇·刺法论》:"是故立地五年,以明失守,以穷法刺,于是疫之与疬,即是上下刚柔之名也,穷归一体也。"

另外,遗篇中大量应用了音律以说运气之理,《七篇大论》不用,始于王冰。如《素问遗篇·刺法论》:"假令壬午,刚柔失守,上壬未迁正,下丁独然,即虽阳年,亏及不同,上下失守,相招其有期,差之微甚,各有其数也,律吕二角,失而不和,同音有日,微甚如见,三年大疫。"

4. 开创运气治疗方法　遗篇中许多治疗方法为刘温舒所创,既非《黄帝内经》所论,又非王冰所出。如针刺法,王冰《玄珠密语》首创《迎随补泻纪篇》以陈运气之治法。《玄珠密语》:"故取者,泻也,用针泻其源也。即木气将欲胜者,即先泻肝之源,出于太冲。"《素问遗篇·刺法论》提出了木欲发郁刺足厥阴之井,火欲发郁刺包络之荥,土欲发郁刺足太阴之俞,金欲发郁刺手太阴之经,水欲发郁刺足少阴之合的针刺方法,继承发扬了王冰针刺方法,补《七篇大论》所不备。

另外《素问遗篇·刺法论》提出了意念疗法:"气出于脑,即室先想心如日。欲将入于疫室,先想青气自肝而出,左行于东,化作林木。次想白气自肺而出,右行于西,化作戈甲。次想赤气自心而出,南行于上,化作焰明。"

《素问遗篇·刺法论》还提出了药浴疗法和吐纳疗法:"于雨水日后,三浴以药泄汗","于春分之日,日未出而吐之。"

《素问遗篇·刺法论》还有生活饮食宜禁等养生方法:"假令壬午……刺毕,静神七日,勿大醉歌乐,其气复散,又勿饱食,勿食生物,欲令脾实,气无滞饱,无久坐,食无太酸,无食一切生物,宜甘宜淡。"

这些方法都与《黄帝内经》和王冰不同。

5. 对运气理论的发挥　刘温舒作《素问入式运气论奥》,以运气七篇、王冰理论为依据,深谙运气之理并多有发挥。如对律吕理论的应用,肇始于王

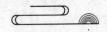

冰,但灵活运用并作发挥者乃刘温舒。《刺法论》:"假令丙寅……天地不合,即律吕音异","假令庚辰……谓之失守,姑洗林钟,商言不应也。"等皆非《黄帝内经》理论,而为王冰、刘温舒之发挥。

天甲子、地甲子理论创始于王冰《玄珠密语》,刘温舒在《素问遗篇》作为三年化疫的理论依据,并做出了发扬;三年化疫理论,在《素问》七篇大论及王冰著作中未见,是刘温舒创造性发挥;小金丹方不见于唐代之前,为刘温舒所制;而意念疗法,更是唐代之前所不倡,是刘温舒之发挥。

在《素问入式运气论奥》成书之前(公元1099年),对运气理论有所著述的,只有汉代张仲景和唐代王冰,刘温舒深谙五运六气理论,在《素问入式运气论奥》作图以明运气之理,创造性地做干支起运、司天诀,发挥五音建运,提出三年化疫理论和治疗方法,具备做《素问遗篇》的理论基础,《素问遗篇》是对《七篇大论》和王冰运气理论的继承和创新,因此,《素问遗篇》当为刘温舒所作,《素问遗篇》应为《素问补篇》。

(本文据《五运六气入门与提高十二讲》补充)

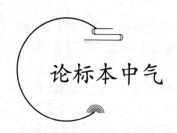

论标本中气

标本中气之释,古今多从王冰,似有定论,但不经推演,推原经文,其义可明。

1. 标　标指三阴三阳,即厥阴、少阴、太阴,少阳、阳明、太阳。用以说明六气的盛衰和程度,标示六气变化规律。《素问·六微旨大论》篇云:"愿闻天道六六之节盛衰何也? 岐伯曰:上下有位,左右有纪。故少阳之右,阳明治之;阳明之右,太阳治之;太阳之右,厥阴治之;厥阴之右,少阴治之;少阴之右,太阴治之;太阴之右,少阳治之。此谓气之标,盖南面而待也。"

2. 本　本是自然界风寒暑湿燥火六气。《素问·天元纪大论》篇云:"所谓本也,是谓六元。"《素问·六微旨大论》篇云:"因天之序,盛衰之时,移光定位,正立而待之。"少阳司天,火气主治;阳明司天,燥气主治;太阳司天,寒气主治;厥阴司天,风气主治;少阴司天,热气主治;太阴司天,湿气主治。

3. 中气　中气,是天地之气。用三阴三阳表示,与标气相应,互为表里,与标气阴阳相对。《素问·六微旨大论》篇云:"本之下,中之见也,见之下,气之标也,本标不同,气应异象。"

少阳司天,火气为本,中气为厥阴;阳明司天,燥气为本,中气为太阴;太阳司天,寒气为本,中气为少阴;厥阴司天,风气为本,中气为少阳;少阴司天,热气为本,中气为太阳;太阴司天,湿气为本,中气为阳明。中气是标气的表里之气,两者阴阳互制,维持天气动态平衡。

对中气的认识,刘完素以之为人气。《新刊图解素问要指论·六化变用第三·论标本》云:"中气者,人气也,人气为病矣。"中气在人体中是有体现的,如2020年庚子年,岁运太商,少阴君火司天,阳明燥金在泉,初之气厥阴风木主气,太阳寒水客气。自然界燥湿相临,寒温交替,时下疫病流行(新型冠状病毒肺炎)。我们发现,很多人(包括正常人和患者)舌象多表现寒热湿之象,如舌质淡,苔白腻或黄腻;但口干,大便黏腻,燥、湿象明显,这是阳明燥金之中气太阴湿土发挥的作用。但以此只能说明天地之气在人体中的反应,不能说明中气是人气,更进一步说明了中气是天地之气。

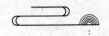

4．标本中气的关系　自然界的六气自然现象，以三阴三阳定性标识，为天气之标，标气与中气互为表里，互为制约，共同作用，体现动态天气阴阳变化规律，表现出风、寒、暑、湿、燥、火六气之本的特征性天气变化（表3）。

表3　标本中气的关系

本	火	燥	寒	风	热	湿
中	厥阴	太阴	少阴	少阳	太阳	阳明
标	少阳	阳明	太阳	厥阴	少阴	太阴

当自然界天气表现风气流行时，厥阴风木为标，中气为少阳，木生火，火性炎上，表现火的特性，少阳相火成为人体产生疾病主要影响因素；表现燥气时，阳明燥金为标，中气为太阴，土生金，金潜于土，表现土的特性，太阴湿土成为人体产生疾病的主要影响；表现火气时，少阳相火为标，厥阴风木为中气，木生火，火性炎上，火则成为影响人体产生疾病的主要原因；表现湿气时，太阴湿土为标，阳明燥金为中气，土生金，金藏于土，湿为土象，故湿则成为人体疾病之原因；寒气为本时，太阳寒水为标，少阴君火为中气，水克火，寒与火互相克制，两者均可能成为影响人体发生疾病的原因；热为本时，少阴君火为标，太阳寒水为中气，寒、火互制，两者为影响人体发病的原因。

标本中气揭示了六气深刻的道理：六元本气表现的不同特征，与标气和中气相互生克制约有密切关系，体现了六气的自稳机制，诠释了阴中有阳，阳中有阴，阴阳互生互制的道理。

5．从化　标本中气有从化规律：少阳与太阴从本而化；少阴、太阳所化从本亦从标；阳明、厥阴之化既不从本也不从标，从化于中气。《素问·至真要大论》篇云："气有从本者，有从标本者，有不从标本者也。"

对此，唐代王冰作了解释："少阳之本火，太阴之本湿，本末同，故从本也……少阴之本热，其标阴，太阳之本寒，其标阳，本末异，故从本从标……阳明之中太阴，厥阴之中少阳，本末与中不同，故不从标本从乎中也。"张介宾亦言："要之五行之气，以木遇火，则从火化，以金遇土，则从湿化，总不离于水流湿火就燥，同气相求之义耳。"

王冰之解乍看似乎有理，标本同气，皆从本化，少阳之本火，太阴之本湿，本末同，故从本；但是阳明之本为燥金，本末之性质也是相同的，但王冰却不以视，但从本末与中不同而解从化规律，显然不合理。所以王冰、张介宾等但从气的属性归所从，不合《黄帝内经》之旨。标本中气的从化关系不是从气的属性而言，其生、其化更不是同气相求所表达的经意，应从五行之气生克规律找答案。

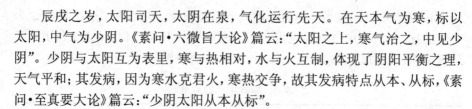

辰戌之岁，太阳司天，太阴在泉，气化运行先天。在天本气为寒，标以太阳，中气为少阴。《素问·六微旨大论》篇云："太阳之上，寒气治之，中见少阴"。少阴与太阳互为表里，寒与热相对，水与火互制，体现了阴阳平衡之理，天气平和；其发病，因为寒水克君火，寒热交争，故其发病特点从本、从标，《素问·至真要大论》篇云："少阴太阳从本从标"。

卯酉之岁，阳明司天，少阴在泉，气化运行后天。在天本气为燥，标以阳明，中气为太阴。《素问·六微旨大论》篇云："阳明之上，燥气治之，中见太阴"。阳明与太阴互为表里，湿与燥相对，土与金相生，体现了阴阳相生之理，天气以燥为主。因为太阴湿土生阳明燥金，金之性为凉，故有清的特征，金之化为燥，故现燥的化象，金得湿土之生，显本性之清，但阳明燥金司天，气化之象更显，因此天气相对干燥。太阴湿土生阳明燥金，金藏于土，湿为本，此自然之理，故其发病，不从标本，从中气。《素问·至真要大论》云："阳明厥阴不从标本，从乎中也。"

寅申之岁，少阳相火司天，厥阴风木在泉，气化运行先天。在天本气为火，标以少阳，中气为厥阴。《素问·六微旨大论》篇云："少阳之上，火气治之，中见厥阴"。厥阴与少阳互为表里，风与火相应，木与火相生，体现了阴阳相生之理，天气以火热为主。厥阴风木生少阳相火，其发病，按照五行相生规律，母生子旺，且火见风则炽，此自然之理，加司天之气旺，故从本，《素问·至真要大论》篇云："少阳太阴从本"。

丑未之岁，太阴湿土司天，太阳寒水在泉，气化运行后天。在天本气为湿，标以太阴，中气为阳明。《素问·六微旨大论》云："太阴之上，湿气治之，中见阳明"。太阴与阳明互为表里，湿与燥相对，土与金相生，体现了阴阳相生、相克之理，金之性为凉，故有清的特征，金之化为燥，故现燥的化象，金得湿土之生，显本性之清，天气相对清凉。太阴湿土生阳明燥金，金藏于土，湿为本，故其发病，从本。《素问·至真要大论》篇云："少阳太阴从本"。

子午之岁，少阴君火司天，阳明燥金在泉，气化运行先天。在天本气为热，标以少阴，中气为太阳寒水。《素问·六微旨大论》篇云："少阴之上，热气治之，中见太阳"。少阴与太阳互为表里，寒与热相对，水与火相克，体现了阴阳相克之理，天气较为平和。太阳寒水克少阴君火，其发病，如果按照生克规律，应从中气，但此少阴君火司天，中气克主无力，君火侮而行君令，寒热交争，故从本从标。《素问·至真要大论》云："少阴太阳从本从标"。

巳亥之岁，厥阴风木司天，少阳相火在泉，气化运行后天。在天本气为风，标以厥阴，中气为少阳。《素问·六微旨大论》篇云："厥阴之上，风气治之，中见少阳"。厥阴与少阳互为表里，风与火相应，木与火相生，体现了阴阳相生之理，天气以火热为主。厥阴风木生少阳相火，其发病，按照生克规律，母

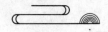

生子旺，火见风则炽，故从中气。《素问·至真要大论》云："阳明厥阴不从标本，从乎中也。"

6. 指导临床 《素问·至真要大论》篇云："知标与本，用之不殆，明知逆顺，正行无问。此之谓也。不知是者，不足以言诊，足以乱经。故《大要》曰：粗工嘻嘻，以为可知，言热未已，寒病复始，同气异形，迷诊乱经。此之谓也。夫标本之道，要而博，小而大，可以言一而知百病之害。言标与本，易而勿损，察本与标，气可令调，明知胜复，为万民式，天之道毕矣。"

标本中气反映了六气气化理论，人在气交之中，人的生理、病理亦随着六气之化而发生不同的变化，疾病的发生亦与标本中气密切相关，我们要明辨标本中气的生化关系，以指导临床。凡治病，必知天地标本之为害，明其顺逆，方可言诊；以气之同异而求标本，当为粗工；标本之道，以小言大，以要言博，只有阴阳五行生克之理可以概括，方可以言一而知百病之害，标本之微，胜复之理，以应天道，天道者，阴阳五行生克之理也，故仲景明标本言伤寒，而知百病之为害。张介宾曰："六气之太过不及，皆能为病，病之化生，必有所因，或从乎本，或从乎标，或从乎中气，知其所以，则治无险也。"博而约之，当自然界显示风气流行时，中气是少阳相火，厥阴从乎中气，出现少阳相火的特征，故从相火论治；当出现燥气流行时，中气是太阴湿土，阳明从乎中气，出现太阴湿土的症状，故从太阴湿土论治；当出现热气流行时，从乎本气，从热论治；当出现湿气流行时，从乎本气，从湿论治；当出现少阴君火、太阳寒水之象时，从本从标，根据寒热不同表现，从寒、热论治。明标本中气，诊之无过，用之不迨也。2017年10月下旬至11月上旬，阳明燥金司天，少阴君火在泉，主气为阳明燥金，客气为厥阴风木，五运主客皆为少羽，时值五之气之中气，作者发现，临床患者多伴有太阴湿土之象，舌苔多见白腻，体现了阳明从乎中气的特点，综合辨治，取得了明显的疗效。

（本文据《五运六气入门与提高十二讲》补充）

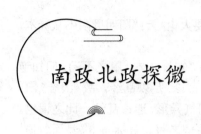

南政北政探微

《黄帝内经》南政、北政之说自王冰以后，其解释五花八门，各似有理，但均不能合理。

1. **渊源** 南、北政论载于《素问·至真要大论》，讨论人体脉与天之相应关系。《素问·至真要大论》云："阴之所在寸口何如？岐伯曰：视岁南北，可知之矣……北政之岁，少阴在泉，则寸口不应；厥阴在泉，则右不应；太阴在泉，则左不应。南政之岁，少阴司天，则寸口不应；厥阴司天，则右不应；太阴司天，则左不应。"

《素问·至真要大论》云："帝曰：尺候何如？岐伯曰：北政之岁，三阴在下，则寸不应；三阴在上，则尺不应。南政之岁，三阴在天，则寸不应；三阴在泉，则尺不应。左右同。"

说明南政之岁、北政之岁人体的脉象表现是不同的。北政之岁，如果少阴君火在泉，那么表现在脉象特点在于寸口脉不应于人气；如果是厥阴风木在泉，则人体右侧寸口之脉与人气不应；如果是太阴湿土在泉，那么，寸口脉象表现则是左侧寸口之脉不应于人气。南政之岁，如果见司天为少阴君火，那么表现为寸口脉不应于人气；如果厥阴风木司天，那么人体右侧寸口脉不应于人气；如果是太阴湿土司天，则人体脉象表现人体左侧脉不应于人气。如果北政岁，太阴、少阴、厥阴三阴在泉，脉象仍表现为人体脉在寸不应；如果太阴、少阴、厥阴三阴司天，则太阳、阳明、少阳在泉，脉象表现出尺候不应于人气。南政岁，如果太阴、少阴、厥阴三阴司天，那么太阳、阳明、少阳在泉，脉象表现在寸口不应；如果太阴、少阴、厥阴三阴在泉，那么太阳、阳明、少阳司天，脉象则以尺脉不应人气。

2. 关于南政、北政的认识

（1）南政指甲己土运：此说由王冰提出，《重广补注黄帝内经素问》王冰注："木火金水运，面北受气……土运之岁，南面受令。"甲己之年为土运之年，五运中土运为尊，居中央而统于金木水火。故十干以甲己年土运为尊象，主南面行令而为南政；其余乙庚丙辛丁壬戊癸八年为臣象，皆北面受令而为北政。此说为大多数医家所接受，但均为纸上谈兵，无一见证临床，其源王冰，无确考依据。

五运之行，源于天体运动，万物之象，五运是平等的，只是运行时序不同，应象不同，何以尊卑？六十甲子，岁运的轮转运行，五年之运，不可能有主有辅。

张景岳作了进一步解释，以土生万物为尊，看似有理，但不经推敲。张景岳从其说：《类经图翼·南北政说》中说："南北政者，即甲己为南政，余为北政是也。"其在《类经图翼·推原南北政说》又云："南北政之义，诸说皆以甲己属土，为五行之尊，故曰南政，似属牵强……故甲己年必起于甲子月，甲己日必起于甲子时。此甲己二干，所以为十干之首，故象君而为南政，其余则面北象臣而为南政，人之血脉，故亦应之。"以此解释人之血脉相应，于理不符。

（2）南政指戊癸火运：此说为清代医家张志聪所提出，他在《黄帝内经素问集注》中指出："所谓南北者，阴阳也，五运之中，戊癸化火，以戊癸年为南政，甲乙丙丁己庚辛壬为北政……是以南政之岁居阳，北政之岁，居于阴也。司天在南，在泉在北，此天地之定位，人南面而诊之，寸为阳而在南，尺为阴而在北……反其诊者，以人面南面北而诊之也。盖以图像平置于几上，以司天在南，在泉在北，北政之岁，人面北以诊之，南政之岁，人面南以诊之，则左右之不应可见矣。"此说更是自以为是，把后人引向糊涂，以离火为南，南政之岁居阳，张氏引八卦方位之理，非经《七篇大论》之本原，其说令学者如入雾朦。

（3）黄元御对南政北政的解释也自成一说：《素问悬解·至真要大论》："南政北政，经无明训，旧注荒唐，以甲己为南政，其余八干为北政。天地之气，南北平分，何其北政之多而南政之少也。此真无稽之谈矣。以理推之，一日之中，天气昼南而夜北，是一日之南北政也。一岁之中，天气夏南而冬北，是一岁之南北政也。天气十二年一周，则三年在北，亥、子、丑。三年在东，寅、卯、辰。三年在南，巳、午、未。三年在西，申、酉、戌。在北则南面而布北方之政，是谓北政，天气自北而南升，故尺主在泉而寸主司天，在南则北面而布南方之政，是谓南政，天气自南而北降，故寸主在泉而尺主司天。六气以少阴为君，尺主在泉，故少阴在泉则寸不应，寸主司天，故少阴司天则尺不应，寸主在泉，故少阴司天则寸不应，尺主司天，故少阴在泉则尺不应。此南政北政之义也。天气在东，亦自东而西行，天气在西，亦自西而东行，不曰东西政者，以纯阴在九泉之下，其位为北，纯阳在九天之上，其位为南，故六气司天则在南，六气在泉则居北。司天在泉，可以言政，东西者，南北之间气，非天地之正位，不可以言政也。则自卯而后，天气渐南，总以南政统之，自酉而后，天气渐北，

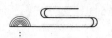

附篇一 五运六气理论探讨

总以北政统之矣。"

（4）黄道南纬为南政说：此说最早源出陆笺泉，陆氏在《运气辨·南北说》中说："谓南北政之分，在于岁阴有南北之分布。"任应秋先生引陆氏观点并进一步阐释，指出南为黄道南纬，北为黄道北纬。杨力教授引任氏之说，并列表阐明，以黄道划分南北政，是根据运气七篇而定的运气理论是建立在古天文学基础上的，运气理论根本不玄，是有其物质基础的。运气七篇非常注重太阳视运动，其南北方位的划分就是根据太阳视运动而定的。如"移光定位""表正于中"（圭表）都是以太阳黄道为依据的，其对司天在泉左右六气的划分就是以"面北而命其位""面南而命其位"，都是太阳视运动的体现（表4）。

表4　南北政划分表

	南纬	北纬
地支	亥、子、丑、寅、卯、辰	巳、午、未、申、酉、戌
二十八宿	角亢氏房心尾箕斗牛女虚危室壁	奎娄胃昴毕觜参井鬼柳星张翼轸
星宫	寿星、大火、析木、星纪、玄枵、诹訾	降娄、大梁、实沈、鹑首、鹑火、鹑尾

以现代天文学认识想当然地加之于古人，虽古人对黄道的认识久远，但《黄帝内经》未及，王冰亦无论，此说的理论假说是以六气运行图，扩展之于太阳视运动，认为"面北而命其位""面南而命其位"，都是太阳视运动的体现，皆误于六气运行平面图，如张志聪"盖以图像平置于几上，以司天在南，在泉在北"，殊知司天是天气的运行，在泉是地气的运行，两者是立体的动态运行，古人为理解便捷，自刘温舒作图伊始，将天地运行置于同一平面图上，误导了后学。

3. 南政、北政之实质

（1）面南、面北：要明白南政、北政之实质，首先要明白何为面南、面北，《素问·阴阳离合论》云："圣人南面而立，前曰广明，后曰太冲。"《素问·六微旨大论》又云："所谓气之标，盖南面而立。"杨上善释曰："古者圣人欲法天、地、人三才形象，处于明堂，南面而立，以取法焉。"

面南、面北是面向南北吗？非也。面南、面北有其深层的天文学和传统的文化背景，是古人观察认识天、地、人和万物的方法论。伏羲作先天八卦以认识天体自然运行规律，以天为本，顺天论道，揭示大自然的规律，即是以面北观。古代认识天体规律的盖天学说，也是以面北观为方法论形成的天体理论。后天八卦则是以人为本，以人为中心，从自我的角度去认识世间的万事万物，总结社会和人体生命、疾病变化规律，以面南观来区别面北观，其深层天文学背景是浑天说、宣夜说，以说明人、万物和自然气候的变化特点的方

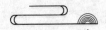

法。古代君王坐北面南以视天下和群臣，群臣跪南面北以面君，百姓求天面北而祷告。

在运气学说面南、面北是如何定位呢？《素问·五运行大论》云："所谓上下者，岁上下见阴阳之所在也。左右者，诸上见厥阴，左少阴右太阳；见少阴，左太阴右厥阴；见太阴，左少阳右少阴；见少阳，左阳明右太阴；见阳明，左太阳右少阳；见太阳，左厥阴右阳明。所谓面北而命其位，言其见也。帝曰：何谓下？岐伯曰：厥阴在上，则少阳在下，左阳明右太阴；少阴在上，则阳明在下，左太阳右少阳；太阴在上，则太阳在下，左厥阴右阳明；少阳在上，则厥阴在下，左少阴右太阳；阳明在上，则少阴在下，左太阴右厥阴；太阳在上，则太阴在下，左少阳右少阴。所谓面南而命其位，言其见也。"明确说明了观上（天）面北以命其位，观下（地）面南以命其位。刘温舒释曰："谓司天曰上，位在南方，则面北立，左右乃左西右东也。在泉曰下，位在北方。则面南立，左右乃左东由西也。"

面北而命其位，是对天的认识，其运行根据六气司天，左右间气轮转，顺天气的运行规律而论；面南是对地的认识，以六气在泉，左右间气轮换，是以人自我为中心的认识。

《黄帝内经》理论中"正立而待之"，即是面北观。如《素问·六微旨大论》曰："因天之序，盛衰之时，移光定位，正立而待之。"《素问·六节脏象论》："立端于始，表正于中，推余于终，而天度毕矣。"其"表正于中"，亦是面北而观天度。

面南而立，即是对地、人和自然万物的认识，《素问·阴阳离合论》所言："圣人南面而立，前曰广明，后曰太冲。"广明、太冲讲的是人体的部位，就很容易理解了。

天地交感是有规律的，厥阴在上，则少阳在下；少阴在上，则阳明在下；少阳在上，则厥阴在下；阳明在上，则少阴在下；太阴在上，则太阴在下。上为司天，下为在泉，上下阴阳之气相对呼应。天气不足，地气随之，地气不足，天气从之，天地交感，形成了气的左右、上下动态运动，人和万物在其中，所以平面图误导了后人的思维。

（2）南政、北政：南政、北政，其身后的哲学思想和文化、天文背景，与面南、面北同出一辙，面南是臣位观，探讨在地之客观规律，面北是君位观，探讨天之客观规律。

王冰及后世医家对南政、北政的误解还有一个原因就是没有深究《黄帝内经》对南政、北政所讲"视岁南北，可知之矣。"（《素问·至真要大论》）。《黄帝内经》讲得非常清楚，视岁南北，而非视南北岁。视岁南北是一岁之中分南北，视南北岁则是不同之岁分南北，王冰及后世医家之误全在于此。

《素问·五运行大论》云："所谓上下者，岁上下见阴阳之所在也。"《素问·六元正纪大论》云："岁半之前，天气主之；岁半之后，地气主之。"岁半之前为上，岁半之后为下，上为司天，下为在泉，故岁半之前为北政，岁半之后为南政。南政、北政之义明。

（本文据《五运六气入门与提高十二讲》修改）

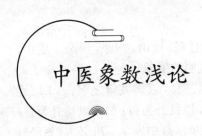

中医象数浅论

象数是中国传统文化的重要组成部分，与中医学有着深厚的渊源，探讨中医象数，构建中医象数医学理论体系，具有重要的意义。

1. 河图、洛书与易经　《易经·系辞上》说："河出图，洛出书，圣人则之。"西汉经学家孔安国解释说："河图者，伏羲氏王天下，龙马出河，遂则其文，以画八卦。"《汉书·五行志》云："刘歆以为，禹治洪水，赐洛书，法而陈之，九畴是也。"

河洛图书被称为中华文化之源头，邵康节说："圆者星也，历纪之数，其肇于此乎？方者土也，画州井地之法，其做于此乎。盖圆者河图之数，方者洛书之文，故羲、文因之而造《易》，禹、箕叙之而作《范》也。"

(1) 河图：最早记载河图的文献是《尚书·顾命》，云："大玉，夷玉，天球，河图在东序。"有人认为，河图是木、火、土、金、水五星出没的实录。水星十一月（按照十月太阳历，应为一月）、六月黄昏时见于北方；木星三月、八月黄昏时见于东方；火星二月、七月黄昏时见于南方；土星五月、十月黄昏时见于中天；金星四月、九月黄昏时见于西方。以五星出没画符，记录天象，在没有文字，崇拜昊天的远古是可信的。

在远古时代，人们已经认识了日、月、五星、二十八宿、五气经天等天象规律，由此产生五行类比世间万事万物，形成以天象类万物的思维过程。《易经·系辞下》云："仰则观象于天，俯则观法于地，观鸟兽之文，与地之宜，近取诸身，远取诸物。"

(2) 洛书：指代方位，有人认为是远古游牧时期的罗盘，定方位与日月星辰有关。这种认识有一定的道理。作者认为，洛书很可能就是九宫方位图。古人通过太一游宫，对应自然界气候变化，形成九宫图。九宫即招摇、叶蛰、天留、仓门、阴洛、天宫、玄委、仓果、新洛。根据远古人们对方位和自然气候的认识，以阴阳画符为卦，形成后天八卦。1977 年安徽省阜阳县双古堆汝阴侯墓中出土的西汉时期文物"太乙九宫占盘"，其正面刻划九宫名词和各宫节气日数与《灵枢·九宫八风》篇首图完全一致，小圆盘刻划为洛书，可见九宫图

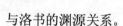

与洛书的渊源关系。

（3）易：中国的古代文化，肇始于易。易有三，连山、归藏、周易。连山、归藏已失传，留给我们的《周易》揭示了古代文明的肇源。

《周礼·春官宗伯第三·筮人》云："筮人掌三易，以辨九筮之名：一曰《连山》，二曰《归藏》，三曰《周易》"。夏易曰连山，以艮卦为首；归藏以坤卦为首；周易以乾为首。二十世纪七十年代，长沙马王堆汉墓中发现了帛书本《易经》，其排列顺序完全不同。帛书本《易经》是三易中的一种还是《周易》的变体，目前尚没有研究结论。

《周易》包括《经》和《传》两部分，《经》主要是六十四卦及三百八十四爻，各有卦辞和爻辞，可能写定于周初至春秋。《传》是解释《经》的，相传孔子所作，今人研究，大抵系战国及秦汉之际的作品。《易》有四要素：数、卦、爻、辞。

（4）八卦：八卦有先天八卦和后天八卦，先天八卦是对天的客观认知，后天八卦是对地的万物感知，禀卦以类万物。

《汉书·五行志》载："伏羲氏继天而王，受河图而画之，八卦是也，禹治洪水，赐洛书而陈之，洪范是也。"

东汉魏伯阳著《周易参同契》对卦象多有论述，且有"上察河图文，下序地形流"，"若夫至圣，不过伏羲，数画八卦，效天地图"之论，但书中没有河图、洛书等；对于象的认识，长生阴真人注曰："象，谓日月、五星、二十八宿。"对于水火坎离的认识，长生阴真人注曰："天文谓火，地形谓水。"林屋山人全阳子俞琰述曰："坎，月也。离，日也。"又曰："坎外阴而内阳，月之象也。离外阳而内阴，日之象也。"《周易参同契》各家注本较多，内容也不尽相同。汉代道家杨雄《太玄经》也列卦象，但与后世不同，也没有河图、洛书及先后天图。唐代李鼎祚《周易集解》则详列六十四卦并做释解，也没有河图、洛书及先后天图。

相传河图、洛书及先后天图早已佚失，经道家藏匿得以保存，由陈抟推出。陈抟曰："八卦之书，始于伏羲，有画无文，先天之《易》也。六十四卦，重于文王，卦下有辞，后天之《易》也。"其后朱熹、邵雍等人尽之以发挥。

2. 象与数

（1）《易》源于象数：杨力指出："一部《周易》全在一部象数，象数是易理的瑰宝，没有象数便没易理。"

《国语·周语下》："天六地五，数之常也。经之以天，纬之以地，文之象也。"

兴南子曰："宇宙虽大，不离其数，万物虽多，不离其象。明象数者，知宇宙万化，通天下万变。"因此，易理根源于河图、洛书，根源于八卦象数。

（2）象：象，是事物的形象、征象。《易·系辞传下》云："是故《易》者，象也；

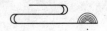

象也者，像也。"《易·系辞传上》指出："圣人有以见天下之赜，而拟诸其形容，象其物宜，是故谓之象。"《易·系辞传上》云："易有太极，是生两仪，两仪生四象，四象生八卦。"《易·系辞上》云："法象莫大乎天地；变通莫大乎四时；悬象著明莫大乎日月。"《易·系辞上》云："圣人立象以尽意。"《孟子·告子下》云："有诸内，必形诸外。"董仲舒在《春秋繁露·天地阴阳》中曰："万物载名而生。圣人因其象而命之。"王充《论衡·乱龙》篇云："虽知非真，示当感动，立意于象。"

（3）数：河图数字图

	二、七	
三、八	五、十	四、九
	一、六	

洛书九宫数字图

四	九	二
三	五	七
八	一	六

可以看出：河图数字图是指东西南北中五个方位，洛书数字则进一步指出了九方位置。

古人占筮都是用数字来表示。1950 年河南安阳发现了一些商代卜骨，1956 年陕西西安又发现了一些西周卜骨，卜骨上有一些"奇字"，1957 年，唐兰先生第一次指出，这些"奇字"是由一、五、六、七、八等数字组成。1978 年张政烺先生指出这些"奇字"就是卦画。研究表明，商代数字卦，有一、五、六、七、八、九，天星观楚墓发现的简牍上的数字卦，用数也有一、六、七、八、九，20 世纪 80 年代发现的西周铜戈上，也有一、六。

（4）象与数的关系：学者唐君毅说："中国先哲以数由理象而成，不离理象而独立，故数之结合即象之结合，与理之感通互摄。"丹道经典《灵宝毕法·内观交换第九》云："以象生形，因形立名，有名则推其数，有数则得其理。"因此，象与数的关系是先有象而后才有数，因象而名数。

3.《黄帝内经》中的象　《素问·示从容论》篇曰："援物比类，化之冥冥……不引比类，是知不明。"《素问·阴阳应象大论》中说："以我知彼，以表知里，以观过与不及之理，见微得过，用之不殆。"

（1）象天地日月：中医学认为，人与天地相应，脏腑经络组织的生理病理与天地运行有着内在的联系。《灵枢·岁露论》云："人与天地相参，与日月相应。"《素问·离合真邪论》说："夫圣人之起度数，必应于天地，故天有宿度，地有经水，人有经脉。天地温和，则经水安静；天寒地冻，则经水凝泣；天暑地

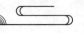

热，则经水沸溢；卒风暴起，则经水波涌而陇起。"

《灵枢·外揣》云："日与月焉，水与镜焉，鼓与响焉。夫日月之明不失其影，水镜之察，不失其形，鼓响之应，不失其声，动摇则应和，尽得其情……昭昭之明不可蔽，其不可蔽，不失阴阳也。合而察之，切而验之，见而得之，若清水明镜之不失其形也。五音不彰，五色不明，五脏波荡，若是则内外相袭，若鼓之应桴，响之应声，影之应形。故远者司外揣内，近者司内揣外也，是谓阴阳之极，天地之盖。"

《素问·金匮真言论》说："故人亦应之，夫言人之阴阳，则外为阳，内为阴。言人身之阴阳，则背为阳，腹为阴……此皆阴阳表里内外雌雄相输应也，故以应天之阴阳也。"

（2）阴阳应象：中医学认为，天地万物、自然现象都可以以阴阳之象表现出来。《素问·五运行大论》曰："夫阴阳者，数之可十，推之可百，数之可千，推之可万，天地阴阳者，不以数推，以象之谓也。"

《素问·生气通天论》："阳气者，若天与日，失其所则折寿而不彰，故天运当以日光明，是故阳因而上，卫外者也。"

（3）五行象：用五行与自然现象、人体五脏六腑及功能表现相联属，以五行类物象。《素问·阴阳应象大论》篇云："东方生风，风生木，木生酸，酸生肝，肝生筋，筋生心，肝主目……神在天为风，在地为木，在体为筋，在脏为肝，在色为苍，在音为角，在声为呼，在变动为握，在窍为目，在味为酸，在志为怒。怒伤肝，悲胜怒；风伤筋，燥胜风；酸伤筋，辛胜酸。"

（4）脏象："脏象"一词，见于《素问·六节脏象论》《素问·灵兰秘典论》《素问·五脏别论》《素问·脏气法时论》等二十多个篇章。综合《黄帝内经》脏象理论，可有形态象、性质象、职能象、时空象四类。张景岳在《类经》中说："象，形象也。脏居于内，形见于外，故曰脏象。"

《素问·刺禁论》指出："肝生于左，肺藏于右，心部于表，肾治于里，脾为之使，胃为之市。"王冰说："肝象木，王于春，春阳发生，故生于左也；肺象金，王于秋，秋阴收杀，故藏于右也。"

《素问·灵兰秘典论》对各脏腑的生理功能与协调关系有着详细的论述："心者，君主之官也，神明出焉。肺者，相傅之官，治节出焉。肝者，将军之官，谋虑出焉。胆者，中正之官，决断出焉……凡此十二官者，不得相失也，故主明则下安，以此养生则寿，殁世不殆，以为天下则大昌；主不明则十二官危，使道闭塞而不通，形乃大伤，以此养生则殃，以为天下者，其宗大危。戒之戒之！"《素问·六节脏象论》云："心者，生之本，神之变也，其华在面，其充在血脉，为阳中之太阳，通于夏气。""有诸内必形诸外"，通过外象而把握其内在功能。

（5）经络象：《灵枢·背腧》云："肾俞在十四椎之旁，皆挟背相去三寸所……灸之则可，刺之则不可。"《灵枢》："所出为井，所溜为荥，所注为输，所行为经，所入为合。"井，为水出之源，少商穴是肺经之气始发部位，故命此穴为井穴。荥，水流细小貌，鱼际穴是肺经之气流注微弱部位，故命此为荥穴。输穴处经气渐盛，像水流灌注盈满而转输到他处一样。经穴处为经气隆盛，好似水流滚滚，激波逐浪。合穴处为经气汇合部位，如同百川汇集，归流大海。故知井、荥、输、经、合五输穴命名之意，是取水流从源到流，由小到大的自然现象来比喻人体内营卫气血流注这五个不同部位的盛衰情况，借以说明营卫气血运行和分布的规律。

（6）色象：色象指体表皮肤、黏膜组织及外在器官表露的颜色，其色泽的变化可以表现脏腑、经络组织器官的生理和病理变化。《灵枢·五色》云："色明不粗；沉夭为甚，不明不泽，其病不甚。"又云："五色……察其泽夭，以观成败；察其散抟，以知远近。"色散，即色疏而浅，为邪浅病轻之象，主病将解；色抟，即色聚而深，为邪深病重之象，主病久渐聚。先散后抟，主病加深；先抟后散，主病将解。

《素问·五脏生成》篇有"青如翠羽……赤如鸡冠……黄如蟹腹……白如豕膏……黑如乌羽"之色的描述，此五者色象均润泽光亮，是正气充盛之象，属有生气之象。

（7）脉象：脉象是通过诊察脉的变化以观察机体脏腑组织气血的运行变化，以诊察五脏六腑的生理病理变化。中医学认为，脉为血气之先见，其变化与天地阴阳、气血运行密切相关。《素问·脉要精微论》云："夫切脉动静而视精明，察五色，观五脏有余不足，六腑强弱，形之盛衰，以此参伍，决死生之分……脉者，血之府也。"《素问·平人气象论》："脉得四时之顺，曰病无他；脉反四时及不间脏，曰难已。"《素问·五脏生成》篇云："夫脉之小、大、滑、涩、浮、沉，可以指别；五脏之象，可以类推；五脏相音，可以意识；五色微诊，可以目察。能合脉色，可以万全。"

（8）运气象：五运六气也是以象为表现的。风、寒、暑、湿、燥、火在《黄帝内经》运气理论中也称"六气"，六气和五运在天地中的表现及其对人体的影响可称为"运气象"。自然界气候、物候的变化都是五运六气象的反应，在人体也有明显的象反应。如表现厥阴风木的六气特征时，人体可有情绪波动，烦躁易怒；表现阳明燥金时，人可有口干、口渴的表现。

（9）疾病象：象类病症：疾病的外在表现，为病象、症象或证象。《灵枢·五阅五使》言："故肺病者，喘息鼻张；肝病者，眦青；脾病者，唇黄；心病者，舌卷短，颧赤；肾病者，颧与颜黑。"《灵枢·本脏》载："五脏者，固有小大高下坚脆端正偏倾者；六腑亦有小大长短厚薄结直缓急……心小则安，邪弗能伤，易伤以忧；心大则忧不能伤，易伤于邪。"此类描述均非解剖所见，而源自医者察人体功能活动之象所得。

取象求因：根据自然界风、寒、暑、湿、燥、火六种自然气化现象，推求疾病的病因，是"取象求因"的一个典型例证。《素问·至真要大论》云："夫百病之生也，皆生于风寒暑湿燥火，以之化之变也。"五运六气影响人体发病可称为"运气因"，运气因多是人体发病的诱因，属于外因。

以象诊病：根据患者的临床表现，通过望闻问切诊察病因病机，是以象诊病。《素问·阴阳应象大论》所论："善诊者，察色按脉，先别阴阳；审清浊，而知部分；视喘息，听音声，而知所苦；观权衡规矩，而知病所主；按尺寸，观浮沉滑涩，而知病所生；以治则无过，以诊则不失矣。"

象论病机：根据疾病的外在表现以推测发生疾病的机制，谓以象论病机。如《素问·至真要大论》篇云："诸风掉眩，皆属于肝。诸寒收引，皆属于肾。诸气膹郁，皆属于肺。"论述了十九条病机，以象推测疾病发生的病位和病性。

以象论治：以象类比治疗，确定治则治法的方法，谓以象论治。《素问·四气调神大论》云："夫病已成而后药之，乱已成而后治之，譬如渴而穿井，斗而铸锥，不亦晚乎？"《灵枢·九针十二原》云："今夫五脏之有疾也，譬犹刺也，犹污也，犹结也，犹闭也……夫善用针者，取其疾也，犹拔刺也，犹雪污也，犹解结也，犹决闭也。"《素问·六元正纪大论》取象五运之郁为人体"五郁"立法，提出了"木郁达之，火郁发之，土郁夺之，金郁泄之，水郁折之。"

4.《黄帝内经》中的数 《黄帝内经》中数的内涵有三，一是天地之数，二是记生化之用之数，三是易之数。

（1）天地之数：《素问·离合真邪论》："夫圣人之起度数，必应于天地。"《素问·六节脏象论》云："夫六六之节，九九制会者，所以正天之度、气之数也。天度者，所以制日月之行也；气数者，所以纪化生之用也。天为阳，地为阴；日为阳，月为阴；行有分纪，周有道理，日行一度，月行十三度而有奇焉，故大小月三百六十五日而成岁，积气余而盈闰矣。立端于始，表正于中，推余于终，而天度毕矣。"

《素问·天元纪大论》云："帝曰：上下周纪，其有数乎？鬼臾区曰：天以六为节，地以五为制。周天气者，六期为一备；终地纪者，五岁为一周。君火以明，相火以位。五六相合而七百二十气，为一纪，凡三十岁；千四百四十气，凡六十岁，而为一周，不及太过，斯皆见矣。"此数为天地之常数。

《素问·六元正纪大论》云："天地之数，终始奈何？岐伯曰：悉乎哉问也！是明道也。数之始，起于上而终于下，岁半之前，天气主之，岁半之后，地气主之，上下交互，气交主之，岁纪毕矣。"天地之数起始于上下半年，上半年天气主之，下半年地气主之。数可以理解为规律。

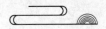

（2）记生化之数：《素问·五运行大论》云："夫数之可数者，人中之阴阳也，然所合，数之可得者也。"又："夫阴阳者，数之可十，推之可百，数之可千，推之可万。"此数用以纪生化。

（3）易数：《黄帝内经》应用了河图数：《素问·六元正纪大论》云："乙丑、乙未岁：上太阴土，中少商金运，下太阳水。热化寒化胜复同，所谓邪气化日也。灾七宫。湿化五，清化四，寒化六，所谓正化日也。"其数五、四、六代表河图所指之方位数理特征。

《素问·六元正纪大论》云："太过者其数成，不及者其数生，土常以生也。"说明太过之年用成数，不及之年用生数，土独以生数。

《黄帝内经》应用了洛书之数：《素问·五常政大论》云："委和之纪……眚于三……从革之纪……眚于七……涸流之纪……眚于一。"委和之纪，以数三指代东方；从革之纪，数七指代西方；涸流之纪，数一指代北方。

《素问·六元正纪大论》论述了九宫："丁丑、丁未岁……灾三宫……己卯、己酉岁……灾五宫……辛巳、辛亥岁……灾一宫……癸未、癸丑岁……灾九宫。"是以《洛书》九宫之数，东宫为三，中宫为五，北宫为一，南宫为九。

《灵枢·九宫八风》云："是故太一入徙立于中宫，乃朝八风，以占吉凶也。风从南方来，名曰大弱风，其伤人也，内舍于心，外在于脉，其气主为热……此八风皆从其虚之乡来，乃能病人。"根据斗纲所指洛书九宫，以定八风的方位，推测气象及疾病的吉凶。

5. 结语　象与数是中国传统文化的内涵，古人观象纪数，以说天地之道。在没有文字记载的远古传河图、洛书，八卦以画，以文解卦而成易，易成为中国传统文化的源头，象数是易的重要组成部分。《黄帝内经》应用了易学思想，用其象数指导研究天地人与疾病发生、发展的关系。《黄帝内经》中的象包涵了广泛的内涵：象天地日月、阴阳应象、五行象、脏象、经络象、脉象、色象、疾病象等，用象思维以援物比类。《黄帝内经》中数有天地之数、记生化之数和易之数，用以说明天地之道、人体阴阳变化、推测气象变化对疾病与地理方位的影响等。张景岳指出："宾尝闻之孙真人曰：不知易，不足以言太医……易具医之理，医得易之用。"研究象数源起及其与《黄帝内经》的关系，对深刻理解《黄帝内经》思维方法，建立中医象数理论体系，指导临床实践，具有重要意义。

天地人病时系统辨证理论

五运六气理论体现了中医学天人相应学术思想，以天、地、人之气相感，探讨天、地、人之变与化，不正常的交感变化使人产生疾病，反映于人的脏腑经络、三阴三阳、气血阴阳变化，表现寒、热、虚、实等系列病理反应，归之于病脉证象并确定有效的治疗方法。天地人病时系统辨证理论为作者在继承经典理论的基础上提出。

1. 辨天　也可称辨天时、辨运气。天时之辨体现了中医学天人相应的理论基础。《素问·气交变大论》云："五运更治，上应天期，阴阳往复，寒暑应随，真邪相薄，内外分离……《上经》曰：夫道者，上知天文，下知地理，中知人事，可以长久……善言天者，必应于人。"应天而辨证，中医学的理论渊源为五运六气理论，我们按照五运六气理论应天辨证，根据不同的运气特点，辨岁运、辨主运、客运、主气、客气，并根据其相互关系，结合标本中气理论，探讨天体运行所产生的气象特点对人体生理和疾病所产生的影响。

为了全面、准确地把握全年气化特征，还应将运与气结合起来，统一进行分析，称为运气相合。根据中运与司天、在泉之气的五行属性之异同，运气相合分为运气同化、运气异化、平气三类，其中运气同化有天符、岁会、同天符、同岁会、太乙天符五种；运气异化视其生克关系，分为顺化、天刑、小逆、不和四种。

《素问·天元纪大论》云："天有五行，御五位，以生寒暑热燥风，人有五脏化五气，以生喜怒思忧恐……寒暑燥湿风火，天之阴阳也，三阴三阳上奉之。"

（1）辨岁运：运气理论认为，以六十年为一甲子，每年岁运各有不同，又称中运，中运说明全年天时气令特点，反映的是年与年之间的差异，以纪年的天干所化之运来表示，根据年干阴阳属性的不同，中运有太过、不及之分，不同的岁运对人体和疾病产生影响。根据运气理论确定岁运，看岁运可能对人体疾病产生的影响。如《素问·天元纪大论》云："甲己之岁，土运统之"，说明甲己之年为土运，其年湿气必胜，人体易发生与湿相关疾病；然后根据五运三纪，分辨岁运之太过、不及和平气，平气是表现出平和的气令变化，民病受天

164

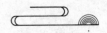

气影响较小。太过、不及则有较大的影响，如《素问·气交变大论》云："岁木太过，风气流行，脾土受邪。民病飧泄食减，体重烦冤，肠鸣腹支满……甚则忽忽善怒，眩冒巅疾……岁木不及，燥乃大行，胠胁痛，少腹痛，肠鸣溏泄……寒雨害物……脾土受邪。"如岁木太过之年，风气流行，木乘土，则脾胃易受邪气；岁木不及之年，金侮木，故燥气流行，土来侮之，则易发脾胃疾病。太过、不及会引发人体疾病。通过辨每年之岁运，以辨其太过，不及之变，则病症可见。

甲己之岁，土运统之；乙庚之岁，金运统之；丙辛之年，水运统之；丁壬之岁，木运统之，戊癸之年，火运统之，天干与五行相配，形成甲己土，乙庚金，丙辛水，丁壬木，戊癸火之辨；地支与三阴三阳、六元相配属，形成巳亥厥阴风木，子午少阴君火，丑未太阴湿土，寅申少阳相火，卯酉阳明燥金，辰戌太阳寒水之辨。

《素问·天元纪大论》云："甲己之岁，土运统之；乙庚之岁，金运统之；丙辛之年，水运统之；丁壬之岁，木运统之；戊癸之年，火运统之……子午之岁，上见少阴；丑未之岁，上见太阴；寅申之岁，上见少阳；卯酉之岁，上见阳明；辰戌之岁，上见太阳；巳亥之岁，上见厥阴……厥阴之上，风气主之；少阴之上，热气主之；太阴之上，湿气主之；少阳之上，相火主之；阳明之上，燥气主之；太阳之上，寒气主之。"

1）辨岁运太过：五运三纪是指岁运之中按木、火、土、金、水归纳一年五时之主运、客运的正常与异常变化，根据天干属性进一步分辨太过、不及、平气。

太过有五："木曰发生，火曰赫曦，土曰敦阜，金曰坚成，水曰流衍。"（《素问·五常政大论》）。太过之年，各有特点：岁木太过，风气流行，脾土受邪；岁火太过，炎暑流行，肺金受邪；岁土太过，雨湿流行，肾水受邪；岁金太过，燥气流行，肝木受邪；岁水太过，寒气流行，邪害心火。

《素问·气交变大论》云："岁木太过，风气流行，脾土受邪。民病飧泄食减，体重烦冤，肠鸣腹支满……甚则忽忽善怒，眩冒巅疾……岁金太过，燥气流行，肝木受邪……岁水太过……寒气流行……邪害心火。"

以"发生"之纪说明五运太过的辨证。《素问·五常政大论》云："发生之纪……阳和布化，阴气乃随，其色青黄白，其味酸甘辛，其象春，其经足厥阴少阳，其脏肝脾……其病怒，太角与上商同，上徵则气逆，其病吐利……秋气劲切，甚则肃杀，清气大至…… 邪乃伤肝。"说明了发生之纪，主运与客运的不正常变化，与人之五色、五味、脏腑、经络相应，做正确的辨证。

2）辨岁运不及：不及有五："木曰委和，火曰伏明，土曰卑监，金曰从革，水曰涸流。"（《素问·五常政大论》）。岁木不及，燥乃大行；岁火不及，寒乃大行；岁土不及，风乃大行；岁金不及，炎火乃行；岁水不及，湿乃大行。

《素问·气交变大论》云:"岁木不及,燥乃大行,胠胁痛,少腹痛,肠鸣溏泄……寒雨害物……脾土受邪……心气晚治,上胜肺金……岁火不及,寒乃大行……岁土不及,风乃大行…… 岁金不及,炎火乃行……岁水不及,湿乃大行。"

3)辨岁运平气:平气有五:"木曰敷和,火曰升明,土曰备化,金曰审平,水曰静顺。"(《素问·五常政大论》)平气是表现出平和的气令变化,通过辨每年之岁运,观察气令变化对人体发病的影响,则病症可见。

(2)辨五运:每个岁运根据天地的运行规律又分五运,五运按所主时间及变化周期分为主运、客运,主运反映一年五季的常规变化,以木、火、土、金、水为序,相应于春、夏、长夏、秋、冬五季,岁岁如此,居恒不移;客运用以表述各年五季气象变化的特殊规律,其序以年干所化之运为初之运,按五音相生之序,太少相间,推移五步,以十年为周期,年年不同。五运主客变化对人体疾病也会产生一定的影响,临床除要考虑主运、客运自身特点之外,还要考虑主客关系及其对人体和疾病的影响。

(3)辨六气:六气的内容主要包括主气、客气,主气代表一年时节气象的常规变化,以五行相生之序,始于厥阴风木,顺次少阴君火、少阳相火、太阴湿土、阳明燥金,终于太阳寒水,固定不变,年年无异;客气代表一年时节气象的特殊变化,客气六步的次第,以年支所化之气为司天,位在三之气,其余各步按三阴三阳(厥阴→少阴→太阴→少阳→阳明→太阳)之序推演,周而复始。六气之辨包括主气、客气、客主加临。

辨司天:司天之气为天气,分左右二间气,在泉之气为地气,分左右二间气。辨天之六气即辨司天之气和其左右二间气,以司天之气为主。六气司天、在泉,六气主客之间相互作用对人体疾病的产生具有很大的影响,各种传染性疾病的发生都与此相关。

以太阳司天之政为例。《素问·六元正纪大论》云:"太阳司天之政,气化运行先天,天气肃,地气静,寒临太虚,阳气不令,水土合德……民病寒湿,发肌肉萎,足痿不收,濡泄血溢。初之气,地气迁,气乃大温……民乃厉,温病乃作,身热头痛呕吐,肌腠疮疡。二之气……民病气郁中满,寒乃始。三之气……民病寒……故岁宜苦以燥之温之,必折其郁气,先资其化源,抑其运气,扶其不胜……用寒远寒,用凉远凉,用温远温,用热远热,食宜同法。"可见,太阳司天之政,寒气影响人体,易发寒湿之病,在初之气,因主气为厥阴风木,风寒合德,易发瘟疫,结合客气、客运,则会变发不同的疾病。间气、六气胜复、郁发等辨病证方法与此相同,只不过司天纪岁,间气纪步而已。病、证(症)俱辨,治则治法明,药食同法。

辨在泉:运气理论主要以在泉来论地气之化。以阳明在泉为例说明辨病

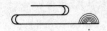

证方法。《素问·至真要大论》云："岁阳明在泉，燥淫所胜，则霜雾清暝。民病喜呕，呕有苦，善太息，心胁痛不能反侧，甚则嗌干面尘，身无膏泽，足外反热。"说明不同年份，在泉不同，地气特点不同，则对人体产生疾病特征不同。

《素问·五运行大论》云："厥阴在上，则少阳在下，左阳明右太阴；少阴在上则阳明在下，左太阳，右少阳；太阴在上则太阳在下，左厥阴右阳明；少阳在上则厥阴在下，左少阴右太阳；阳明在上则少阴在下，左太阴右厥阴；太阳在上则太阴在下，左少阳右少阴。"《素问·天元正纪大论》云："木火土金水，地之阴阳也，生长化收藏。"

《素问·天元正纪大论》云："岁半之前，天气主之，岁半之后，地气主之，上下交应，气交主之，岁纪毕矣。"

辨标本中气：六气中又须辨标本中气。风、寒、暑、湿、燥、火是天气，为天之本气。三阴三阳上奉于天为气之标，与本气相互作用的气为中气，亦为标。标本中气通过六气与三阴三阳的从化关系，反映人的生理病理随着六气的不断变化而发生着不同的变化。因此，标本中气在运气辨证中也非常重要。

辨脉：至于天之六气于人之脉象，不以数推以象谓之。如《五运行大论》所云："天地阴阳者，不以数推以象之谓也……天地之气，胜复之作，不形于诊也。《脉法》曰：天地之变，无以脉诊。"因此，我们在辨天、地之气时，不以脉辨。但仍要知天之五运六气之脉象特征。《素问·至真要大论》云："北政之岁，少阴在泉，则寸口不应；厥阴在泉，则右不应；太阴在泉，则左不应。南政之岁，少阴司天，则寸口不应；厥阴司天，则右不应；太阴司天，则左不应……南政之岁，三阴在天，则寸不应；三阴在泉，则尺不应。左右同。"所以，在五运六气辨证时，应明脉之应与不应，以助病证之辨。

天时的辨证方法即五运六气理论的临床应用，可参看拙著《五运六气入门与提高十二讲》《三因司天方解读》。

2. 辨地　不同的方位、地域、同一地方的高下不同，对人体疾病的发生和影响都有不同。

（1）辨地气：《素问·五常政大论》云："天不足西北，左寒而右凉，地不满东南，右热而左温……阴阳之气，高下之理，太少之异也……是以地有高下，气有温凉，高者气寒，下者气热，故适寒凉者胀，之温热者疮……西北之气散而寒之，东南之气收而温之，所谓同病异治也。"说明不同的地理环境，人秉地气有所不同，辨病辨证亦有不同。

同一地方的不同地域，辨证亦有区别。《素问·五常政大论》云："一州之气，生化寿夭不同……高下之理。地势使然也。崇高则阴气治之，污下则阳气治之。阳胜者先天，阴胜者后天，此地理之常，生化之道也。"

（2）辨五方：中医理论以五行理论与五方相配，《素问·五运行大论》云：

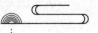

"南方生热，热生火，火生苦，苦生心，心生血，血生脾……在体为脉，在脏为心。其变炎烁，其眚燔焫……热伤气，寒胜热。"说明了东、南、中、西、北五方气的变化与病证之辨。以北方为例，《素问·五运行大论》云："北方生寒，寒生水，水生咸，咸生肾，肾生骨髓，髓生肝。其在天为寒，在地为水，在体为骨，在气为坚，在脏为肾。其性为凛，其德为寒，其用为藏，其色为黑，其化为肃，其虫鳞，其政为静，其令霰雪，其变凝冽，其眚冰雹，其味为咸，其志为恐。恐伤肾，思胜恐；寒伤血，燥胜寒；咸伤血，甘胜咸。"因此，我国不同省份，不同的地区，临床辨证亦有所不同。

（3）辨九州：《素问·五常政大论》云："委和之纪……其病摇动注恐……上宫与正宫同……眚于三……伏明之纪……其发痛，其脏心……眚于九。"三、九等数为九宫之数，应于九州，其辨病证不同。

3. 辨人　天地之阴阳，五运六气的异常变化可致人生病，人感受天之邪气，应于三阴三阳，阴阳气血，脏腑经络，正邪交争，反映出寒、热、虚、实的病理变化，应于天地，变见于人，脉之可见。在人则辨病脉证。《素问·气交变大论》云："夫道者，上知天文，下知地理，中知人事，可以长久。"

辨人之病脉证原则，要审察病机，无失气宜；谨守病机，各司其属。《素问·至真要大论》云："夫百病之生也，皆生于风寒暑湿燥火，以之化之变也……审察病机，无失气宜……谨守病机，各司其属。有者求之，无者求之，盛者责之，虚者责之，必先五胜，疏其血气，令其调达，而致和平。"

人之辨病脉证方法与《黄帝内经》《伤寒论》同法，总结历代医家认识：包括人的性别、年龄、体质、物质基础、三阴三阳、升降出入、开阖枢。

（1）性别、年龄：不同的性别，发病特点不同，与男女体质和气血盛衰有关。如《素问·上古天真论》云："女子七岁，肾气盛，齿更发长……丈夫八岁，肾气实，发长齿更"。不同的年龄与疾病的发生也有影响的，如《灵枢·天年》指出："五十岁，肝气始衰，肝叶始薄，胆汁始灭，目始不明；六十岁，心气始衰，苦忧悲，血气懈堕，故好卧；七十岁，脾气虚，皮肤枯；八十岁，肺气衰，魄离。故言善误；九十岁，肾气焦，四脏经脉空虚；百岁，五脏皆虚，神气皆去，形骸独居而终矣。"

（2）体质辨证：中医体质学说源于《黄帝内经》。《灵枢·寿夭刚柔》云："人之生也，有刚有柔，有弱有强，有短有长，有阴有阳"。《灵枢·通天》云："太阴之人，多阴而无阳……少阴之人，多阴少阳…太阳之人，多阳而少阴……少阳之人，多阳少阴……阴阳平和之人，其阴阳之气和，血脉调。"《灵枢·营卫生会》云："壮者之气血盛，其肌肉滑，气道通，荣卫之行，不失其常……老者其气血衰，其肌肉枯，气道涩，五脏之气相搏，其营气衰少而卫气内伐。"

当代中医体质学快速发展，形成了一门独立的分支学科。融生物学、人

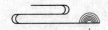

类学、人体的差异规律及其疾病发生、发展和演变的关系等问题为主要内容。体质与先天禀赋、后天营养密切相关，人生之后，如患疾病，要充分考虑体质因素。

在运气体质辨证过程中，有人以出生日的干支来推求其体质与发病，这样的结果只可能是人体质辨证的一个部分，因为体质和发病还与遗传、情志、社会、发病时的各种因素密切相关，单从遗传角度来讲，其父母、祖父母、外祖父母的体质基因都会对人的体质因素产生影响，不能唯出生日的干支来推求体质与发病，综合考虑会更全面。

（3）辨物质基础：人体生命的物质基础是气血、阴阳。在此基础上，探讨人患病后气血、阴阳的生理病理变化，进行辨证论治，是基于人体的辨证论治模式。在这个层次上，不是辨气血、阴阳、津液疾病，而是探讨人体的生命活动物质基础，通过调理人体的气血、阴阳，达到气血顺、阴阳和的目的，从而通过人体自身的气血、阴阳调和而去防病、治病。

（4）三阴三阳辨证：人体的三阴三阳，指厥阴、少阴、太阴、少阳、阳明、太阳，组成人体六气，《黄帝内经》《伤寒杂病论》都是以三阴三阳为辨证基础。《伤寒论》三阴三阳是在《黄帝内经》三阴三阳的基础上发展而形成的，是对《黄帝内经》三阴三阳的继承和发展，有其深层的物质基础，是人体内的六气，构成生命的物质基础之一。三阴三阳辨证是人体辨证的深入，涉及升降出入、开阖枢等理论，将人体荣卫气血、阴阳津液的物质基础进一步细化，与脏腑经络相对应，构成了人体动态的辨证论治体系。

（5）辨升降出入：《素问·六微旨大论》云："出入废则神机化灭，升降息则气立孤危。故非出入，则无以生长壮老已；非升降，则无以生长化收藏。是以升降出入，无器不有。故器者生化之宇，器散则分之，生化息矣。故无不出入，无不升降，化有小大，期有近远，四者之有，而贵常守，反常则灾害至矣。"升、降、出、入是气的运动形式，升、降、出、入的变化，对疾病的发生产生影响，因此，临床辨证要重视气的升、降、出、入。

（6）辨开阖枢：开阖枢是人体三阴三阳之气的出入离合运动过程，是六经六气的开阖枢。人体之气分阴阳，阴阳之气各分三阴三阳，三阴三阳之气分属六经之中。太阳经中之气为太阳，阳明经中之气为阳明，少阳经中之气为少阳；太阴经中之气为太阴，厥阴经中之气为厥阴；少阴经中之气为少阴。阴阳处于阴平阳秘的动态平衡之中，三阴三阳之气，则同时也处于动态平衡之中。阴阳相伴而行，外为阳，三阳之离合：太阳为开，阳明为阖，少阳为枢；内为阴，三阴之离合也：太阴为开，厥阴为阖，少阴为枢。太阳开时，厥阴为阖；阳明阖时，太阴为开；少阳、少阴则起到枢机作用，实现阴平阳秘的动态运动；阴阳冲冲，积传一周，气里形表而为相成。如《素问·阴阳离合论》所言："是故

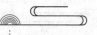
三阳之离合也，太阳为开，阳明为阖，少阳为枢。三经者，不得相失也，搏而勿浮，命曰一阳……三阴之离合也，太阴为开，厥阴为阖，少阴为枢。三经者，不得相失也，搏而勿沉，名曰一阴。阴阳冲冲，积传为一周，气里形表而为相成也。"说明人之三阴三阳之气循行于三阴三阳经脉之中，阴阳相属，阴阳气相贯，三阴三阳气之离与合，以开阖枢的形式，产生升降出入活动，是生命活动的保证，开阖枢不利，则发生疾病。

《素问·热论》云："伤寒一日，巨阳受之，故头项痛，腰脊强；二日阳明受之，阳明主肉，其脉侠鼻络于目，故身热，目疼而鼻干，不得卧也；三日少阳受之，少阳主胆，其脉循胁络于耳，故胸胁痛而耳聋。三阳经络皆受其病，而未入于脏者，故可汗而已。四日太阴受之，太阴脉布胃中，络于嗌，故腹满而嗌干；五日少阴受之，少阴脉贯肾络于肺，系舌本，故口燥舌干而渴；六日厥阴受之，厥阴脉循阴器而络于肝，故烦满而囊缩。三阴三阳，五脏六腑皆受病，荣卫不行，五脏不通，则死矣。"说明三阴三阳经的受邪过程是先阳后阴，先三阳后三阴，这是因为阳在表，阴在里的原因，如此我们便理解了三阴三阳的离合出入运动以及机体抵抗外邪的发病顺序，也理解了阴阳之气在经脉中的运行规律。

4. 辨疾病　辨疾病包括辨病史、病因、病象、病机。

（1）辨病史：辨病史要了解疾病发生的起始和发展、治疗过程。

（2）辨病因：辨病因有内因、外因和其他因素。中医病因理论肇源于《黄帝内经》，明确提出三因辨证见于《金匮要略》，发展于陈无择《三因极一病证方论》。外因为邪，中医学邪的概念称为六淫，为六气之异常变化，乃风、寒、暑、湿、燥、火者也。《素问·六微旨大论》云："亢则害"。《素问·六元正纪大论》："风胜则动，热胜则肿，燥胜则干，寒胜则浮，湿盛则濡泻。"《素问·五运行大论》曰："风伤肝……热伤气……湿伤内……热伤皮毛……寒伤血。"正气与邪气交争是疾病发生的根本原因。邪气之所以能侵害人体而发病，是因为正气虚弱，抗邪无力。人体正气强，气血阴阳盛，卫外固密，外邪难以入侵，内邪不能产生，就不会发生疾病。《素问遗篇·刺法论》云："正气存内，邪不可干。"当人体正气不足，脏腑气血阴阳失调，卫外不固，外邪可乘虚而入，或引发内邪，发生疾病。《素问·评热病论》云："邪之所凑，其气必虚。"《灵枢·百病始生》云："此必因虚邪之风，与其身形，两虚相得，乃客其形。"五运六气因素是影响人体发病的诱因，我们也可以称之为"运气因"，属于外因。

内因是人体体质、气血阴阳、三阴三阳、升降出入、开阖枢、情志等的变化。

其他因素如饮食劳倦、生活不节、房事过度、外伤、虫兽咬伤、瘟疫戾气、环境污染等，都要辨明。

（3）辨病象：病象包括症象、色象、味象、舌象、脉象等。症象即症状表现，我国在远古即有疾病症状的描述，《黄帝内经》记载了大量的疾病症状，有些地方甚至以辨症论治。色象理论源于《黄帝内经》，《素问·脉要精微论》云："察五色，观五脏有余不足，六腑强弱，形之盛衰，以此参伍，决死生之分。"五色之辨对认识疾病也有重要的指导作用。五味亦是体内的外在表象，通过五味之象，可以测知脏腑病位。《素问·五脏生成》云："色味当五脏：白当肺、辛，赤当心、苦，青当肝、酸，黄当脾、甘，黑当肾、咸。故白当皮，赤当脉，青当筋，黄当肉，黑当骨"。舌象首见于《黄帝内经》，由后世医家丰富发展起来，《素问·刺热论》云："肺热病者，先淅然厥气毫毛，恶风寒，舌上黄，身热。"我们通过临床观察发现，舌质多体现人体之本象，如体质、气血阴阳、五脏之象；舌苔多体现人体之标象，如外邪、六腑之化象。脉象理论在中医学的缘起和发展过程中始终是中医理论体系的核心，《素问·脉要精微论》云："脉为血之府也"，《伤寒杂病论》云："脉为血气之先见"。当代人结合现代科学，将脉象扩大应用，可谓对中医脉学理论的发展。我们的观点是遵循传统脉学思想，梳理历代脉学经验，沿袭传统脉象方法，体现传统中医特点。五运六气也是以象为表现的。自然界气候、物候的变化都是五运六气象的反应，我们可以称为"运气象"。在人体，也有明显的象反应。如表现厥阴风木的六气特征是，人体可有情绪波动，烦躁易怒；表现阳明燥金时，人可有口干、口渴的表现。此外，中医理论中还有梦象和意象之辨，临证可以综合考虑。至于有人发挥卦象和数象，则要摒弃唯心，科学唯物。

（4）辨病机：《素问·至真要大论》提出了病机十九条，历代医家代有发挥。中医病机的内涵有病位、病性和病势。

1）病位：即疾病发生的部位。《黄帝内经》对病位的认识有脏腑、经络、三焦、内外皮腠表里、卫气营血、阴阳、三阴三阳等，《伤寒杂病论》则在《黄帝内经》的基础上进一步发挥了半表半里、六经等。辨病位就是推断疾病发生在人体的位置。

脏腑、经络辨证根据中医脏象理论。脏象理论肇源于《黄帝内经》，"脏藏于内而象见于外"，是通过外象以推求疾病所在的脏腑、经络的方法。

六经辨证是当代人对《伤寒论》的发挥，是将外感病发生、发展过程中所表现的各种证候，以阴阳为总纲，归纳为三阳病证（太阳病证、阳明病证、少阳病证）、三阴病证（太阴病证、少阴病证、厥阴病证）两大类。六经的常见证候有太阳病证、阳明病证、少阳病证，太阴病证、少阴病证、厥阴病证。

卫气营血辨证由清代医家叶天士提出，《叶香岩外感温热篇》云："温邪上受，首先犯肺，逆传心包。肺主气属卫；心主血属营。辨营卫气血虽与伤寒同，若论治法，则与伤寒大异也。"又曰："大凡看法，卫之后方言气，营之后方

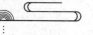

言血。在卫汗之可也，到气才可清气；入营犹可透热转气……入血就恐耗血动血，直须凉血散血。"以卫分、气分、营分、血分四个阶段说明温热病由浅入深，病情轻重及病邪传变规律。

清代吴瑭提出三焦辨证，其在《温病条辨》中曰："凡病温者，始于上焦，在手太阴……温病由口、鼻而入，鼻气通于肺，口气通于胃。肺病逆传，则为心包。上焦病不治，则传中焦，中焦病不治，即传下焦，肝与肾也。始上焦，终下焦。"指出温热病的发生规律是始于上焦手太阴肺，终于下焦肝、肾，从浅到深，从上到下，从轻至重。

2）病性：即疾病的性质，可以阴阳寒热虚实温凉风火统之。后世在《黄帝内经》《伤寒杂病论》阴阳、表里、寒热、虚实的基础上，提出八纲辨证，明代张介宾对八纲做了全面论述，《景岳全书》以阴阳为二纲，以表、里、寒、热、虚、实为六变，以二纲统六变，作为辨证的纲领。当代祝味菊首提"八纲"概念，他在《伤寒质难》中说："所谓八纲者，阴、阳、表、里、寒、热、虚、实是也，古昔医工观察各种疾病之证候，就其性能之不同，归纳为八种纲要，执简驭繁，以应无穷之变。"我们认为，表里为病位；阴阳既可为病位，也是病性；风、火、寒、热、温、凉既可是病因，也可是病性；虚实既可表现体质的强弱，又能表现疾病的性质。

3）病势：即疾病发展的趋势或转化，包括疾病进展的过程。《素问·平人气象论》云："脉从阴阳，病易已；脉逆阴阳，病难已。脉得四时之顺，曰病无他；脉反四时及不间藏，曰难已。"《素问·玉机真脏论》云："五脏相通，移皆有次。五脏有病，则各传其所胜"，又云："真肝脉至，中外急，如循刀刃责责然，如按琴瑟弦，色青白不泽，毛折乃死。"后世医家对病势转化辨证都很重视，我们在临床辨证，结合西医学手段，把握疾病发展趋势。

5. 辨时　辨时即辨发病和疾病加重或最重的时间。同一个病人或不同的疾病在不同的年份，对人体疾病的影响各不相同；在一年中不同的季节，人体四时的阴阳之气亦不相同，春天阳长阴消，夏天阳气最盛，秋天阳消阴长，冬天阴气最盛，人体辨证特点亦各有异；一日之中不同的时辰，平旦阳气生，日中阳气隆，日西阳气虚，子夜阴气盛，阴阳消长的规律决定疾病的发生、传变和预后，发病特点是不一样的，因此需要因时辨证。

《黄帝内经》记载了大量的时间发病规律。《素问·金匮真言论》云："东风生于春，病在肝，俞在颈项；南风生于夏，病在心，俞在胸胁；西风生于秋，病在肺，俞在肩背；北风生于冬，病在肾，俞在腰股；中央为土，病在脾，俞在脊。"《灵枢·根结》亦云："发于春夏，阴气少，阳气多……发于秋冬，阳气少，阴气多。"《素问·六元正纪大论》云："先立其年以明其气，金木水火土运行之数，寒暑燥湿风火临御之化，则天道可见。"

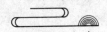

《素问·六元正纪大论》云："气用有多少，化治有盛衰，衰盛多少，同其化也……风温春化同，热曛昏火夏化同，胜与复同，燥清烟露秋化同，云雨昏暝长夏化同，寒气霜雪冰冬化同。"《素问·气交变大论》云："火不及，夏有炳明光显之化，则冬有严肃霜寒之政，夏有惨凄凝冽之胜，则不时有埃昏大雨之复，其眚南，其脏心，其病内舍膺胁，外在经络……金不及，夏有光显郁蒸之令……其脏肺，其病内舍膺胁肩背，外在皮毛。"说明了四时之变与病证之辨。

《素问·至真要大论》云："寒暑温凉盛衰之用，其在四维，故阳之动，始于温，盛于暑；阴之动，始于清，盛于寒。春夏秋冬，各差其分……其脉应皆何如？……春不沉，夏不弦，冬不涩，秋不数，是谓四塞。沉甚曰病，弦甚曰病，涩甚曰病，数甚曰病。"四时之变显于脉，应该病脉证并辨。

《伤寒论》更是发《黄帝内经》之未发，对疾病的发病时间辨证论治，如第186条："伤寒三日，阳明脉大"，第27条："伤寒三日，三阳为尽，三阴当受邪"，第23条："太阳，病得之八九日，如疟状"，第302条："少阴，病得之二三日，麻黄附子甘草汤。"第7条："发于阳，七日愈；发于阴，六日愈。"第271条："伤寒三日，少阳脉小者，欲已也。"对病欲解时的论述："太阳，病欲解时，从寅至未上"，提出了六经病欲解时的规律，并论述了大量的与发病与病情转化的时间规律。

五运六气临证方药

根据《黄帝内经》五运六气理论，药用《神农本草经》，作者创制五运六气临证方药。

1. 运用运气学说治疗疾病 《素问·六节脏象论》云："不知年之所加，气之盛衰，虚实之所起，不可以为工矣。"运用运气学说治疗疾病，首先要认识疾病与运气的关系，确定发病病机，制定治疗原则，选择对症方药。具体方法：

（1）先用天干确定岁运：岁运"太过""不及"会影响人体相应脏腑：土运太过，雨湿流行，易伤脾、肾；土运不及，风乃大行，易伤肝、脾、肾。金运太过，燥气流行，易伤肺、肝；金运不及，炎火大行，易伤心、肺、肝。水运太过，寒气流行，易伤肾、心；水运不及，湿乃大行，易伤脾、肾、心。木运太过，风气流行，易伤肝、脾；木运不及，燥乃大行，易伤肺、肝、脾。火运太过，炎暑流行，易伤心、肺；火运不及，寒乃大行，易伤肾、心、肺。

（2）根据岁运太过、不及，制定五运太过、不及临证方药。

2. 五运太过方药

（1）岁木太过：《素问·气交变大论》云："岁木太过，风气流行，脾土受邪。"岁木太过，乘土侮金，理论上以泻肝、补脾、润肺为法，临床实际以泻肝为要。岁木太过，肝气上从，解决发病原因为肯綮，临证结合实际加减。

自拟方：①芍术汤：芍药、生白术。芍药酸以抑木，芍药之苦以泻子抑母；白术甘土以养。②乌萸汤（乌梅、山茱萸）：以乌梅、山茱萸酸抑风木。

常用抑木药物：乌梅、生白芍、山萸肉。

常用扶土药物：白术、人参、山药、大枣。

常用润金药物：天冬、麦冬、沙参、生地。

（2）岁火太过：《素问·气交变大论》云："岁火太过，炎暑流行，肺金受邪"，岁火太过，心气上从，乘金侮水，火乘金则愈燥，火侮水则交争。理论上考虑心、肺、肾，临证实际以泻火为要。

自拟方：①连冬汤（黄连、天冬）：黄连苦寒泻火，天冬甘土生金。②连栀汤：黄连、栀子苦寒泻火。

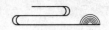

常用泻火药物：黄连、竹叶、栀子等。

常用润金药物：天冬、麦冬、沙参等。

常用助水药物：僵蚕、玄参、鳖甲等。

(3) 岁土太过：《素问·气交变大论》云："岁土太过，雨湿流行，肾水受邪。"岁土太过，脾气上从，乘水侮木。土乘水则土愈湿，土侮木则木郁。理论考虑肝、脾、肾。实际治以泻土为要。

自拟方：苍苓汤（苍术、茯苓）：苍术苦温助母抑湿，茯苓甘泻脾湿。

常用泻土药物：苍术、白术、茯苓、薏米等。

常用助水药物：旋覆花、玄参、肉苁蓉等。

常用疏木药物：乌梅、芍药、山萸肉、香附等。

(4) 岁金太过：《素问·气交变大论》云："岁金太过，燥气流行，肝木受邪。"岁金太过，肺气上从，乘木侮火，乘木则肝燥，侮火则燥热。理论考虑肺、肝、心，实际以泻金为要。

自拟方：①麦地汤（生地、麦冬）：生地甘寒、麦冬甘平泻母抑子。②天梅汤（天冬、乌梅）：天冬甘平泻母抑子，乌梅酸柔风木。

常用泻金药物：半夏、天冬、麦冬、沙参等。

常用柔木药物：乌梅、芍药、山萸肉等。

常用助火药物：干姜、附子（辛温助火制金凉）；紫菀、麻黄（苦温入心助火克金）。

(5) 岁水太过：《素问·气交变大论》云："岁水太过，寒气流行，邪害心火。"岁水太过，肾气上从，乘火侮土，乘火则火弱，侮土增寒湿。理论考虑肾、心、脾，实际以泻水为要。

自拟方：①桂姜汤（桂枝、干姜）：以桂枝、干姜辛温助火温金燥水。②连附汤（黄连、附子）：黄连苦寒发郁火，附子辛温助火温金燥水。

常用燥水药物：桂枝、干姜、附子、肉桂（辛温助火温金燥水）；车前子、泽泻甘咸寒泻水。

常用助土药物：苍术、白术、茯苓、薏米等。

常用助火药物：干姜、附子、桂枝、肉桂（辛温助火，温金燥水）。

3. 五运不及方药

(1) 岁木不及：《素问·气交变大论》云："岁木不及，燥乃大行。"木不及，金乘之，土侮之。理论上考虑肺、肝、脾，抑金、柔木、泻土。因"燥乃大行"，故以润燥为主，结合实际，兼顾其他。

自拟方：①沙冬汤（沙参、天冬）：甘寒以助土生金润燥。②苍苓汤（苍术、茯苓）：苍术苦温助母抑湿，茯苓甘泻土湿。③乌萸汤（乌梅、山萸萸）：以乌梅、山萸萸酸柔风木。燥劫肝阴，伤肝气，故柔之。

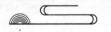

常用柔木药物：乌梅、山萸肉、枸杞、芍药等。

常用润燥药物：沙参、天冬、麦冬等。

常用泻土药物：苍术、茯苓、薏米、白术等。

（2）岁火不及：《素问·气交变大论》云："岁火不及，寒乃大行。"火不及，水乘之，金侮之。理论上考虑肾、心、肺，温水、助火、泻金。因"寒乃大行"，故以温水为主。

自拟方：①桂姜汤（桂枝、干姜）：桂枝、干姜辛温助火温金。②夏白汤（半夏、薤白）：半夏辛平、薤白辛苦温泻金。

常用泻金药物：半夏、薤白、木香等。

常用温水药物：桂枝、干姜、附子、肉桂等。

常用助火药物：麻黄、厚朴、远志等。

（3）岁土不及：《素问·气交变大论》云："岁土不及，风乃大行。"土不及，木乘之，水侮之。理论上考虑肝、脾、肾，抑木、补土、泻水。因"风乃大行"，故以疏风为主。

自拟方：①乌萸汤（乌梅、山茱萸）：以乌梅、山茱萸酸柔风木。②乌芍汤（乌梅、芍药）：以乌梅、芍药酸以抑木，芍药之苦以泻子抑母。③参术汤（人参、白术）：甘养脾土。

常用抑木药物：乌梅、山萸肉、芍药等。

常用扶土药物：白术、人参、山药、大枣等。

常用泻水药物：旋覆花、泽泻、车前子、肉苁蓉等。

（4）岁金不及：《素问·气交变大论》云："岁金不及，炎火乃行。"金不及，火乘之，木侮之。理论上考虑心、肺、肝，泻火、扶金、柔木。因"炎火乃行"，故以泻火为要。

自拟方：①连芩汤（黄连、黄芩）：以芩连苦寒清火。②乌芍汤（乌梅、芍药）：以乌梅、芍药酸以抑木，芍药之苦以泻子抑母。③参冬汤（人参、麦冬）：甘养脾土，以生金。

常用泻火药物：黄连、黄芩、栀子、竹叶等。

常用扶金药物：金之性凉，金之化燥，故以人参、山药、天冬、麦冬甘寒等助土生金水。

常用柔木药物：乌梅、山萸肉、芍药等。

（5）岁水不及：《素问·气交变大论》云："岁水不及，湿乃大行。"水不及，土乘之，火侮之。理论上考虑脾、肾、心，燥土、温水、泻火。因湿乃大行，故以燥土为主。

自拟方：①苍苓汤（苍术、茯苓）：苍术苦温助母抑湿，茯苓甘泻脾湿。②桂姜汤（桂枝、干姜）：桂枝、干姜温水。③连栀汤（黄连、栀子）：苦寒泻火。

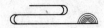

常用燥土药物：苍术、茯苓、白术、薏米。

常用温水药物：桂枝、干姜、附子、肉桂。

常用泻火药物：黄连、栀子、黄芩、竹叶。

4. 五运太过、不及临证方药制方依据　五运太过、不及临证方药依据《素问·气交变大论》而制定，以岁运太过、不及的发病特点而立方，五运（小运）主客太少可根据客主之间的相互关系，结合实际，参照运用五运（岁运）太过、不及临证方药。

五运太过、不及之发病关系源于《黄帝内经》五行生克乘侮理论，《素问·五运行大论》云："气有余，则制己所胜而侮所不胜；其不及，则己所不胜侮而乘之，己所胜轻而侮之。"从理论上讲，临证要充分考虑太过、不及之气与乘侮之所之间的影响，但实际临床中，要考虑客观表现，针对致病根源，抓住肯綮，解决实际问题。

《素问·气交变大论》在岁运太过、不及中论述了各种病症，全与本脏及乘侮之所相关，个人认为，其所论为一岁之中可能发生的各种病症，是一岁中的一般规律，因人、因地、因时而宜，实际临床实践中发现确实如此，故邹氏五运六气临证方不以其所列病症制方，而以运气之机立法，设置灵活的五运太过、不及临证方。

5. 六气临证方药。

（1）厥阴风木：代表方：乌梅丸、逍遥丸。

自拟方：①乌萸汤（乌梅、山茱萸）：以乌梅、山茱萸酸柔风木。②乌芍汤（乌梅、芍药）：以乌梅、芍药酸以抑木，芍药之苦以泻子抑母。③乌归汤（乌梅、当归）：以乌梅之酸以抑木，当归甘土侮木。

常用药物：柴胡、香附、白芍、当归、乌梅、山茱萸、枣仁等。

（2）少阴君火：代表方：黄连泻心汤、黄连阿胶汤、栀子豉汤。

自拟方：①黄蝉汤（黄连、蝉蜕）：蝉蜕之咸寒以助水克火，黄连之苦以泻火。②黄胶汤（黄连、阿胶）：黄连之苦以泻火，阿胶之甘以平土生子，以子盗母气。③黄竹汤（黄连、竹叶）：黄连、竹叶苦以泻火。

常用药物：黄连、黄芩、栀子、竹叶、莲子心、蝉蜕等。

（3）太阴湿土：代表方：平胃散。

自拟方：①苍苓汤（苍术、茯苓）：苍术苦温燥湿，茯苓甘泻脾湿。②苍陈汤（苍术、陈皮）：苍术苦温燥湿，陈皮辛温扶子抑母。

苍朴汤（苍术、厚朴）：苍术、厚朴苦温燥湿。

常用药物：苍术、茯苓、陈皮、甘草、厚朴等。

（4）少阳相火：代表方：小柴胡汤。

自拟方：柴芩汤（柴胡、黄芩）：苦以清火。

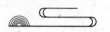

常用药物：柴胡、黄芩、龙胆草、夏枯草等。

（5）阳明燥金：代表方：增液汤、沙参麦冬汤。

自拟方：麦地汤（生地、麦冬）：生地甘寒、麦冬甘平治母及子。

常用药物：生地、沙参、天冬、玄参、麦冬等。

（6）太阳寒水：代表方：附子干姜汤。

自拟方：桂姜汤（桂枝、干姜）：以桂枝、干姜辛温寒水。

常用药物：桂枝、干姜、附子、肉桂等。

6. 综合运气相合，灵活应用　辨明岁运、主运、客运、主气、客气、客主加临、逆从胜复、郁发关系，综合运气相合，凡不合德化政令者，则为邪害，成为发病诱因。陈无择曰："五运流行，有太过不及之异；六气升降，则有逆从胜复之差。凡不合于德化政令者，则为变眚，皆能病人。"

如有邪害，一般会相互存在，具有多种病机，临证要找综合作用后的主要病机，兼顾其他，原机活方。运气理论是以五脏为中心的辨机体制，临证还要考虑六腑、经络、气血阴阳及各种致病因素。

运气用药，无外补泻，考虑寒热虚实、生克乘侮，药用四气五味，参以功效主治。五运临证方药、六气临证方药可相参互用，大道至简，不要过于繁杂，思辨要全面，应用要简单。所制方药全为对药，灵活加减配伍应用，酌选一方，结合运气和发病特点，明辨发病之机，机同症异，临证也需加减。只要辨机准确，灵活应用，卓有疗效。

五运六气临证方药具有明显的针对性和灵活性，一切以临证表现为前导，结合运气规律，切中病机，圆机活法。

（本文选自《三因司天方解读》）

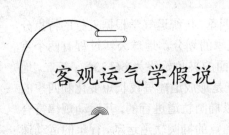

客观运气学假说

传统运气学说是以宇宙天体运行规律,演绎自然规律和人体生命规律的一门学科。其内涵是以天体视运动现象,与自然界气象、气候、物候等变化相联属,将人体生命与疾病变化规律进行深入探讨并提出防病治病方法。由于古人对客观世界的认识角度和认识方法所限,传统运气学是建立在以人所能观察到的天体自然现象为基础的理论体系,既有客观性,也有主观性。

客观运气学是在中医天人相应观念指导下,以地球在宇宙间的运行规律,探讨自然界气象、物候和人体发病及防病治病的理论体系。客观运气学研究的内涵是地球在太阳系的公转、自转规律和宇宙能量、大气环流规律以及由此而产生的自然现象和人体发病规律,它包涵了传统中医运气学的研究成果,从客观认识角度上,全面展现自然规律和人体发病规律。

所谓宇宙能量,是指太阳系中有各种高能射线以及各种高能粒子流等物质的运动。地球在运动过程中,大气环流受宇宙能量的影响,故而产生五运六气的各种变化。

1. 客观运气学假说

(1)五运是地球公转轨道的客观规律和现象:传统运气学认为:五运是木、火、土、金、水五行的运行变化,说明宇宙天体、自然气候、气象、物候与人体疾病的相关变化规律。其对自然现象和人体发病的认识也是客观的,只是认识的角度是从人的自我感知,以自我为中心来说明这些现象。《汉书·艺文志》云:"五行者,五常之行气也。"《周礼·春官宗伯第三·保章氏》云:"以五云之物,辨吉凶、水旱降丰荒之祲象。"王冰曰:"五运,谓五行之气,应天之运而主化者也。"陈言曰:"夫五运六气,乃天地阴阳运行升降之常道也。"

传统运气学将五运分为主运和客运,以木、火、土、金、水五行类之;以角、徵、宫、商、羽五音象之,根据不同的年份分别太少。

客观运气学站在自然的角度,吸取传统运气学的研究成果,来说明五运的发生机制。客观运气学仍将沿用五音太少、五行属性的基本概念来阐述地球公转规律,说明自然现象。

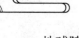

地球随太阳公转产生春、夏、秋、冬、四季，传统运气学根据五行的特点分为五季，在客观运气学中仍将沿用传统五季的划分。地球公转过程有两个重要特点：第一，地轴与公转轨道面即黄道面的夹角始终为66°33′；第二，地轴在宇宙间的倾斜指向始终不变。这两点是形成地球昼夜长短变化和四季的主要原因。地球的公转运动是围绕太阳以椭圆轨道进行的，其运动规律符合开普勒定律。即行星沿着以太阳为一个焦点的椭圆轨道运动，行星的运动速度随着它与太阳之间的距离变化而改变，而行星运行轨道尺寸与轨道周期相关联。

主运的概念：主运是地球公转产生的自然规律，为每年都有的现象。五季的产生是地球公转过程中由太阳对地球表面的光照时间所决定的，其根本原因在于温度的变化。季节的产生不是因为地球与太阳之间的距离形成的，而是因为日照时间。地球 1 月离太阳近一些，6 月离太阳远一些。不过由于黄道是倾斜的，所以太阳位于赤道北部时（3 月 21 日到 9 月 23 日），北半球的日照时间长一些，而且太阳与地面的角度比较大。南半球的情况正相反，从 9 月 23 日到第二年的 3 月 21 日，太阳照耀南半球长一些。于是，当北半球面临冬季时，南半球正处于夏季，两个半球的季节正相反。3 月 21 日和 9 月 23 日正是中国传统的二十四节气中的春分、秋分的时间点。

客运的概念：客运是不同年份地球公转特殊规律和现象。由于地球的公转轨道每年与太阳的远近距离有差别，就造成了岁运之间的特殊规律和现象，形成客运规律。

（2）六气是地球公转过程中的宇宙能量和大气环流作用现象：传统运气学认为：六气是指自然界风、热、火、湿、燥、寒六种气化现象，分天气和地气，六气分别以厥阴、少阴、太阴、少阳、阳明、太阳来标示明理，反映天地之气的运动变化。

客观运气学吸收传统运气学的内涵，认为六气的产生源于宇宙能量和大气环流现象。主气六步是每年正常的宇宙能量和大气环流现象，客气六步是不同年份特殊的宇宙能量和大气环流现象。

如风的产生源于大气的流动，而大气的流动源于地球的公转和自转，也有宇宙能量的因素。地球围绕太阳公转过程中，太阳照射地球表面时间长为火，太阳照射地球表面时间短为寒，由寒到热的转换分别由温到热、再到火；由火到寒的运行过程中，经历湿和燥、到寒。这是由太阳传递到地球的热量所决定的，与光照时间有关，是自然现象，宇宙能量和大气环流是有普遍规律的，这是主气六步规律。

客气是由宇宙能量、大气环流所决定的，每一年地球运行轨迹不同，所以表现在地球的六气特征不同，古人观察了客气的不同特征，以三阴三阳来标

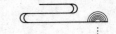

示说理六步不同特征，并总结了司天、在泉规律，及客气六步规律，这些现象是宇宙能量、大气环流的客观征象，客观运气学沿用传统运气学的成就，以揭示大自然的客观规律。

迁正、退位，升降不前等概念揭示的可能是地球公转过程与宇宙能量、大气环流之间发生的特殊现象和规律。

（3）太过不及与运气交接时刻是地球公转轨迹造成的：地球的公转总体轨迹是有规律的，而且运行周期是特定的，但不是按照标准的轨道运行的，是飘逸的，其间有误差，是形成交接时刻不同的原因之一。每年运行轨迹的不同是形成太过、不及的根本，其原因是地球与太阳之间的距离。研究发现：太阳以恒星为起点绕着天空旋转一周所用的时间要比以春分点为起点绕着天空旋转一周所用的时间多11分钟。这说明，春分点在群星之间一直移动，这种移动被称为"岁差"。是地球绕着太阳运行时地轴缓慢移动造成的。根据传统运气学的成果，地球公转轨迹遵循60年的循环规律。

（4）地球气候、气象、物候是由地球运行轨迹决定的：现代气象学包括了气候和风、寒、暑、湿、燥、火六气的气象变化。在传统运气学中，气令统指自然界的各种变化，气候是四季温暖寒凉的变化，气象是风、寒、暑、湿、燥、火六气的特征。物候的概念源于古代，至今仍然沿用。地球公转在不同的位置，与太阳之间的距离及光射时间产生不同的气候，不同的纬经度、同一纬度的高下不同都对气候产生影响。地球在运动过程中产生的大气环流现象以及宇宙能量的影响，产生气象。物候则是地球公转过程中，地球生物的应激现象。

（5）地球公转、宇宙气流对人体发病具有一定的影响：人体发病受特殊宇宙能量的影响，不正常的宇宙能量、大气环流干扰了人体气机，从而成为发生疾病的外在原因。特殊的宇宙能量以及地球公转过程中可以对动植物的繁殖和生育产生一定的影响，传统运气学总结了这些规律，并在药物的采收提出"司岁备物"的概念。

（6）地球自转对人体和自然有一定的影响：地球自转产生阴阳，太阳的照射对人体生命节律有影响，由地球自转产生的"潮汐现象"与人的情绪节律和女子的月经规律也有相关性。有人指出：潮汐所产生的某些能量就来自于地球和月球绕着某个定点运动所产生的动能。地球的这种振荡运动就像是一种主题公园骑乘设备一样，在背朝月球的一面挤出一次潮汐。潮汐是由月球对海水的引力造成的，与月球相同，太阳也会引起潮汐，但效果没有那么明显。牛顿进一步证明，根据他的定律，由于引力的作用使月球沿着椭圆轨道绕地球运动，也使得地球和其他行星遵循椭圆形路径绕太阳运动。

（7）瘟疫是宇宙特殊能量对地球万物的影响：特殊爆发的急性传染性疾病在古代称为瘟疫，是特殊的宇宙能量对大气环流和自然界的影响，形成异

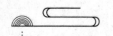
常的气候环境,影响人和动物。

2.结语 随着时代的发展,人们对地球、自然的认识越来越深入,站在客观的角度来研究运气学说,具有重要的现实意义。现代天文学的发展,揭示了宇宙行星的运动规律,但对于宇宙气流、大气环流与疾病发生规律之间的关系研究尚缺乏客观的证据,《黄帝内经》五运六气理论揭示了六气现象和规律,需要应用现代科技进行诠释。客观运气学要揭示地球运行轨迹,仍要应用传统的天干、地支作为说理工具,研究地球公转规律,不同年份的运行轨迹,以说明六十年中五运、六气的差异。与传统运气学相比较,客观运气学借助传统运气学的研究成果,在客观的角度,以地球在太阳系中的运动为背景,从地球运动学、现代气象学、物候学、人体生命科学全面揭示地球运动、自然现象和人体发病的规律,揭示生命与自然规律的内涵,对开展防病治病具有更加重要的指导作用。

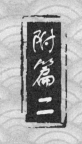

附篇二

七篇大论白话解

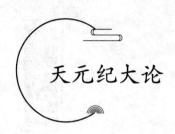

天元纪大论

　　黄帝问曰：天有五行，御五位，以生寒暑燥湿风，人有五脏，化五气，以生喜怒思忧恐，论言五运相袭而皆治之，终期之日，周而复始，余已知之矣，愿闻其与三阴三阳之候奈何合之？（1条）

　　黄帝问道：五行在天，掌管五方，产生风、寒、暑、湿、燥、火六气；人有五脏，受五行之气所化，产生喜、怒、思、忧、恐五种情志。五运运行自有规律，来往终始，周而往复。我已经知道了，我还想问一下五运与三阴三阳怎样相合啊？

　　鬼臾区稽首再拜对曰：昭乎哉问也。夫五运阴阳者，天地之道也，万物之纲纪，变化之父母，生杀之本始，神明之府也，可不通乎！故物生谓之化，物极谓之变，阴阳不测谓之神，神用无方谓之圣。（2条）

　　鬼臾区叩首再拜回答说：您太明白了。所谓五运阴阳，是天地自然的大道，万物的规律，变化的根本，生死的本源，神妙莫测的所在，怎么能不知道啊！所以，万物生成谓化，物极则反谓变；阴阳变化不可预知犹如神明；能够应用神奇的规律而不受约束的人，可以是圣人。

　　夫变化之为用也，在天为玄，在人为道，在地为化，化生五味，道生智，玄生神。神在天为风，在地为木，在天为热，在地为火，在天为湿，在地为土，在天为燥，在地为金，在天为寒，在地为水，故在天为气，在地成形，形气相感而化生万物矣。（3条）

　　自然界这种阴阳变化的作用，在天表现为幽奥深远，在人表现为自然规律，在地表现为万物化生。五味源于大地所化，自然规律让人产生智慧，玄奥深远的宇宙总是神妙难测。神妙的自然在天表现为风，在地应之以木；在天表现为热，在地应之以火；在天表现为湿，在地应之以土；在天表现为燥，在地应之以金；在天表现为寒，在地应之以水。所以在天是气，在地表现五运六气的运动，天地人变化之用，万物化生，源于天、地和形气相感。

　　然天地者，万物之上下也；左右者，阴阳之道路也；水火者，阴阳之征兆也；金木者，生成之终始也。气有多少，形有盛衰，上下相召而损益彰矣。（4条）

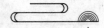

所以，天地是万物的上下，左右是阴阳运行的道路，水火是阴阳的征象，金木是生长收获的开始和终止。阴阳气有多少，万物盛衰，是增长还是减少，可以通过天地交感明显地表现出来。

帝曰：愿闻五运之主时也何如？鬼臾区曰：五气运行，各终期日，非独主时也。（5条）

帝问：我想听听五运所主时令是什么啊？鬼臾区回答说：木、火、土、金、水五行之气的运行，各主一年，终而复始，并不是单独主某一时段。

帝曰：请闻其所谓也。鬼臾区曰：臣积考《太始天元册》文曰：太虚寥廓，肇基化元，万物资始，五运终天，布气真灵，总统坤元，九星悬朗，七曜周旋，曰阴曰阳，曰柔曰刚，幽显既位，寒暑弛张，生生化化，品物咸章。臣斯十世，此之谓也。（6条）

黄帝问：请问这是为何？鬼臾区说：我曾经考证了《太始天元册》，书上说：天空广阔，开天辟地，万物萌生，天行五运，大气流动，统领大地，天布繁星，日月交替，五星环转，天运阴阳，地行柔刚，各归所位，阴阳交接，四季寒暑，万物化生，自然规律。研究此道，我的家族历经三百年，是这样得来的呀。

帝曰：善。何谓气有多少，形有盛衰？鬼臾区曰：阴阳之气各有多少，故曰三阴三阳也。形有盛衰，谓五行之治，各有太过不及也。（7条）

黄帝说：好。什么是气有多少，形有盛衰呢？鬼臾区回答：气有多少是指阴、阳之气各有多少，因此再分三阴、三阳。形有盛衰，是指五行之气的运动，各有太过和不及。

故其始也，有余而往，不足随之，不足而往，有余从之，知迎知随，气可与期。（8条）

岁运开始，此年为太过，则来年为不及；是年为不及，则来年为太过。知道了五运循环的道理，就可以知道五运六气的周期规律。

应天为天符，承岁为岁直，三合为治。（9条）

岁运与司天之气的五行属性相同，叫做天符；岁运与年支五行属性相同，称为岁直，又名岁会；既是天符，又为岁直的年份，即岁运、司天、在泉五行属性相同，三种情况同时来临，便叫做三合，又叫太一天符。

帝曰：上下相召奈何？鬼臾区曰：寒暑燥湿风火，天之阴阳也，三阴三阳上奉之。木火土金水火，地之阴阳也，生长化收藏下应之。天以阳生阴长，地以阳杀阴藏。天有阴阳，地亦有阴阳。木火土金水火，地之阴阳也，生长化收藏。故阳中有阴，阴中有阳。（10条）

黄帝问：天地之气上下交感是什么样啊？鬼臾区回答说：寒、暑、燥、湿、风、火六者，是在天的阴阳之气，以三阴三阳与它相配。木、火、土、金、水、相火，是地的阴阳之气，在地以生长化收藏与它相应。在天是阳生阴长，在地则

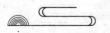

是阳杀阴藏，所以说阳中有阴，阴中有阳。

所以欲知天地之阴阳者，应天之气，动而不息，故五岁而右迁，应地之气，静而守位，故六期而环会，动静相召，上下相临，阴阳相错，而变由生也。（11条）

因此要知道天地阴阳的道理，五运应天气，循环运动不止，五年为一个周期；六气应地气，相对静止，所以六年能够循环一周。动静交感，天地交互，阴阳交错，产生大自然的千变万化。

帝曰：上下周纪，其有数乎？鬼臾区曰：天以六为节，地以五为制。周天气者，六期为一备；终地纪者，五岁为一周。君火以明，相火以位。五六相合而七百二十气，为一纪，凡三十岁；千四百四十气，凡六十岁，而为一周，不及太过，斯皆见矣。（12条）

黄帝问：（每年）天地之气的运行，有规律吗？鬼臾区回答道：天气有六步节律，地气有五运规律。天气运行有六步节律，地气运行遵五行规律；天气运行一年，完成六步之化；地气运行一周，终五行之运。少阴君火从清明开始，少阳相火随其后。五运六气相合，经七百二十个节气为一个小的循环周期，经三十年；经一千四百四十个节气，共六十年，循环一个大的周期，不及、太过，都可以看到。

帝曰：夫子之言，上终天气，下毕地纪，可谓悉矣。余愿闻而藏之，上以治民，下以治身，使百姓昭著，上下和亲，德泽下流，子孙无忧，传之后世，无有终时，可得闻乎？鬼臾区曰：至数之机，迫迮以微，其来可见，其往可追，敬之者昌，慢之者亡，无道行私，必得夭殃，谨奉天道，请言真要。（13条）

黄帝问：先生所言，上通天气，下达地理，可谓详尽。我会珍藏，对上用以百姓，对下用以修身，使百姓都明白，上下和睦相处，德泽流行传播，子孙后代无忧无虑，代代相传，没有终止。能再多讲一些吗？鬼臾区说：最高深的规律，非常需要精微，来时可以见到，过去的可以推演，尊崇它可以昌盛，怠慢它会致消亡，不尊崇规律自以为是，一定会遭到报应。我会以尊崇之心论其规律，仔细探讨至真至要的道理。

帝曰：善言始者，必会于终，善言近者，必知其远，是则至数极而道不惑，所谓明矣。愿夫子推而次之，令有条理，简而不匮，久而不绝，易用难忘，为之纲纪，至数之要，愿尽闻之。鬼臾区曰：昭乎哉问！明乎哉道！如鼓之应桴，响之应声也。臣闻之，甲己之岁，土运统之；乙庚之岁，金运统之；丙辛之岁，水运统之；丁壬之岁，木运统之；戊癸之岁，火运统之。（14条）

黄帝说：善于了解起源的人，也必然会知道结果；善于了解当下的人，必然会知道未来。因此，天地玄奥无极而其规律不能迷惑，这才算明白啊。请你依次推演，条理清晰，简明扼要，永久流传，容易应用，难以忘记。形成规律，天地规律如此重要，我要详尽地听讲解。鬼臾区说：高问啊！明道啊！就

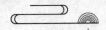

像敲上了鼓，传出了悦耳的声音。据我所知：甲年、己年都是土运主管，乙年、庚年都是金运主管；丙年、辛年都是水运主管；丁年、壬年都是木运主管；戊年、癸年都是火运主管。

帝曰：其于三阴三阳，合之奈何？鬼臾区曰：子午之岁，上见少阴；丑未之岁，上见太阴；寅申之岁，上见少阳；卯酉之岁，上见阳明；辰戌之岁，上见太阳；巳亥之岁，上见厥阴。少阴所谓标也，厥阴所谓终也。厥阴之上，风气主之；少阴之上，热气主之；太阴之上，湿气主之；少阳之上，相火主之；阳明之上，燥气主之；太阳之上，寒气主之。所谓本也，是谓六元。（15条）

黄帝问：那么地支和三阴三阳是如何相配的呢？鬼臾区回答：子年、午年均为少阴司天，丑年、未年均为太阴司天，寅年、申年均为少阳司天，卯年、酉年均为阳明司天，辰年、戌年均为太阳司天，巳年、亥年均为厥阴司天。始于少阴，终于厥阴。厥阴在天，风气主之；少阴在天，热气主之；太阴在天，湿气主之；少阳在天，相火主之；阳明在天，燥气主之；太阳在天，寒气主之。风、热、湿、火、燥、寒是三阴三阳的本气，所以叫做六元。

帝曰：光乎哉道！明乎哉论！请著之玉版，藏之金匮，署曰《天元纪》。（16条）

黄帝说：明道啊！精论啊！请人把它刻在玉版上，藏在金匮里，署名《天元纪》。

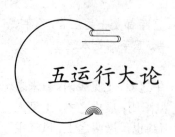

五运行大论

　　黄帝坐明堂，始正天纲，临观八极，考建五常，请天师而问之曰：论言天地之动静，神明为之纪，阴阳之升降，寒暑彰其兆。余闻五运之数于夫子，夫子之所言，正五气之各主岁尔，首甲定运，余因论之。鬼臾区曰：土主甲己，金主乙庚，水主丙辛，木主丁壬，火主戊癸。子午之上，少阴主之；丑未之上，太阴主之；寅申之上，少阳主之；卯酉之上，阳明主之；辰戌之上，太阳主之；巳亥之上，厥阴主之。（17条）

　　黄帝坐在明堂之上，探究天体运行之道，审察八方地理，研究五运阴阳之气运行规律，请来帝师而问道：书中说，天地的运行，有玄奥莫测的规律，阴阳的升降运动，四时寒暑可以表现其征兆。我听过你讲五运的规律，先生讲的，仅仅是五运之气主岁问题。以甲子之首定岁运之始，其他各运依次类推。鬼臾区说：土运统主甲己年，金运统主乙庚年，水运统主丙辛年，木运统主丁壬年，火运统主戊癸年。子午之年，少阴君火司天；丑未之年，太阴湿土司天；寅申之年，少阳相火司天；卯酉之年，阳明燥金司天；辰戌两年，太阳寒水司天；巳亥之年，厥阴风木司天。

　　不合阴阳，其故何也？岐伯曰：是明道也，此天地之阴阳也。夫数之可数者，人中之阴阳也，然所合，数之可得者也。夫阴阳者，数之可十，推之可百，数之可千，推之可万。天地阴阳者，不以数推以象之谓也。（18条）

　　与阴阳的规律不相符合，这是什么原因呢？岐伯回答说：这是高明的道理，是天地的阴阳变化规律。那些用数理讨论的阴阳，是人体中的阴阳。人体中阴阳的相合规律，是有数的。人体中的阴阳，可以从十到一百，从一百到一千，从一千到一万。天地阴阳的变化规律，不是以数字去推算的，而是从自然征象中观察而来。

　　帝曰：愿闻其所始也。岐伯曰：昭乎哉问也！臣览《太始天元册》文，丹天之气经于牛女戊分，黅天之气经于心尾己分，苍天之气经于危室柳鬼，素天之气经于亢氐昴毕，玄天之气经于张翼娄胃。所谓戊己分者，奎壁角轸，则天地之门户也。夫候之所始，道之所生，不可不通也。（19条）

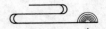
　　黄帝说：我想听听天地阴阳的理论是如何建立的？岐伯说：太高明的问题啊！我看过《太始天元册》一书，书中记载：丹天之气经过牛宿、女宿，在西北方的戊位；黅天之气经于心宿、尾宿，在东南方的己位；苍天之气经过危宿、室宿、柳宿和鬼宿；素天之气经过亢宿、氐宿、昴宿和毕宿；玄天之气经过张宿、翼宿、娄宿和胃宿。所说的戊位与己位，分别处于奎宿、壁宿和角宿、轸宿的方位，是天地阴阳升、降、开、阖的门户。所以气候、物候的开始，天地阴阳之道的产生，不可以不通晓啊。

　　帝曰：善。论言天地者，万物之上下，左右者，阴阳之道路，未知其所谓也。岐伯曰：所谓上下者，岁上下见阴阳之所在也。左右者，诸上见厥阴，左少阴右太阳；见少阴，左太阴右厥阴；见太阴，左少阳右少阴；见少阳，左阳明右太阴；见阳明，左太阳右少阳；见太阳，左厥阴右阳明。所谓面北而命其位，言其见也。（20条）

　　黄帝说：对！讨论说天地是万物的上下，左右是阴阳运行的道路，不知道这是什么意思？岐伯说：所说的上和下，是一年中可以看见的阴阳变化，即司天和在泉。所说的左右，是指司天、在泉的左右，那些厥阴司天的年份，左间气为少阴，右间气为太阳；少阴司天，左间气为太阴，右间气为厥阴；太阴司天，左间气为少阳，右间气为少阴；少阳司天，左间气为阳明，右间气为太阴；阳明司天，左间气为太阳，右间气为少阳；太阳司天，左间气为厥阴，右间气为阳明。这是以观天面北观而命位，讨论天气之运行规律。

　　帝曰：何谓下？岐伯曰：厥阴在上则少阳在下，左阳明右太阴；少阴在上则阳明在下，左太阳右少阳；太阴在上则太阳在下，左厥阴右阳明；少阳在上则厥阴在下，左少阴右太阳；阳明在上则少阴在下，左太阴右厥阴；太阳在上则太阴在下，左少阳右少阴。所谓面南而命其位，言其见也。（21条）

　　黄帝问：什么是下呢？岐伯回答说：厥阴司天，则少阳在泉，左间是阳明，右间是太阴；少阴司天，则阳明在泉，左间是太阳，右间是少阳；太阴司天，则太阳在泉，左间是厥阴，右间是阳明；少阳司天，则厥阴在泉，左间是少阴，右间是太阳；阳明司天，则少阴在泉，左间是太阴，右间是厥阴；太阳司天，则太阴在泉，左间是少阳，右间是少阴。这是以观地面南观而命位，讨论地气的运行规律。

　　上下相遘，寒暑相临，气相得则和，不相得则病。帝曰：气相得而病者何也？岐伯曰：以下临上，不当位也。（22条）

　　天地交互，寒暑更易，天地之气相合则气令调和，人体健康，不相合则气令不调，人易发病。黄帝问：天地之气相合也发病是为何啊？岐伯回答说：是在泉克制司天，不当位的原因啊！

　　帝曰：动静何如？岐伯曰：上者右行，下者左行，左右周天，余而复会也。

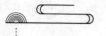

（23条）

黄帝问：司天、在泉的运动怎样啊？岐伯回答说：在上的司天之气右行，在下的在泉之气左行，左右周旋，循环往复。

帝曰：余闻鬼臾区曰：应地者静。今夫子乃言下者左行，不知其所谓也，愿闻何以生之乎？岐伯曰：天地动静，五行迁复，虽鬼臾区其上候而已，犹不能遍明。夫变化之用，天垂象，地成形，七曜纬虚，五行丽地。地者，所以载生成之形类也。虚者，所以列应天之精气也。形精之动，犹根本之与枝叶也，仰观其象，虽远可知也。（24条）

黄帝问：我听鬼臾区说，应地气是静而守位。现在先生却说在下的在泉之气左行，不知道这是怎么回事，我希望听听这是怎么产生的？岐伯回答说：天地阴阳的运动与静止，五行之气的周而复始，虽然鬼臾区家族历代研究，但也不能全部明白天地阴阳的运行规律。天地阴阳运动变化规律的应用，在天悬象，在地化为形态。日月五星，运行太空，五行之气显在大地。大地，承载生成万物之形。太空，弥漫着天空之精气。形和精气的运动，好比树干和树的枝叶，观其象，即使玄奥幽远，也可以预知。

帝曰：地之为下否乎？岐伯曰：地为人之下，太虚之中者也。（25条）

黄帝问：地在天空之下，对吗？岐伯回答说：大地在人的下面，处在太空之中。

帝曰：冯乎？岐伯曰：大气举之也。燥以干之，暑以蒸之，风以动之，湿以润之，寒以坚之，火以温之。故风寒在下，燥热在上，湿气在中，火游行其间，寒暑六入，故令虚而生化也。故燥胜则地干，暑胜则地热，风胜则地动，湿胜则地泥，寒胜则地裂，火胜则地固矣。（26条）

黄帝问：它依靠什么呢？岐伯说：是大气托举着它。燥气使它干燥，暑气使它蒸发，风气使它运动，湿气使它润泽，寒气使它坚固，火气使它温煦。所以风寒之气在下，燥热之气在上，湿气在中间，火气游行之间。四时更迭，寒暑往来，风、暑、湿、燥、寒、火六气随气令变化而来，万物生长化收藏。所以燥气太过，大地就干燥；暑气太过，大地就发热；风气太过，大地上的万物就动摇；湿气太过，大地就湿润；寒气太过，大地就冻裂；火气太过，大地就坚实固密。

帝曰：天地之气，何以候之？岐伯曰：天地之气，胜复之作，不形于诊也。《脉法》曰：天地之变，无以脉诊。此之谓也。（27条）

黄帝问：司天、在泉之气，能够脉诊吗？岐伯回答说：天地之气，有胜气和复气的变化，不能表现在脉诊。《脉法》说：天地之气的变化，不能脉诊。就是这么说的啊！

帝曰：间气何如？岐伯曰：随气所在，期于左右。（28条）

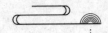

黄帝问：间气能脉诊吗？岐伯回答说：根据司天、在泉之气所在，可以用脉诊来诊察其左右间气。

帝曰：期之奈何？岐伯曰：从其气则和，违其气则病，不当其位者病，迭移其位者病，失守其位者危，尺寸反者死，阴阳交者死。先立其年，以知其气，左右应见，然后乃可以言死生之逆顺。（29条）

黄帝问：如何诊察呢？岐伯回答说：间气与司天、在泉之气相顺从为和平，与司天、在泉之气互相克制则会发病，司天、在泉、间气不在所在的位置发挥作用会发病，司天、在泉、间气改变了所在位置也会发病，司天、在泉、间气不能守在其位置会发病危重，尺脉、寸脉逆乱是死候，阴脉、阳脉混乱不清也是死候。所以诊察间气之脉，先要明确年干支，以确定司天、在泉之气，左右间气随之而知，然后才可以探讨脉诊生死的顺逆。

帝曰：寒暑燥湿风火，在人合之奈何？其于万物何以生化？（30条）

黄帝问：寒、暑、燥、湿、风、火六气，与人体如何相配合？与自然界万物的生化又有什么关系呢？

岐伯曰：东方生风，风生木，木生酸，酸生肝，肝生筋，筋生心。其在天为玄，在人为道，在地为化。化生五味，道生智，玄生神，化生气。神在天为风，在地为木，在体为筋，在气为柔，在脏为肝。其性为暄，其德为和，其用为动，其色为苍，其化为荣，其虫毛，其政为散，其令宣发，其变摧拉，其眚为陨，其味为酸，其志为怒。怒伤肝，悲胜怒；风伤肝，燥胜风；酸伤筋，辛胜酸。（31条）

岐伯回答说：在东方天生风，天风生地木，地木生酸味，酸味养肝气。筋为肝所主，酸味物质养筋，肝藏血以供养心。天道玄奥，人在自然，大地生化。五味由天地化生，探索自然，增长智慧，玄奥的宇宙产生神明，生化产生气机。天运行化生风，大地草木萌生，人体筋脉舒弛，气和性柔，肝气萌动。春天温煦，天地温和，万物萌动，大地青青，生长茂盛，毛虫繁殖旺盛，阳气敷散，时气宣发。若有变化，和风变为狂风，可以摧毁万物。春天宜酸味以养，人的情志易怒。过怒可以伤害人的肝脏，悲伤可以克制；肝为风伤，燥金可以克制；过酸可以伤筋，用辛味可以制酸。

南方生热，热生火，火生苦，苦生心，心生血，血生脾。其在天为热，在地为火，在体为脉，在气为息，在脏为心。其性为暑，其德为显，其用为躁，其色为赤，其化为茂，其虫羽，其政为明，其令郁蒸，其变炎烁，其眚燔焫，其味为苦，其志为喜。喜伤心，恐胜喜；热伤气，寒胜热；苦伤气，咸胜苦。（32条）

在南方天生热，天热生地火，地火生苦味，苦味养心气，心气生心血。天气表现为热，地气表现为火，人体表现在脉，在气表现为呼吸，在五脏表现在心。暑热炎炎，光照显亮，人心躁动，艳丽红火，万物茂盛，羽虫繁殖旺盛，政显光明，时令闷热，若有变化，大地流火，病发暑热。夏天以苦味以养，心情欢

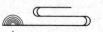

喜。过喜可以伤心，惊恐可以克制；暑热耗气，寒凉可以制约；过苦可以伤心气，咸味可以制苦。

中央生湿，湿生土，土生甘，甘生脾，脾生肉，肉生肺。其在天为湿，在地为土，在体为肉，在气为充，在脏为脾。其性静兼，其德为濡，其用为化，其色为黄，其化为盈，其虫倮，其政为谧，其令云雨，其变动注，其眚淫溃，其味为甘，其志为思。思伤脾，怒胜思；湿伤肉，风胜湿；甘伤脾，酸胜甘。（33条）

在中央天生湿，天湿润泽大地，土生甘味，甘味以养脾，脾生肌肉，肉养肺气。在天为湿，在地为土，在人体为肉，在气表现充养，在五脏表现在脾。土性安静，濡养大地，万物化生，色泽金黄，五谷丰登。倮虫繁殖旺盛，政令祥和，云雨绵绵。如有变化，大雨倾盆，病发皮肉溃疡。以甘味养脾，情志易思虑。思虑过度可以伤脾气，愤怒可以制约；湿重损害肌肉，风木可以制约；过食甘味伤脾，以酸味克制。

西方生燥，燥生金，金生辛，辛生肺，肺生皮毛，皮毛生肾。其在天为燥，在地为金，在体为皮毛，在气为成，在脏为肺，其性为凉，其德为清，其用为固，其色为白，其化为敛，其虫介，其政为劲，其令雾露，其变肃杀，其眚苍落，其味为辛，其志为忧。忧伤肺，喜胜忧；热伤皮毛，寒胜热；辛伤皮毛，苦胜辛。（34条）

在西方天气干燥，天燥生金气，金气化生辛味，辛味养肺气，肺主皮毛，皮毛生肾。在天表现为燥气，在地表现为金气，在人体表现在皮毛，万物成熟，在五脏表现在肺。天地凉爽，一片清凉，巩固收成，白色悦目，收敛聚集，介虫繁殖旺盛，西风清劲，雾露泛泛。如有变化，气令肃杀，树叶飘落。以辛味养肺，志生烦忧。忧愁过度会伤肺，喜可以制约；邪热可以损伤皮毛，以寒凉制约；过食辛味可以伤皮毛，以苦味制约。

北方生寒，寒生水，水生咸，咸生肾，肾生骨髓，髓生肝。其在天为寒，在地为水，在体为骨，在气为坚，在脏为肾。其性为凛，其德为寒，其用为口，其色为黑，其化为肃，其虫鳞，其政为静，其令口口，其变凝冽，其眚冰雹，其味为咸，其志为恐。恐伤肾，思胜恐；寒伤血，燥胜寒；咸伤血，甘胜咸。（35条）

在北方天气寒冷，天寒生地水，地水生咸味，咸味养肾精，肾生骨髓，髓生肝木。在天表现为寒冷，在地表现为水，在人体表现为骨，气性坚硬，在五脏表现在肾。天地凛冽，寒风刺骨，阳气闭藏，显露黑色，万物清肃，鳞虫繁殖旺盛，冰雪冷静，时令严寒。如有变化，北风凛凛，冰天雪地。用咸味以养肾，志生恐惧。过于恐惧伤肾气，思虑可以制约；寒气伤血，可以燥制约寒气；过食咸味伤血，以甘味制约。

五气更立，各有所先，非其位则邪，当其位则正。（36条）

木火土金水五行之气往复运行，在不同的季节各有表现，六气与季节不

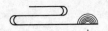

一致则会发病，表现一致则不会发病。

帝曰：病生之变何如？岐伯曰：气相得则微，不相得则甚。（37条）

黄帝问：如果生病会有什么样的变化啊？岐伯回答说：气相合则发病轻微，不相合则发病重。

帝曰：主岁何如？岐伯曰：气有余，则制己所胜而侮所不胜；其不及，则己所不胜侮而乘之，己所胜轻而侮之。侮反受邪，侮而受邪，寡于畏也。帝曰：善。（38条）

黄帝问：岁运是什么样啊？岐伯回答说：岁运太过，会克制它所胜，侮其所不胜；岁运不及，则其所不胜会乘它，其所胜会轻松的反侮它。侮它的也会感受邪害，是因为恃强凌弱，也会削弱自身抗邪能力。黄帝说：讲得好啊。

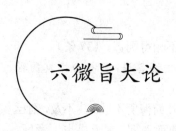

六微旨大论

黄帝问曰：呜呼远哉！天之道也，如迎浮云，若视深渊，视深渊尚可测，迎浮云莫知其极。夫子数言谨奉天道，余闻而藏之，心私异之，不知其所谓也。愿夫子溢志尽言其事，令终不灭，久而不绝，天之道可得闻乎？岐伯稽首再拜对曰：明乎哉问天之道也！此因天之序，盛衰之时也。（39条）

黄帝问道：啊！深远之道啊！天道就像仰观浮云，又像俯视深渊。俯视深渊很深倒是可以测量，而仰观天空浮云飘忽不定，不知道它至深的规律。先生多次说，要谨慎地遵循天道规律，我听后铭记在心，但内心却私存疑惑，不明其道理。请先生尽量费心详细地讲解其道理，能使它长久流传，永不泯灭，天道可以讲给我听听吗？岐伯叩首再拜，回答说：问及天道，太高明了啊！这是天的运行规律，自然盛衰变化的时令啊！

帝曰：愿闻天道六六之节盛衰何也？岐伯曰：上下有位，左右有纪。故少阳之右，阳明治之；阳明之右，太阳治之；太阳之右，厥阴治之；厥阴之右，少阴治之；少阴之右，太阴治之；太阴之右，少阳治之。此所谓气之标，盖南面而待也。（40条）

黄帝说：请你讲一讲天之六气运行的盛衰规律如何？岐伯说：司天在上，在泉在下，各有自己的的位置，左右有四个间气，也各有规律。所以少阳的右面，阳明主司；阳明向右，太阳主司；太阳的右面，厥阴主司；厥阴向右，少阴主司；少阴向右，太阴主司；太阴的右面，少阳主司。三阴三阳这是六气之标，以面南观而确定其位置。

故曰：因天之序，盛衰之时，移光定位，正立而待之。此之谓也。少阳之上，火气治之，中见厥阴；阳明之上，燥气治之，中见太阴；太阳之上，寒气治之，中见少阴；厥阴之上，风气治之，中见少阳；少阴之上，热气治之，中见太阳；太阴之上，湿气治之，中见阳明。所谓本也，本之下，中之见也，见之下，气之标也，本标不同，气应异象。（41条）

所以说按照天之六气的运动顺序，就产生了时令的盛衰变化，这些变化可以用圭表察看日影的长度来观测，这是以面北观来测定的。少阳的上面，

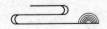

火气主司，中气是厥阴；阳明的上面，燥气主司，中气是太阴；太阳的上面，寒气主司，中气是少阴；厥阴的上面，风气主司，中气是少阳；少阴的上面，热气主司，中气是太阳；太阴的上面，湿气主司，中气是阳明。风寒暑湿燥火是本气，本气下面是中气，中气的下面，是三阴三阳标气。由于六气有标、本、中气的不同，反映出来的气象也不一样。

帝曰：其有至而至，有至而不至，有至而太过，何也？岐伯曰：至而至者和；至而不至，来气不及也；未至而至，来气有余也。（42条）

黄帝问：六气有的随时令到了而到来，有的时令到了而不到，有的时令未到而六气却先到了，这都是为什么呢？岐伯回答说：时令到了而相应的六气也到的，这是正常的和平之气；时令虽到而相应的六气迟迟不到的，这是应来之气不及；时令尚未到来而相应的六气却提前到来的，这是应来之气太过的原因。

帝曰：至而不至，未至而至如何？岐伯曰：应则顺，否则逆，逆则变生，变则病。（43条）

黄帝问：时令已到而六气不到，或者时令未到而六气先到，会出现什么后果呢？岐伯回答说：时令与六气相应同时到来的，为顺；否则为逆。逆就要发生反常的变化，反常的变化就会引发疾病。

帝曰：善。请言其应。岐伯曰：物生其应也，气脉其应也。（44条）

黄帝说：好的。请说说时令与六气相应，会有哪些表现？岐伯说：从物候的生长表现可以反映相应，从人体的气象、脉象的变化也可以表现出来。

帝曰：善。愿闻地理之应六节气位何如？岐伯曰：显明之右，君火之位也；君火之右，退行一步，相火治之；复行一步，土气治之；复行一步，金气治之；复行一步，水气治之；复行一步，木气治之；复行一步，君火治之。相火之下，水气承之；水位之下，土气承之；土位之下，风气承之；风位之下，金气承之；金位之下，火气承之；君火之下，阴精承之。（45条）

黄帝说：好。希望听听地气与六气主时的位置是如何相应的？岐伯回答说：清明之后，是少阴君火所主司的位置；少阴君火的右面，行一步，是少阳相火主司的位置；再行一步，是太阴湿土主司的位置；再行一步，是阳明燥金主司的位置；再行一步，是太阳寒水主司的位置；再行一步，是厥阴风木主司的位置；再行一步，又重回少阴君火主司的位置。相火的下面，有水气承制；水气的下面，有土气承制；土气的下面，有风气承制；风气的下面，有金气承制；金气的下面，有火气承制；君火的下面，有阴精承制。

帝曰：何也？岐伯曰：亢则害，承乃制，制则生化，外列盛衰，害则败乱，生化大病。（46条）

黄帝问：这是为什么？岐伯说：六气亢盛，就会产生伤害的作用，因此必须有相应的气来制约。只有制约，才能有正常的生化，自然界气令盛衰，如果六气过亢，而无制约之气，就会引起气令紊乱失调，使生化受到损害，产生疾病。

帝曰：盛衰何如？岐伯曰：非其位则邪，当其位则正，邪则变甚，正则微。（47条）

黄帝问：六气盛衰变化如何？岐伯回答说：六气不在其位则为邪气，在其位则是正常。六气成为邪气变化甚多，正常则很少会有变化。

帝曰：何谓当位？岐伯曰：木运临卯，火运临午，土运临四季，金运临酉，水运临子，所谓岁会，气之平也。（48条）

黄帝问：什么是当位？岐伯回答说：木运在东方卯位，火运在南方午位，土运在辰、戌、丑、未中央之位，金运在西方酉位，水运在北方子位，上述各年天干与地支的五行方位属性相同，称为岁会。岁会，为运气和平之年。

帝曰：非位何如？岐伯曰：岁不与会也。（49条）

黄帝问：非其位是什么？岐伯回答说：那就是天干不能与地支五方五行属性相合。

帝曰：土运之岁，上见太阴；火运之岁，上见少阳、少阴；金运之岁，上见阳明；木运之岁，上见厥阴；水运之岁，上见太阳，奈何？岐伯曰：天之与会也。故《天元册》曰天符。（50条）

黄帝问：土运之年，太阴司天；火运之年，少阳或少阴司天；金运之年，阳明司天；木运之年，厥阴司天；水运之年，太阳司天；这是怎么回事呢？岐伯说：这是司天之气与五运属性相合，在《天元册》里称作天符。

天符岁会何如？岐伯曰：太一天符之会也。（51条）

天符岁会是怎样呢？岐伯回答说：那是太一天符之会。

帝曰：其贵贱何如？岐伯曰：天符为执法，岁位为行令，太一天符为贵人。（52条）

黄帝问：天符、岁会以及太一天符，它们有高低贵贱之分吗？岐伯回答说：天符好比是执法官，岁会好比是行令官，太一天符好比是贵人。

帝曰：邪之中也奈何？岐伯曰：中执法者，其病速而危；中行令者，其病徐而持；中贵人者，其病暴而死。（53条）

黄帝问：因邪而发病，会怎么样啊？岐伯说：感受执法之邪的，发病急速且比较危险；感受行令之邪的，病势缓和而且病程较长；感受贵人之邪的，发病暴烈而且多会引起死亡。

帝曰：位之易也何如？岐伯曰：君位臣则顺，臣位君则逆。逆则其病近，其害速；顺则其病远，其害微。所谓二火也。（54条）

黄帝问：六气的位置变换了，会怎样呢？岐伯说：君居臣位是顺，臣居君

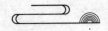

位是逆。逆则发病就会很急，而且危害性也大；顺则发病就比较缓慢，危害性也小；这是指少阴君火和少阳相火而言的。

帝曰：善。愿闻其步何如？岐伯曰：所谓步者，六十度而有奇，故二十四步积盈百刻而成日也。（55条）

黄帝说：好。我希望听听关于步是怎样的。岐伯说：所谓一步，就是六十天而有余，所以在二十四步中，以百刻计时积累余数，循环一年。

帝曰：六气应五行之变何如？岐伯曰：位有终始，气有初中，上下不同，求之亦异也。帝曰：求之奈何？岐伯曰：天气始于甲，地气始于子，子甲相合，命曰岁立，谨候其时，气可与期。（56条）

黄帝问：六气与五行变化如何？岐伯回答说：每一气主时的位置，都有开始与终止的时间，一气之中又分为初气和中气，天地之气不相同，所以推求也就不一样了。黄帝问：那怎样推求呢？岐伯回答说：天之气从甲开始，地之气从子开始，天地之气相合，称为岁立。严格观察时令，可以推求六气。

帝曰：愿闻其岁，六气始终，早晏何如？岐伯曰：明乎哉问也！甲子之岁，初之气，天数始于水下一刻，终于八十七刻半；二之气，始于八十七刻六分，终于七十五刻；三之气，始于七十六刻，终于六十二刻半；四之气，始于六十二刻六分，终于五十刻；五之气，始于五十一刻，终于三十七刻半；六之气，始于三十七刻六分，终于二十五刻。所谓初六，天之数也。（57条）

黄帝说：我想听听不同的年份，六气开始和终止时间的早晚是怎样的？岐伯回答说：贤明之问啊！甲子之年，初之气，开始于水下一刻，终止于八十七刻半；二之气，开始于八十七刻六分，终止于七十五刻；三之气，开始于七十六刻，终止于六十二刻半；四之气，开始于六十二刻六分，终止于五十刻；五之气，开始于五十一刻，终止于三十七刻半；六之气，开始于三十七刻六分，终止于二十五刻。这就是六十年的甲子首年的六气终始规律。

乙丑岁，初之气，天数始于二十六刻，终于一十二刻半；二之气，始于一十二刻六分，终于水下百刻；三之气，始于一刻，终于八十七刻半；四之气，始于八十七刻六分，终于七十五刻；五之气，始于七十六刻，终于六十二刻半；六之气，始于六十二刻六分，终于五十刻。所谓六二，天之数也。（58条）

乙丑的年份，初之气，开始于二十六刻，终止于一十二刻半；二之气，开始于一十二刻六分，终止于水下百刻；三之气，开始于一刻，终止于八十七刻半；四之气，开始于八十七刻六分，终止于七十五刻；五之气，开始于七十六刻，终止于六十二刻半；六之气，开始于六十二刻六分，终止于五十刻。这就是六气第二周的终始规律。

丙寅岁，初之气，天数始于五十一刻，终于三十七刻半；二之气，始于三十七刻六分，终于二十五刻；三之气，始于二十六刻，终于一十二刻半；四之

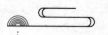

气,始于一十二刻六分,终于水下百刻;五之气,始于一刻,终于八十七刻半;六之气,始于八十七刻六分,终于七十五刻。所谓六三,天之数也。(59条)

丙寅的年份,初之气,开始于五十一刻,终止于三十七刻半;二之气,开始于三十七刻六分,终止于二十五刻;三之气,开始于二十六刻,终止于一十二刻半;四之气,开始于一十二刻六分,终止于水下百刻;五之气,开始于一刻,终止于八十七刻半;六之气,开始于八十七刻六分,终止于七十五刻。这就是六气第三周的终始规律。

丁卯岁,初之气,天数始于七十六刻,终于六十二刻半;二之气,始于六十二刻六分,终于五十刻;三之气,始于五十一刻,终于三十七刻半;四之气,始于三十七刻六分,终于二十五刻;五之气,始于二十六刻,终于一十二刻半;六之气,始于一十二刻六分,终于水下百刻。所谓六四,天之数也。(60条)

丁卯的年份,初之气,开始于七十六刻,终止于六十二刻半;二之气,开始于六十二刻六分,终止于五十刻;三之气,开始于五十一刻,终止于三十七刻半;四之气,开始于三十七刻六分,终止于二十五刻;五之气,开始于二十六刻,终止于一十二刻半;六之气,开始于一十二刻六分,终止于水下百刻。这就是六气第四周的终始规律。

次戊辰岁,初之气,复始于一刻,常如是无已,周而复始。(61条)

下一年是戊辰的年份,初之气,又从水下一刻开始,按照上述的次序,周而复始地循环。

帝曰:愿闻其岁候何如?岐伯曰:悉乎哉问也!日行一周,天气始于一刻,日行再周,天气始于二十六刻,日行三周,天气始于五十一刻,日行四周,天气始于七十六刻,日行五周,天气复始于一刻,所谓一纪也。是故寅午戌岁气会同,卯未亥岁气会同,辰申子岁气会同,巳酉丑岁气会同,终而复始。(62条)

黄帝问:希望听听岁运如何观察?岐伯回答说:问得真详悉啊!太阳每年运行一周,天气开始于水下一刻;太阳运行第二周时,天气开始于二十六刻;太阳运行的第三周,天气开始于五十一刻;太阳运行的第四周,天气开始于七十六刻;太阳运行的第五周,天气又从第一刻开始。这就是一纪。所以各年天气终始的刻数,寅、午、戌三年相同,卯、未、亥三年相同,辰、申、子三年相同,巳、酉、丑三年相同。如此循环,周而复始。

帝曰:愿闻其用也。岐伯曰,言天者求之本,言地者求之位,言人者求之气交。(63条)

黄帝说:希望听你讲一讲天地之气在自然界所发挥的作用。岐伯说:研究天气,必须研究六气这个根本。研究地气,应该研究其所主时位。研究人体的生命活动,就要研究天地之气交感对人体所产生的影响。

帝曰:何谓气交?岐伯曰:上下之位,气交之中,人之居也。故曰:天枢之

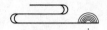

上,天气主之;天枢之下,地气主之;气交之分,人气从之,万物由之。此之谓也。(64条)

黄帝问:什么叫气交?岐伯回答说:天气在上,地气在下,天气下降、地气上升而相互交感,人就在天地气交之中。所以说,岁半之日为天枢,天枢之上由天气所主,天枢之下由地气所主管,气交的分分合合,人体气机顺从其变化,万物都是这样,这是天地之气的作用。

帝曰:何谓初中?岐伯曰:初凡三十度而有奇,中气同法。帝曰:初中何也?岐伯曰:所以分天地也。帝曰:愿卒闻之。岐伯曰:初者地气也,中者天气也。(65条)

黄帝问:什么叫做初气和中气呢?岐伯回答说:初气有三十天多一点,中气同初气。黄帝问:初气和中气有什么作用呢?岐伯回答说:这是用来区分天气与地气的。黄帝说:请再讲详细些。岐伯说:初气是地气,中气是天气。

帝曰:其升降何如?岐伯曰:气之升降,天地之更用也。(66条)

黄帝问:天地之气是如何升降呢?岐伯回答说:气的升降,是天气和地气相互交感作用。

帝曰:愿闻其用何如?岐伯曰:升已而降,降者谓天;降已而升,升者谓地。天气下降,气流于地;地气上升,气腾于天。故高下相召,升降相因,而变作矣。(67条)

黄帝说:希望你讲讲天地之气是如何相互作用的?岐伯回答说:地气上升到极点就要下降,下降的是天气;天气下降到极点就要上升,上升的是地气。天气下降,流荡于大地;地气上升,蒸腾于天。由于天气和地气上下交感,升降互因,这就产生了自然界的各种变化。

帝曰:善。寒湿相遘,燥热相临,风火相值,其有间乎?岐伯曰:气有胜复,胜复之作,有德有化,有用有变,变则邪气居之。(68条)

黄帝说:讲得好。天地之间寒气与湿气相遇,燥气与热气相接,风气与火气相逢,其中有没有异常变化呢?岐伯说:六气有胜气和复气,胜气与复气不断发生,相互作用,表现特性和生化,作用和变化。而异常的变化,就会产生邪气。

帝曰:何谓邪乎?岐伯曰:夫物之生从于化,物之极由乎变,变化之相薄,成败之所由也。故气有往复,用有迟速,四者之有,而化而变,风之来也。(69条)

黄帝问:什么是邪气啊?岐伯回答说:万物的生长都由于生化,万物发展到极点就要变化。变与化的相互斗争,是事物成长与衰败的根源。所以说气有往复盛衰,作用有迅速和迟缓,往复迟缓,生长变化,风气就产生了。

帝曰:迟速往复,风所由生,而化而变,故因盛衰之变耳。成败倚伏游乎中何也?岐伯曰:成败倚伏生乎动,动而不已,则变作矣。(70条)

199

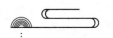

黄帝说：气的迟速往复，是风气产生的原因，由化由变，是随着气的盛衰而进行的。事物的生成与败亡是相互倚伏着的，这其中是什么道理呢？岐伯说：生成与败亡的相互倚伏，在于天地之气的运动，不断的运动，就会产生出变化。

帝曰：有期乎？岐伯曰：不生不化，静之期也。（71条）

黄帝问：有时间期限吗？岐伯说：没有生化，一切都停滞了。

帝曰：不生化乎？岐伯曰：出入废则神机化灭，升降息则气立孤危。故非出入，则无以生长壮老已；非升降，则无以生长化收藏。是以升降出入，无器不有。故器者生化之宇，器散则分之，生化息矣。（72条）

黄帝问：有不生化的事物吗？岐伯回答说：没有出入运动，就没有变化的玄奥；升降停止了，一切气的运动也就消亡了。所以没有气的出入，就没有自然界的生长壮老已；没有升降，就没有自然界的生长化收藏。所以说，升、降、出、入，没有任何事物是不存在的。一切有形的物体，都是一个包含着生化过程的小天地。如果形体不存在了，生化才会停止。

故无不出入，无不升降。化有小大，期有近远，四者之有，而贵常守，反常则灾害至矣。故曰：无形无患，此之谓也。（73条）

所以说在自然万物之中，升、降、出、入无处不有。生化有程度的大小与时间的长短，有了这些自然规律，贵在保持正常，否则就会产生灾害。所以说，没有形体也就没有灾害，就是这个道理。

帝曰：善。有不生不化乎？岐伯曰：悉乎哉问也！与道合同，惟真人也。帝曰：善。（74条）

黄帝说：对。那么有没有不受生化规律影响的人呢？岐伯说：问得真仔细。能够与自然规律相合，只有神仙真人啊。黄帝说：讲得好。

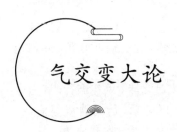

气交变大论

黄帝问曰：五运更治，上应天期，阴阳往复，寒暑迎随，真邪相薄，内外分离，六经波荡，五气倾移，太过不及，专胜兼并，愿言其始，而有常名，可得闻乎？岐伯稽首再拜对曰：昭乎哉问也！是明道也。此上帝所贵，先师传之，臣虽不敏，往闻其旨。（75条）

黄帝问道：五运更替，与天相应，阴阳消长，寒来暑往，正邪相争，内外不和，六经动荡，五脏失衡，太过不及，胜复亢害。说说起始，谈谈规律，是否可以？岐伯叩头，再拜回答：提问高明啊！真是明道。这是先帝所珍重，我的老师所传授。我虽然不聪明，但曾经听过这些内容。

帝曰：余闻得其人不教，是谓失道，传非其人，慢泄天宝。余诚菲德，未足以受至道；然而众子哀其不终，愿夫子保于无穷，流于无极，余司其事，则而行之奈何？岐伯曰：请遂言之也。《上经》曰：夫道者，上知天文，下知地理，中知人事，可以长久。此之谓也。（76条）

黄帝说：我听说如果遇到合适的人而不教给他，就会使天道失传，而传错了人，则是对天道的不负责任。虽然我才疏德浅，不足以传承这最深奥的道理，但是我又对百姓因疾病而夭折而心情沉重，希望先生为了百姓和天道的永久流传，我来做此事，按照规矩去推行好吗？岐伯说：请允许我马上就讲。《上经》说：研究大道的人，必须上知天文，下通地理，中晓人事，才能流芳百世，说的就是这个意思。

帝曰：何谓也？岐伯曰：本气位也。位天者，天文也。位地者，地理也。通于人气之变化者，人事也。故太过者先天，不及者后天，所谓治化而人应之也。（77条）

黄帝问：怎么讲呢？岐伯回答说：要以气位为根本。所谓天位，就是天文学；地位，就是地理学；通晓人气的变化，称做人事。所以五运太过，气令就先于时令而到来；五运不及，气令就晚于时令而到来。气令运气的变化，人体与之相应。

帝曰：五运之化，太过何如？岐伯曰：岁木太过，风气流行，脾土受邪。民

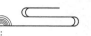
病飧泄食减，体重烦冤，肠鸣腹支满，上应岁星。甚则忽忽善怒，眩冒巅疾。化气不政，生气独治，云物飞动，草木不宁，甚而摇落，反胁痛而吐甚，冲阳绝者死不治，上应太白星。（78条）

黄帝问：五运气化，太过怎样？岐伯说：木运太过之年，风气流行，脾土易受邪害。人们多患腹泄、饮食减少、肢体沉重、烦闷抑郁、肠鸣腹胀等病症。与天上的木星相应，显得分外明亮。如果风气过度亢盛，出现失意、易怒、头晕、目眩等头部疾患。如果土气不能发挥正常作用，木气独胜，天上云朵飞腾，地上的草木动摇不定，甚至于枝叶摇落，人体反而出现胁痛、剧烈呕吐。如果胃经的冲阳脉断绝，那就是不治之证。与天上的金星相应，显得分外明亮。

岁火太过，炎暑流行，肺金受邪。民病疟，少气咳喘，血溢血泄注下，嗌燥耳聋，中热肩背热，上应荧惑星。甚则胸中痛，胁支满胁痛，膺背肩胛间痛，两臂内痛，身热骨痛而为浸淫。收气不行，长气独明，雨水霜寒，上应辰星。上临少阴少阳，火燔焫，水泉涸，物焦槁，病反谵妄狂越，咳喘息鸣，下甚血溢泄不已，太渊绝者死不治，上应荧惑星。（79条）

火运太过之年，炎热的暑气流行，肺金易受邪害。人们多患疟疾、少气、咳喘、口鼻黏膜出血、便血、尿血，或泄泻如注、咽喉干燥、耳聋、胸中以及肩背部发热等病症。与天上的火星相应，显得分外明亮。如果火运过度亢盛，会出现胸中疼痛，两胁胀满疼痛，胸部、背部、肩胛部疼痛，两臂内侧疼痛，身体发热，骨节疼痛，以及浸淫疮等病症。金气不行，火气独盛，会有寒水之气来克制报复它，雨水寒霜降临，天上的水星与此相应，显得分外明亮。如逢少阴君火或少阳相火司天，火热之气就会更加严重，致使水泉干涸，万物焦枯。会出现神昏谵语，狂躁不安，咳喘痰鸣；火热之气下迫，会出现出血、便血不止。若肺经的太渊脉断绝，为不治之证，与天上的火星相应，分外明亮。

岁土太过，雨湿流行，肾水受邪。民病腹痛，清厥意不乐，体重烦冤，上应镇星。甚则肌肉萎，足痿不收，行善瘈，脚下痛，饮发中满食减，四支不举。变生得位，藏气伏，化气独治之，泉涌河衍，涸泽生鱼，风雨大至，土崩溃，鳞见于陆，病腹满溏泄肠鸣，反下甚而太溪绝者死不治，上应岁星。（80条）

土运太过之年，雨湿之气流行，肾水易受邪害。人们多患腹痛、手足清冷、心情抑郁、肢体沉重、心烦闷乱等病症，与天上的土星相应，显得分外明亮。土气过度亢盛，会出现肌肉萎缩，两足痿弱不能行走，腿部抽搐拘挛，脚底疼痛，形成痰饮、脘腹胀满、食欲减退、四肢无力等病症。病变多发土旺的节气，土运太过，过分克制水气，使水不能潜藏，出现泉水喷涌，河水泛滥，本来干枯的池塘之中出现了鱼类，风木之气来克制报复它，出现暴风骤雨，堤坝崩溃，鱼类在原来的陆地上游动。人们多发生腹部胀满、肠鸣、腹泻等病症。

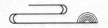

如果泻下不止，肾经的太溪脉断绝，为不治之证。与天上的木星相应，显得分外明亮。

岁金太过，燥气流行，肝木受邪。民病两胁下少腹痛，目赤痛眦疡，耳无所闻。肃杀而甚，则体重烦冤，胸痛引背，两胁满且痛引少腹，上应太白星。甚则喘咳逆气，肩背痛，尻阴股膝髀腨胻足皆病，上应荧惑星。收气峻，生气下，草木敛，苍干雕陨，病反暴痛，胠胁不可反侧，咳逆甚而血溢，太冲绝者死不治，上应太白星。（81条）

金运太过之年，燥气流行，肝木易受到邪害。人们多患两胁肋及少腹部疼痛，目红肿痛，角膜溃疡，两耳不能听见声音。金气的肃杀作用过盛，则出现肢体沉重，烦闷压抑，胸痛牵引背部，两胁胀满疼痛并牵引少腹等病症。与天上的金星相应，显得分外明亮。金气过度亢盛，出现哮喘、咳嗽，气逆，肩背疼痛，尾骶、前后阴、大腿、膝关节、髋关节、小腿肌肉、小腿骨骼以及足等部位发生病变。与天上的火星相应，显得分外明亮。金气收敛太过，木气受到克制而生气不足，出现草木收敛，甚至苍老干枯而凋零。在人体上出现剧烈的疼痛，胁肋疼痛不能转侧，咳嗽气喘，甚至咳血、衄血等病症。如果肝经的太冲脉断绝，是不治之证。与天上的金星相应，分外明亮。

岁水太过，寒气流行，邪害心火。民病身热烦心躁悸，阴厥上下中寒，谵妄心痛，寒气早至，上应辰星。甚则腹大胫肿，喘咳，寝汗出憎风，大雨至，埃雾朦郁，上应镇星。上临太阳，则雨冰雪，霜不时降，湿气变物，病反腹满肠鸣，溏泄食不化，渴而妄冒，神门绝者死不治，上应荧惑、辰星。（82条）

水运太过之年，寒水之气流行，心火易受到邪害。人们多患身热、烦躁、心悸等病症。阴寒之气偏盛，心肾受寒，发生谵语妄言、心痛等病症。寒冷之气过早地到来，与天上的水星相应，显得分外明亮。如果寒水之气过度亢盛，出现腹部胀大、足胫浮肿、哮喘、咳嗽、盗汗、怕风等病症。大雨倾盆，尘雾迷蒙，与天上的土星相应，显得分外明亮。如果逢太阳寒水司天，就会有大雨、冰雹、霜雪不时而降，水湿之气过重，会改变万物形态。在人体中出现腹满、肠鸣、泄泻、饮食不消化、口渴、眩晕、神识不清等病症。如果心经的神门脉断绝，是不治之证。与天上的火星、水星相应，火星昏暗，水星却分外明亮。

帝曰：善。其不及何如？岐伯曰：悉乎哉问也！岁木不及，燥乃大行，生气失应，草木晚荣，肃杀而甚，则刚木辟著，柔萎苍干，上应太白星，民病中清，胠胁痛，少腹痛，肠鸣溏泄，凉雨时至，上应太白星，其谷苍。上临阳明，生气失政，草木再荣，化气乃急，上应太白、镇星，其主苍早。复则炎暑流火，湿性燥，柔脆草木焦槁，下体再生，华实齐化，病寒热疮疡疿胗痈痤，上应荧惑、太白，其谷白坚。白露早降，收杀气行，寒雨害物，虫食甘黄，脾土受邪，赤气后化，心气晚治，上胜肺金，白气乃屈，其谷不成，咳而鼽，上应荧惑、太

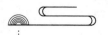
白星。（83 条）

　　黄帝说：讲得好。五运不及是怎样的呢？岐伯回答说：问得详细啊！木运不及之年，燥金之气就会大规模流行，木的生发之气不能按时到来，草木繁荣的时间会晚，燥金之气肃杀太过，会使坚硬树木的枝条干枯，柔软树叶干卷，与天上的金星相应，分外明亮。人们多患中焦清冷，胁肋疼痛，少腹痛，肠鸣、溏泄等病症。时有凉雨，与天上的金星相应，分外明亮，青色谷物减产。如果逢阳明燥金司天，木之生气不能发挥正常的作用，草木再度繁荣，生长过程急速，与天上的金星、土星相应，显得格外明亮。青色植物会过早地凋落。金气太盛，火气来克制报复它，出现炎热的暑气流行，湿润的万物变得干燥，软弱柔脆的草木枝叶枯焦，但是又从根部重新长出枝丫，同时开花结果。人们多患发热恶寒、疮疡、痱、疹、痈、痤等病症，与天上的火星、金星相应，金星变得昏暗，火星分外明亮，白色的谷物减产。白露提前下降，收敛肃杀之气流行，寒雨连绵，损害万物，味甘色黄的谷物，遭到虫害。在人体中，脾土受到邪害。金气太盛，火气来克制报复它，赤色植物生化较晚，心火旺盛的时间也较晚。火气制约金气，白色植物受到抑制，谷物也不能成熟。人们会出现咳嗽、鼻塞、流涕等病症。与天上的火星、金星相应，火星明亮，金星昏暗。

　　岁火不及，寒乃大行，长政不用，物荣而下，凝惨而甚，则阳气不化，乃折荣美，上应辰星，民病胸中痛，胁支满，两胁痛，膺背肩胛间及两臂内痛，郁冒朦昧，心痛暴瘖，胸腹大，胁下与腰背相引而痛，甚则屈不能伸，髋髀如别，上应荧惑、辰星，其谷丹。复则埃郁，大雨且至，黑气乃辱，病鹜溏腹满，食饮不下，寒中肠鸣，泄注腹痛，暴挛痿痹，足不任身，上应镇星、辰星，玄谷不成。（84 条）

　　火运不及之年，寒水之气会大规模流行。火气不能发挥长久的作用，植物就不能繁茂，阴寒之气过盛，阳气不能敷布，万物的茂盛夭折，与天上的水星相应，分外明亮。人们多患胸中疼痛，两胁胀满、疼痛，胸部、背部、肩胛之间以及两臂内侧疼痛，头昏沉、神志不清，心痛，突然失音，胸腹胀大，胁下与腰背牵引疼痛，甚至可以出现腰背不能伸展的病症。髋部和大腿上部疼痛如要分离，与天上的火星、水星相应，火星显得昏暗，而水星却分外明亮，红色谷物减产。寒水太盛，会有土气来克制报复它，湿土之气埃昏弥布，大雨不时而降，天空会有昏黑。人们会出现大便溏泄，腹部胀满，饮食不下，中焦寒冷，肠鸣和泻下如注，腹痛，猝然拘挛，痿、痹，双足无力，不能支撑身体等病症。与天上的水星、土星相应，水星昏暗，而土星却分外明亮。黑色谷物减产。

　　岁土不及，风乃大行，化气不令，草木茂荣，飘扬而甚，秀而不实，上应岁星，民病飧泄霍乱，体重腹痛，筋骨繇复，肌肉瞤酸，善怒，脏气举事，蛰虫早附，咸病寒中，上应岁星、镇星，其谷黅。复则收政严峻，名木苍雕，胸胁暴

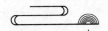

痛,下引少腹,善大息,虫食甘黄,气客于脾,黔谷乃减,民食少失味,苍谷乃损,上应太白、岁星。上临厥阴,流水不冰,蛰虫来见,脏气不用,白乃不复,上应岁星,民乃康。(85条)

土运不及之年,风木之气就会大规模流行,土气不能发挥化的作用,草木虽然茂盛,但仅仅是枝叶飘扬,华而不能结实,与天上的木星相应,显得分外明亮。人们多患飧泄、霍乱,肢体沉重、腹痛,筋骨摇动,肌肉震颤、痠楚,容易发怒等病症。水气封藏的作用亢盛,虫类提前蛰伏。人体多发里寒之病。与天上的土星、木星相应,土星昏暗,木星显得分外明亮。黄色谷物减产。木气太盛,会有金气来克制报复它,收敛肃杀之气严峻,使大的树木凋零。人们会发生胸胁剧烈疼痛,向下牵引少腹,频频叹息等病症。味甘、色黄的谷类,遭受虫害,使之减产。人们多发生饮食减少,食不甘味的病症。青色的谷物受到损害,与天上的木星、金星相应,木星昏暗,而金星分外明亮。逢厥阴风木司天,少阳相火在泉,下半年不寒冷,流水不能结冰,蛰藏的虫类出来活动,木气已平,金气不来报复,与天上的木星相应,明亮不昏暗,百姓安康。

岁金不及,炎火乃行,生气乃用,长气专胜,庶物以茂,燥烁以行,上应荧惑星,民病肩背瞀重,鼽嚏血便注下,收气乃后,上应太白星,其谷坚芒。复则寒雨暴至,乃零冰雹霜雪杀物,阴厥且格,阳反上行,头脑户痛,延及囟顶发热,上应辰星,丹谷不成。民病口疮,甚则心痛。(86条)

金运不及之年,火热之气会大规模流行。与木相应的生气旺盛,火的长气独胜,万物茂盛,气候干燥灼热,与天上的火星相应,分外明亮。人们多患肩背沉重,鼻塞,流涕,喷嚏,便血,泄下如注等病症。金气肃杀收敛晚来,与天上的金星相应,星光昏暗,白色的谷物欠收。火气过盛,会有寒水之气来克制报复它,寒雨急下,然后降落冰雹、霜雪,伤害万物。人体会出现阴寒盛于下,格拒阳气,阳气上浮,头后部疼痛,牵连头顶发热。与天上的水星相应,分外明亮。红色谷物减产,人们会出现口舌生疮,甚至发生心痛。

岁水不及,湿乃大行,长气反用,其化乃速,暑雨数至,上应镇星,民病腹满身重,濡泄寒疡流水,腰股痛发,腘腨股膝不便,烦冤足痿清厥,脚下痛,甚则胕肿,脏气不政,肾气不衡,上应辰星,其谷秬。上临太阴,则大寒数举,蛰虫早藏,地积坚冰,阳光不治,民病寒疾于下,甚则腹满浮肿,上应镇星,其主黔谷。复则大风暴发,草偃木零,生长不鲜,面色时变,筋骨并辟,肉𥆧瘛,目视𰢝𰢝,物疎璺,肌肉胗发,气并鬲中,痛于心腹,黄气乃损,其谷不登,上应岁星。(87条)

水运不及之年,土湿之气会大规模流行。火的长气旺盛,万物生长迅速,气候炎热,暴雨频繁。与天上的土星相应,分外明亮。人们常发生腹部胀满、身体困重,腹泻、疮疡泛脓清稀如水,腰腿疼痛,下肢行动不便,烦闷不舒,两足痿软清冷，脚底疼痛，甚至足背浮肿等病症。水的封藏作用减弱，肾气不能保持平衡。与天上的水星相应，星光昏暗，黑色的谷物欠收。逢太阴湿土司天，太阳寒水在泉，寒气大盛，频繁来袭，蛰虫提前潜藏。地面上凝结成坚固的厚冰，阳光不能充分温煦。人们多发生下半身寒冷，严重的可以出现腹满、浮肿。与天上的土星相应，显得分外明亮，黄色的谷物不成。土气过盛，会有风木之气来克制报复它，大风暴发，草木倒伏，枝叶零落，植物生长没有鲜艳光泽。人们面色萎黄无光，筋骨拘挛疼痛，肌肉抽搐，两眼昏花，视物不清，甚至出现复视，肌肉发生风疹，气壅胸膈，心腹疼痛，黄色谷物减产。与天上的木星相应，显得格外明亮。

帝曰：善。愿闻其时也。岐伯曰：悉哉问也！木不及，春有鸣条律畅之化，则秋有雾露清凉之政，春有惨凄残贼之胜，则夏有炎暑燔烁之复，其眚东，其脏肝，其病内舍胠胁，外在关节。（88条）

黄帝说：好。希望听听五运之气与四时的关系是怎样的？岐伯说：问得好详细啊！木运不及，正常情况下，春天鸟语花香，秋天雾露清凉；金气来乘木气，则春天就会出现清凉凄惨的胜气。到了夏天，会有火热之气来克制报复，出现炎暑如焚的复气。灾害发生在东方，应于肝脏，发病内在胠胁，外在关节。

火不及，夏有炳明光显之化，则冬有严肃霜寒之政，夏有惨凄凝冽之胜，则不时有埃昏大雨之复，其眚南，其脏心，其病内舍膺胁，外在经络。（89条）

火运不及，正常情况下，夏天暑热炎炎，冬天霜雪严寒；水气来乘，那么夏天就会出现凄惨的寒凉胜气。到了长夏，会有湿土之气来克制报复，经常会有尘埃昏蒙、倾盆大雨之复气。灾害发生在南方。应于心脏，发病内在胸胁，外在经络。

土不及，四维有埃云润泽之化，则春有鸣条鼓拆之政，四维发振拉飘腾之变，则秋有肃杀霖霆之复，其眚四维，其脏脾，其病内舍心腹，外在肌肉四支。（90条）

土运不及，正常情况下，四季之末的各十八日，云埃飘絮，空气湿润；春天鸟语花香，草木萌芽，风和日丽；木气来乘，在四季之末，会出现风摧草木摇折。到了秋季，金气来克制报复，空气清凉，阴雨绵绵。灾害发生东南、西南、东北、西北四隅，应于脾脏，发病内在心腹部，外在肌肉四肢。

金不及，夏有光显郁蒸之令，则冬有严凝整肃之应，夏有炎烁燔燎之变，则秋有冰雹霜雪之复，其眚西，其脏肺，其病内舍膺胁肩背，外在皮毛。（91条）

金运不及，正常情况下，夏天烈日炎炎，草木郁郁葱葱，冬天寒雪冰彻；到了夏天，火气来乘，炎热如焚。到了秋天，寒水之气来复，会出现冰雹霜雪的现象。灾害发生在于西方，应于肺脏，发病常是内在胸胁肩背，外在皮毛。

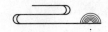

水不及，四维有湍润埃云之化，则不时有和风生发之应，四维发埃昏骤注之变，则不时有飘荡振拉之复，其眚北，其脏肾，其病内舍腰脊骨髓，外在溪谷踹膝。（92）

水运不及，正常情况下，一年四季风调雨顺，作物生长；土气来乘，在四季之末就出现尘埃昏蒙，暴雨如注。风木之气来复，时常发生大风摇折草木的现象。灾害发生在北方，应于肾脏与它相应，发病内在腰脊骨髓，外在溪谷穴、小腿肌肉和膝关节。

夫五运之政，犹权衡也，高者抑之，下者举之，化者应之，变者复之，此生长化成收藏之理，气之常也，失常则天地四塞矣。故曰：天地之动静，神明为之纪，阴阳之往复，寒暑彰其兆。此之谓也。（93条）

五运之气运行，犹如秤杆和秤锤之平衡，太过的就会受到抑制，不及的就会得到扶助，正常的气化与季节相应，变化之极会有复气，这是万物生、长、化、收、藏的自然规律，运气的正常现象，如果运气不正常，那么天地之气就闭塞了。所以说，天地的运动变化，是玄奥至深的规律，阴阳消长，寒来暑往是其征兆。这是大自然的规律啊。

帝曰：夫子之言五气之变，四时之应，可谓悉矣。夫气之动乱，触遇而作，发无常会，卒然灾合，何以期之？岐伯曰：夫气之动变，固不常在，而德化政令灾变，不同其候也。（94条）

黄帝说：先生所讲五运的变化，及其与四时的相应关系，可以说很详尽了。然而五气发生不以常规之乱，与异常气流相遇，灾发没有规律，对于突然产生灾害，怎样去预测呢？岐伯说：五气的异常变动，固然没有一定的规律，但是它们各自的特性、作用、职权、表现以及灾害、变动，却可以从不同的物候变化上表现出来的。

帝曰：何谓也？岐伯曰：东方生风，风生木，其德敷和，其化生荣，其政舒启，其令风，其变振发，其灾散落。（95条）

黄帝问：此话怎讲？岐伯回答说：风气生于东方，与木气相应，它的特性是布散柔和温暖之气；它的作用是使万物生长，欣欣向荣；它的职责，是使万物舒畅；其表现为风气。它的变动是狂风大作，引起的灾害是使草木振摇散落。

南方生热，热生火，其德彰显，其化蕃茂，其政明曜，其令热，其变销烁，其灾燔焫。（96条）

热气生于南方，与火气相应，它的特性是光明炎热；它的作用是使万物秀美茂盛；它的职责是光明照耀，它的表现是热气。它的变动是酷热销烁，引起的灾害是流火灼物。

中央生湿，湿生土，其德溽蒸，其化丰备，其政安静，其令湿，其变骤注，

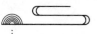

其灾霖溃。（97条）

湿气生于中央，与土气相应，它的特性是湿蒸润泽；它的作用是使万物丰登；它的职责是润物无声，它的表现是湿气。它的变动是暴雨骤降，引起的灾害是久雨淋淋，崩溃堤坝。

西方生燥，燥生金，其德清洁，其化紧敛，其政劲切，其令燥，其变肃杀，其灾苍陨。（98条）

燥气生于西方，与金气相应，它的特性是清肃凉爽；它的作用是使万物收敛成熟；它的职责是风切强劲，它的表现是燥气。它的变动是肃杀万物，引起的灾害是使草木干枯而凋落。

北方生寒，寒生水，其德凄沧，其化清谧，其政凝肃，其令寒，其变溧冽，其灾冰雪霜雹。（99条）

寒气生于北方，与水气相应，它的特性是凄沧寒冷；它的作用是使万物闭藏；它的职责是冷凝清肃，它的表现是寒气。它的变动是严寒凛冽，引起的灾害是冰雪霜雹。

是以察其动也，有德有化，有政有令，有变有灾，而物由之，而人应之也。（100条）

所以，观察五气的运动变化，了解它们各自的特性、作用、职责、表现以及变动、灾害等情况，从物候可以找到征象，而人与之相应。

帝曰：夫子之言岁候，其不及太过，而上应五星。今夫德化政令，灾眚变易，非常而有也，卒然而动，其亦为之变乎。岐伯曰：承天而行之，故无妄动，无不应也。卒然而动者，气之交变也，其不应焉。故曰：应常不应卒。此之谓也。（101条）

黄帝说：先生所讲五运太过和不及的各种变化，与天上的五星相应。现在它们的特性、作用、职责、表现、灾害、变动等，有时并没有一定的规律，突然的变化，五星是否也会随之而变呢？岐伯说：五星是随着天体而运行的，所以不会随意变动，与五运规律是相应的。突然发生变化，是气交所发生的变化，不能与五星相应。五星应五运之常，不应突然变化，讲的就是这个道理。

帝曰：其应奈何？岐伯曰：各从其气化也。（102条）

黄帝问：五星怎样与五运相应呢？岐伯回答说：五行与五运相应，是根据气化表现出来的。

帝曰：其行之徐疾逆顺何如？岐伯曰：以道留久，逆守而小，是谓省下。以道而去，去而速来，曲而过之，是谓省遗过也。久留而环，或离或附，是谓议灾与其德也。应近则小，应远则大。芒而大倍常之一，其化甚；大常之二，其眚即发也。小常之一，其化减；小常之二，是谓临视，省下之过与其德也。德者福之，过者伐之。是以象之见也，高而远则小，下而近则大，故大则喜怒迩，

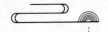

小则祸福远。岁运太过，则运星北越，运气相得，则各行以道。故岁运太过，畏星失色而兼其母，不及，则色兼其所不胜。肖者瞿瞿，莫知其妙，闵闵之当，孰者为良，妄行无征，示畏侯王。（103条）

黄帝问：五星的运行有徐缓、有迅速、有逆行、有顺行的不同，这怎么相应啊？岐伯回答说：如果五星在轨道上徘徊不前，长久停留而光芒变小，这就好像是在审查其所属分野的情况，叫做省下；如果在它运行的轨道上，去而速回，或者迂回而行的，这就好像审查其所属分野是否还有什么遗漏和过错，所以叫做省遗过；如果五星久留而环绕不去，或去或来，这就好像在议论它所属的分野中有灾、有福，所以叫做议灾、议德。若距离发生变化的时间近且变异轻微的，那么其星就小；若距离发生变动的时间远且变异严重的，那么其星就大。若光芒大于平常一倍的，说明气化旺盛；大于平常两倍的，灾害立即就会到来；若星光小于平常一倍的，说明气化作用减弱；小于平常两倍的，叫做临视，好像亲临视察下面的德与过，有德的获得幸福，有过失的就要受到惩罚。所以，在观察天象时，若星高而远，看起来就小；星低而近，看起来就大。因此星的光芒大，就表示喜怒变化的感应期近；星的光芒小，就表示祸福变化的感应期远。当岁运之气太过的时候，与该运相应的星，即运星就越出轨道向北而去，若五运之气和平，那么五星就运行在各自的轨道上。所以岁运之气太过时，受它克制的星就会暗淡而同时见到母星的颜色；岁运不及，会同时见到运星所不胜之星的光芒。为之消得人憔悴，仍然不能知晓其中的奥妙，穷思妙想，何处去找更好的方法呢，妄言猜测，只能吓唬那些君主侯王。

帝曰：其灾应何如？岐伯曰：亦各从其化也，故时至有盛衰，凌犯有逆顺，留守有多少，形见有善恶，宿属有胜负，征应有吉凶矣。（104条）

黄帝问：怎样认识五星与灾害之应呢？岐伯回答说：也是根据每年的气化啊。所以说，时令更迭，五星盛衰，五星的运行有逆有顺，停留的时间有长有短，表现出来的颜色与形象有善有恶。五行与五运太过和不及相应，征象有吉有凶。

帝曰：其善恶何谓也？岐伯曰：有喜有怒，有忧有丧，有泽有燥，此象之常也，必谨察之。（105条）

黄帝问：如何辨别五星形象与颜色的善恶呢？岐伯说回答：夜观星象，它们有喜、怒、忧、丧、泽、燥，这是常见的星象，必须仔细观察。

帝曰：六者高下异乎？岐伯曰：象见高下，其应一也，故人亦应之。（106条）

黄帝问：喜、怒、忧、丧、泽、燥六种变化，有高低有不同吗？岐伯回答说：五星之象，虽有高低，但它们与五运之应都是一样的，人也应之。

帝曰：善。其德化政令之动静损益皆何如？岐伯曰：夫德化政令灾变，不能相加也。胜复盛衰，不能相多也。往来小大，不能相过也。用之升降，不能

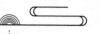

相无也。各从其动而复之耳。（107条）

黄帝说：好。五运的特性、作用、职责、表现等，它们的运动、盛衰是怎样的呢？岐伯回答说：它们的特性、作用、职责、表现以及变动、灾害，是不能叠加的。胜复盛衰是有一定限度的。运气往来，气化大小，是不能过度的。阴阳的升降作用，是不能没有的。各自会根据五运的运动而自行调节恢复。

帝曰：其病生何如？岐伯曰：德化者气之祥，政令者气之章，变易者复之纪，灾眚者伤之始，气相胜者和，不相胜者病，重感于邪则甚也。（108条）

黄帝问：五运与发病有什么关系呢？岐伯回答说：五运正常的特性与作用，表现五气的外在征象；变化是复气产生的规律；灾害是损伤万物的根源，人体的正气能够抵抗邪气，就平和无病；正气不能抗御邪气，就会发生疾病，如果重复感受邪气，病情就会加重。

帝曰：善。所谓精光之论，大圣之业，宣明大道，通于无穷，究于无极也。余闻之，善言天者，必应于人，善言古者，必验于今，善言气者，必彰于物，善言应者，同天地之化，善言化言变者，通神明之理，非夫子孰能言至道欤！乃择良兆而藏之灵室，每旦读之，命曰《气交变》，非斋戒不敢发，慎传也。（109条）

黄帝说：讲得好。这真是精湛高深的理论，神圣的事业，光明至深的自然道理，宽无边，深无极。我听说，善于研究天文者，必然会应之与人；善于研究历史者，必能古为今用；善于研究气化者，必能够彰显万物；善于研究事物之间联系者，必能与天地变化规律相联属；善于研究事物变化者，必通自然界玄奥神奇的道理。如果不是先生您这样的人，谁能讲清楚这样高深的规律呢！于是，黄帝选择了一个吉祥的日子，珍藏在书房，每天早晨诵读，命名为《气交变》。不是修身养性的人，是不能告诉的，谨慎选择传人。

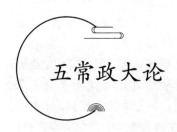

五常政大论

黄帝问曰：太虚寥廓，五运回薄，衰盛不同，损益相从，愿闻平气何如而名？何如而纪也？岐伯对曰：昭乎哉问也！木曰敷和，火曰升明，土曰备化，金曰审平，水曰静顺。（110条）

黄帝问道：太空广阔，五运环转，太过不及，盛衰不同，损益相应，我想问一下五运平气是如何认识的？它又有哪些规律呢？岐伯回答说：问得真高明啊！木运平气，温敷阳气，令万物发生，称做敷和；火运平气，鼓阳升发，令万物繁茂，称做升明；土运平气，生化旺盛，万物丰备，称做备化；金运平气，收敛清肃，令万物收成，称做审平；水运平气，柔顺沉静，令万物潜藏，称做静顺。

帝曰：其不及奈何？岐伯曰：木曰委和，火曰伏明，土曰卑监，金曰从革，水曰涸流。（111条）

黄帝问：五运不及怎样呢？岐伯回答说：木运不及，不能正常温敷阳气，使万物萎弱，称做委和；火运不及，不能使阳气上升而下伏，使万物不能繁荣，称做伏明；土运不及，生化减弱，使万物失养，称做卑监；金运不及，收敛肃杀减弱，使万物松脆，变革形态，称做从革；水运不及，水源干涸，使万物不能潜藏，称做涸流。

帝曰：太过何谓？岐伯曰：木曰发生，火曰赫曦，土曰敦阜，金曰坚成，水曰流衍。（112条）

黄帝问：五运太过又是怎样的呢？岐伯说：木运太过，生发之力旺盛，使万物提前发育，称做发生；火运太过，炎热之气过盛，使万物焦枯，称做赫曦；土运太过，生化过盛，使万物丰满，称敦阜；金运太过，收敛肃杀之气旺盛，使万物坚实成熟，称做坚成；水运太过，水气流行，使万物潜藏，称做流衍。

帝曰：三气之纪，愿闻其候。岐伯曰：悉乎哉问也！（113条）

黄帝说：五运三纪，希望听听如何观察？岐伯说：问得真详细啊！

敷和之纪，木德周行，阳舒阴布，五化宣平，其气端，其性随，其用曲直，其化生荣，其类草木，其政发散，其候温和，其令风，其脏肝，肝其畏清，其主

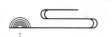

目，其谷麻，其果李，其实核，其应春，其虫毛，其畜犬，其色苍，其养筋，其病里急支满，其味酸，其音角，其物中坚，其数八。（114条）

敷和之年，木气的作用周流，阳气舒发，阴气敷布，生、长、化、收、藏和畅，木气端正，性情柔顺；作用能曲能直，生化万物欣欣向荣，它在物类属于草木；它的职责是发散；气候温和；它的表现是风气；与人体肝脏相应，肝木受清凉的金气克制，肝开窍于目；它在谷类是麻；它在果类是李；它在果实是核；与它相应的时令是春季；它在虫类是毛虫；它在畜类是犬；它在颜色是苍色；它的精气充养筋；它的发病变特点是腹部拘急，胸胁胀满；它的五味是酸；它在五音是角；它在物体是属于中坚的一类；它在先天之数是八。

升明之纪，正阳而治，德施周普，五化均衡，其气高，其性速，其用燔灼，其化蕃茂，其类火，其政明曜，其候炎暑，其令热，其脏心，心其畏寒，其主舌，其谷麦，其果杏，其实络，其应夏，其虫羽，其畜马，其色赤，其养血，其病眴瘛，其味苦，其音徵，其物脉，其数七。（115条）

升明之年，阳气旺盛，火气的作用敷布四方，生、长、化、收、藏均衡。火气上炎，它的性质暴烈；它的作用炽热灼人；生化万物繁荣茂盛；它在物类上属于火；它的职责是光明照耀；它的气候特点是炎暑；它的表现是炎热；它与人体心脏相应，心火受寒水克制，舌为心之苗；它在谷类是麦；它在果类是杏；它在果实是络；与它相应的时令是夏季；它在虫类是羽虫；它在畜类是马；它在颜色是赤色；它的精气充养血脉；它的发病特点是肌肉颤动，肢体抽搐；它的五味是苦；它在五音是徵；它在物体是属于脉络；它的先天之数是七。

备化之纪，气协天休，德流四政，五化齐修，其气平，其性顺，其用高下，其化丰满，其类土，其政安静，其候溽蒸，其令湿，其脏脾，脾其畏风，其主口，其谷稷，其果枣，其实肉，其应长夏，其虫倮，其畜牛，其色黄，其养肉，其病否，其味甘，其音宫，其物肤，其数五。（116条）

备化之年，天气平和，土气的作用敷布四方，生、长、化、收、藏都能全面发展。土气和平敦厚，性情温顺；它的作用可高可低；生化万物成熟丰满；以土相类；它的职责平静；它的气候湿热郁蒸；它的表现是湿气；它与人体脾脏相应，脾土受风木之气的克制，脾开窍于口；它在谷类是稷；它在果类是枣；它在果实是肉；与它相应的时令是长夏；它在虫类是倮虫；它在畜类是牛；它的颜色是黄色；它的精气充养肌肉；它的发病特点是痞塞不通；它的五味是甘；它在五音是宫；它在物体是属于皮肤肌肉；它的先天之数是五。

审平之纪，收而不争，杀而无犯，五化宣明，其气洁，其性刚，其用散落，其化坚敛，其类金，其政劲肃，其候清切，其令燥，其脏肺，肺其畏热，其主鼻，其谷稻，其果桃，其实壳，其应秋，其虫介，其畜鸡，其色白，其养皮毛，其病咳，其味辛，其音商，其物外坚，其数九。（117条）

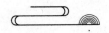

审平之年，天气收敛平和，肃杀而无邪害，生、长、化、收、藏宣畅通明。金气清明，它的性质刚韧；它的作用表现为成熟收获；生化万物收敛坚实；它在物类上属于金；它的职责是刚劲清肃；气候清凉透达；它的表现是燥气；它与人体肺脏相应，肺气受火热之气的克制，肺开窍于鼻；它在谷类是稻；它在果类是桃；它在果实是壳；与它相应的时令是秋季；它在虫类是介虫；它在畜类是鸡；它在颜色是白色；它的精气充养皮毛；它的发病特点是咳嗽；它的五味是辛；它在五音是商；它在物体是属于坚硬外壳一类；它的先天之数是九。

静顺之纪，藏而勿害，治而善下，五化咸整，其气明，其性下，其用沃衍，其化凝坚，其类水，其政流演，其候凝肃，其令寒，其脏肾，肾其畏湿，其主二阴，其谷豆，其果栗，其实濡，其应冬，其虫鳞，其畜彘，其色黑，其养骨髓，其病厥，其味咸，其音羽，其物濡，其数六。（118 条）

静顺之年，天气潜藏，万物无害，水气行下，生、长、化、收、藏发挥全面，水气清澈明净，它的性质柔润下行；它的作用表现为浇灌滋养；生化万物凝固坚结；它在物类上属于水；它的职责是水泉流淌；它的气候特点是严寒凛冽；它的表现是寒气；它与人体肾脏相应，肾水受土湿之气的克制，肾开窍于二阴；它在谷类是豆；它在果类是栗；它在果实是浆液；与它相应的时令是冬季；它在虫类是鳞虫；它在畜类是猪；它的颜色是黑色；它的精气充养骨髓；它的发病特点是手足厥冷；它的五味是咸；它在五音是羽；它在物体是属于浆液一类；它的先天之数是六。

故生而勿杀，长而勿罚，化而勿制，收而勿害，藏而勿抑，是谓平气。（119 条）

总之，万物发生而不伤害，长养万物而不刑罚，化育万物而不受制，收敛万物不损害，封藏万物不压抑，这就是平气之运。

委和之纪，是谓胜生，生气不政，化气乃扬，长气自平，收令乃早，凉雨时降，风云并兴，草木晚荣，苍干凋落，物秀而实，肤肉内充。其气敛，其用聚，其动緛戾拘缓，其发惊骇，其脏肝，其果枣李，其实核壳，其谷稷稻，其味酸辛，其色白苍，其畜犬鸡，其虫毛介，其主雾露凄沧，其声角商，其病摇动注恐，从金化也，少角与判商同，上角与正角同，上商与正商同，其病支废痈肿疮疡，其甘虫，邪伤肝也，上宫与正宫同。萧飋肃杀则炎赫沸腾，眚于三，所谓复也，其主飞蠹蛆雉，乃为雷霆。（120 条）

委和之年，木的生气被金气所克制，所以又叫胜生。生气不能正常发挥作用，化气土气失去应有的制约，敷布旺盛。木不及不能生火，属于火的长气自然平静。属于金的收气提前到来，凉雨不时而降，风起云涌。草木生长推迟，草木早早凋落，万物生化早熟而坚实，肉质饱满。委和之气收敛，它的作用表现是收束聚集；它可以使人体发生肌肉拘挛收缩，过则松弛纵缓，发为惊恐；它与人体肝脏相应；它在果类是枣、李；它在果实是核、壳；它在谷类是

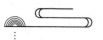

稷、稻；它的五味是酸、辛；它在颜色是白色和苍色；它在畜类是犬、鸡；它在虫类是毛虫、介虫；它在气候表现是雾露寒凄；它在五音是角、商；它发病特点是摇动和恐惧。这些都是由于木运不及，金来克木的缘故。少角相当于判商；逢上角，其运气与正角相同；逢上商，其运气与正商相同。病发四肢无力、痈肿、疮疡等病症，甘虫与之相应，金气为邪伤害肝木，上宫与正宫相同。一片萧瑟肃杀，甚则火气来复，炎热蒸腾。灾害发生在与木气相应的东方，其后天之数为三。当火气来报复时，飞虫、蛀虫、蛆虫和雄鸡繁殖旺盛，雷霆大作。

伏明之纪，是谓胜长，长气不宣，藏气反布，收气自政，化令乃衡，寒清数举，暑令乃薄，承化物生，生而不长，成实而稚，遇化已老，阳气屈伏，蛰虫早藏，其气郁，其用暴，其动彰伏变易，其发痛，其脏心，其果栗桃，其实络濡，其谷豆稻，其味苦咸，其色玄丹，其畜马彘，其虫羽鳞，其主冰雪霜寒，其声徵羽，其病昏惑悲忘，从水化也，少徵与少羽同，上商与正商同，邪伤心也，凝惨凛冽则暴雨霖霆，眚于九，其主骤注雷霆震惊，沉黔淫雨。（121条）

伏明之年，火的长气被水气所克制，所以又叫胜长。长气不能正常发挥作用，水为藏气反而敷布各个季节，金为收气擅行，土为化气不足，万物生化停滞，清凉寒冷的气候常常出现，而暑热之气就衰弱了。火不能生土，金气收敛太过，以致万物虽生而不能长，提早结果。当长夏到来，生化应该旺盛的时候，却已经过期了。阳气内郁，蛰虫也过早潜藏。伏明之气郁而不舒，它的作用表现为急暴；它的变化或显或匿；在人体可以引发疼痛等病症；它与人体心脏相应；它在果类是栗、桃；它在果实是脉络、浆液；它在谷类是豆、稻；它的五味是苦和咸；它在颜色是黑色、赤色；它在畜类是马、猪；它在虫类是羽虫、鳞虫；它在气候表现是冰雪霜寒；它在五音是徵、羽；它在发病特点是神志昏乱、糊涂、悲伤、健忘。这些都是由于火运不及，水来克火的缘故。少徵相当于少羽；逢上商，其运气与正商相同；邪气伤害心脏。阴寒凝滞惨凄、寒风凛冽，但随之而来的是土湿之气的制约报复，出现暴雨淋漓不断。灾害发生在与火气相应的南方，后天之数为九。当土气来报复时，可以发生暴雨如注、雷霆闪电、或者阴雨连绵。

卑监之纪，是谓减化。化气不令，生政独彰，长气整，雨乃愆，收气平，风寒并兴，草木荣美，秀而不实，成而粃也。其气散，其用静定，其动疡涌分溃痈肿。其发濡滞，其脏脾，其果李栗，其实濡核，其谷豆麻，其味酸甘，其色苍黄，其畜牛犬，其虫倮毛，其主飘怒振发，其声宫角，其病留满否塞，从木化也，少宫与少角同，上宫与正宫同，上角与正角同，其病飧泄，邪伤脾也，振拉飘扬则苍干散落，其眚四维，其主败折虎狼，清气乃用，生政乃辱。（122条）

卑监之年，土的化气被木气所克制而减弱，所以又叫减化。化气不能正常发挥作用，木为生气独旺，火为长气完整如常。雨水失调，不能及时下降。

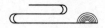

金气为收气表现平静。风寒同时显现，草木虽然繁华荣美，但却秀而不实，所结的果，都是空壳。卑监之气发散，它的作用表现是安静、稳定；可使人体发生疮疡、流脓溃烂、痈肿，病发水湿停留之症；它与人体脾脏相应；它在果类是李、栗；它在果实是浆液、核；它在谷类是豆、麻；它的五味是酸和甘；它在颜色是苍色、黄色；它在畜类是牛、犬；它在虫类是倮虫、毛虫；它在气令表现是狂风怒号，树木动摇；它在五音是宫、角；它发病的特点是胀满痞塞不通。这些都是由于土运不及，木来克土的缘故。少宫相当于少角；逢上宫，其运气与正宫相同；逢上角，运气与正角相同。在人体可以引发飧泄，这是由于邪气伤害了脾土的缘故。狂风怒号、草木动摇；但随之而来的是草木干枯凋落。灾害发生在与土气相应的中央，而散布到四方。木气太盛，就会有金气来制约报复它，出现肃杀折损，如受虎狼之噬。由于清冷的金气旺盛，所以木的生气就被抑制了。

从革之纪，是谓折收，收气乃后，生气乃扬，长化合德，火政乃宣，庶类以蕃，其气扬，其用躁切，其动铿禁瞀厥，其发咳喘，其脏肺，其果李杏，其实壳络，其谷麻麦，其味苦辛，其色白丹，其畜鸡羊，其虫介羽，其主明曜炎烁，其声商徵，其病嚏咳鼽衄，从火化也，少商与少徵同，上商与正商同，上角与正角同，邪伤肺也，炎光赫烈则冰雪霜雹，眚于七，其主鳞伏彘鼠，岁气早至，乃生大寒。（123条）

从革之年，金的收气被火气所克制，所以又叫折收。收气不能正常发挥作用，收成延后；木为生气得以发扬；长气与化气相合，发挥作用；火的职责是宣发，万物生长旺盛。从革之气散发，它的作用表现为躁动急切；可以使人体发生咳嗽、失音、烦闷、气逆、以及哮喘等病症；它与人体肺脏相应；它在果类是李、杏；它在果实是壳、脉络；它在谷类是麻、麦；它的五味是苦、辛；它在颜色是白色、赤色；它在畜类是鸡、羊；它在虫类是介虫、羽虫；它在气候表现是晴朗炎热；它在五音是商、徵；它的发病特点是喷嚏、咳嗽、鼻流清涕、衄血。这些都是由于金运不及，火来克金缘故。少商相当于少徵；上商与正商相同；逢上角，其运气与正角相同；这时产生的病变，是由于邪气伤害肺金的缘故。火热炎炎，但随之而来的是水气报复，出现冰雪霜雹。灾害发生在与金气相应的西方，后天之数为七。当水气来报复时，鳞虫、猪、鼠之类的动物伏藏不动，寒冷之气提前到来，气候严寒。

涸流之纪，是谓反阳，藏令不举，化气乃昌，长气宣布，蛰虫不藏，土润水泉减，草木条茂，荣秀满盛，其气滞，其用渗泄，其动坚止，其发燥槁，其脏肾，其果枣杏，其实濡肉，其谷黍稷，其味甘咸，其色黔玄，其畜彘牛，其虫鳞倮，其主埃郁昏翳，其声羽宫，其病痿厥坚下，从土化也，少羽与少宫同，上宫与正宫同，其病癃閟，邪伤肾也，埃昏骤雨则振拉摧拔，眚于一，其主毛显狐狢，变

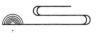

化不藏。（124条）

涸流之年，水不能克制火气，阳气宣发，所以又叫反阳。水的藏气不能正常发挥作用；土来制水，化气昌盛；火为长气宣发敷布，蛰虫不按时藏伏，大地虽然湿润但水泉减少，草木条达茂盛，万物秀丽丰满。所以涸流之气有土气壅滞；它的作用表现为不能封藏而缓慢渗泄；它的病变可以使人体发生津液停滞，发为干燥枯槁的病症；它与人体肾脏相应；它在果类是枣、杏；它在果实是浆液、肉；它在谷类是黍、稷；它的五味是甘和咸；它在颜色是黄色、黑色；它在畜类是猪、牛；它在虫类是鳞虫、倮虫；它在气候表现是尘埃雾霾；它在五音是羽、宫；发病特点是痿证、厥逆、大便干结。这些都是由于水运不及，土来克水缘故。少羽相当于少宫；逢上宫，其运气与正宫相同。它的发病表现是，小便不畅或不通，这是由于邪气伤害肾脏的原因。天空尘埃昏蒙，大雨骤然而降，但随之而出现大风，草木摇动折倒。灾害发生在与水气相应的北方，后天之数为一。毛虫狐貉之类动物，出来活动而不潜藏。

故乘危而行，不速而至，暴虐无德，灾反及之，微者复微，甚者复甚，气之常也。（125条）

总之，邪气乘虚犯，不速之客，来者不善，暴虐而无道德。暴虐侵犯的结果，反而使自己受到损害，胜气轻微的，复气也轻微；胜气厉害的，复气也厉害。这种有胜气必有复气的情况，是运气中的正常规律。

发生之纪，是谓启軟，土疏泄，苍气达，阳和布化，阴气乃随，生气淳化，万物以荣，其化生，其气美，其政散，其令条舒，其动掉眩巅疾，其德鸣靡启坼，其变振拉摧拔，其谷麻稻，其畜鸡犬，其果李桃，其色青黄白，其味酸甘辛，其象春，其经足厥阴少阳，其脏肝脾，其虫毛介，其物中坚外坚，其病怒，太角与上商同，上徵则其气逆，其病吐利，不务其德则收气复，秋气劲切，甚则肃杀，清气大至，草木凋零，邪乃伤肝。（126条）

发生之年，叫做启陈。土气疏松薄弱，草木柔软舒展，阳气布散到四面八方，阴气也随之发挥作用，生气淳厚，万物欣欣向荣。它的化物作用是生，其气秀美，它的职责是发散；它的表现是条畅舒达；它的病变可以引起人体震摇、颤动、眩晕等巅顶部的疾患；它的特性是风和日暖，美丽奢华，推陈出新；它的变动是狂风振摇，拔倒树木折断；它在谷类是麻、稻；它在畜类是鸡、犬；它在果类是李、桃；它的颜色是青色、黄色、白色；它的五味是酸、甘、辛；它与春季相应；它在人体经脉与足厥阴肝经和足少阳胆经相应；它在五脏与肝、脾相应；它在虫类是毛虫、介虫；它在物体是属于内有硬核，而外有坚壳一类；发病为易怒；太角与上商相同。少阴君火或少阳相火司天，火气上逆，在人体病发呕吐、泄泻。木气太过，金气来复，发生清凉急切的景象，甚至表现为肃杀之气，清凉之气持续来临，草木凋落，邪气伤肝。

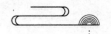

赫曦之纪，是谓蕃茂，阴气内化，阳气外荣，炎暑施化，物得以昌，其化长，其气高，其政动，其令鸣显，其动炎灼妄扰，其德暄暑郁蒸，其变炎烈沸腾，其谷麦豆，其畜羊彘，其果杏栗，其色赤白玄，其味苦辛咸，其象夏，其经手少阴太阳，手厥阴少阳，其脏心肺，其虫羽鳞，其物脉濡，其病笑疟疮疡血流狂妄目赤，上羽与正徵同，其收齐，其病痓，上徵而收气后也，暴烈其政，藏气乃复，时见凝惨，甚则雨水霜雹切寒，邪伤心也。（127条）

赫曦之年，火运太过，长气旺盛，万物秀美茂盛，所以叫做蕃茂。阴气内生，阳气外显，酷暑蒸腾，万物因而昌盛。它的生化作用是成长，火气上炎；职责是燥动；表现宣明显露；其动为热灼妄行，躁扰不宁；它的特性是暑热郁蒸；其变为炎热沸沸，烈焰升腾；它在谷类是麦、豆；它在畜类是羊、猪；它在果类是杏、栗；它的颜色是赤色、白色和黑色；它的五味是苦、辛、咸；与夏季相应；在人体经脉与手少阴心经、手太阳小肠经、手厥阴心包经和手少阳三焦经相应；它在内脏与心、肺相应；它在虫类是羽虫、鳞虫；它在物体属于脉络、浆液一类；它的发病是喜笑无常、疟疾、疮疡、出血、发狂、目赤等；逢上羽，运气就和正徵相同。金为收气，正常发挥作用；发病为筋脉拘急、肢体抽搐、口噤不开；火克金，金为收气晚至；火运暴烈，藏气寒水为复气，阴寒凝结，惨淡时现，甚至发生雨水霜雹，寒冷异常；这是邪气损伤了心火的缘故。

敦阜之纪，是谓广化，厚德清静，顺长以盈，至阴内实，物化充成，烟埃朦郁，见于厚土，大雨时行，湿气乃用，燥政乃辟，其化圆，其气丰，其政静，其令周备，其动濡积并稸，其德柔润重淖，其变震惊飘骤崩溃，其谷稷麻，其畜牛犬，其果枣李，其色黅玄苍，其味甘咸酸，其象长夏，其经足太阴阳明，其脏脾肾，其虫倮毛，其物肌核，其病腹满四支不举。大风迅至，邪伤脾也。（128条）

敦阜之年，叫做广化。土性醇厚而清静，万物成长而充盈；土的精气充实于内，万物生化完整饱满；土运太过，湿气蒸腾，尘埃雾蒙，笼罩丘陵，大雨时降，湿土过盛，燥气退避。它化物圆满，敦阜之气丰盈；它的职责是静养；它的表现完善；它的病变致湿气阻滞人体，病发积聚；它的特性是柔和润泽；它的变动是雷霆震惊、暴雨倾盆、堤坝崩溃；它在谷类是稷、麻；它在畜类是牛、犬；它的果类是枣、李；它的颜色是黄色、黑色和青色；它的五味是甘、咸和酸；它与长夏相应；它在人体经脉与足太阴脾经和足阳明胃经相应；它在内脏与脾、肾相应；它在虫类是倮虫、毛虫；它在物体属于肌肤、核一类；它的发病是腹部胀满、四肢无力；风木之为复气，大风呼呼而来，邪气损伤脾脏。

坚成之纪，是谓收引，天气洁，地气明，阳气随，阴治化，燥行其政，物以司成，收气繁布，化洽不终，其化成，其气削，其政肃，其令锐切，其动暴折疡疰，其德雾露萧飋，其变肃杀凋零，其谷稻黍，其畜鸡马，其果桃杏，其色白青

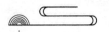

丹，其味辛酸苦，其象秋，其经手太阴阳明，其脏肺肝，其虫介羽，其物壳络，其病喘喝胸凭仰息，上徵与正商同，其生齐，其病咳，政暴变则名木不荣，柔脆焦首，长气斯救，大火流，炎烁且至，蔓将槁，邪伤肺也。（129条）

坚成之年，叫做收引。秋高气爽，洁白无暇，地气清凉明静，阳热之气收敛阴湿之气敷布。燥金之气行使职责，万物收成。金为收气广泛布散，土为化气不能完善。它的化物作用是收成，坚成之气削伐；它的职责是肃杀；它的表现是尖锐刚劲；它的病变会有大的损伤，皮肤溃疡；它的特性是雾露弥布，秋风萧瑟；它的变动落英而肃，枝叶凋落；它在谷类是稻、黍；它在畜类是鸡、马；它的果类是桃、杏；它的颜色是白色、青色和赤色；它的五味是辛、酸和苦；它与秋季相应；它在人体经脉与手太阴肺经和手阳明大肠经相应；它在内脏与肺、肝相应；它在虫类是介虫、羽虫；它在物体是属于壳、脉络一类；它的发病是气喘、胸闷、少气，端坐呼吸；逢上徵，其运气就和正商相同。木为生气能够正常发挥作用，病发咳嗽；金气太过，暴虐多变，金胜乘木，树木不能繁茂，柔脆的草叶枯焦。火气为复气，大地流火，烈日炎炎，蔓藤焦枯，邪气伤害肺脏。

流衍之纪，是谓封藏，寒司物化，天地严凝，藏政以布，长令不扬，其化凛，其气坚，其政谧，其令流注，其动漂泄沃涌，其德凝惨寒雰，其变冰雪霜雹，其谷豆稷，其畜彘牛，其果栗枣，其色黑丹黅，其味咸苦甘，其象冬，其经足少阴太阳，其脏肾心，其虫鳞倮，其物濡满，其病胀，上羽而长气不化也。政过则化气大举，而埃昏气交，大雨时降，邪伤肾也。（130条）

流衍之年，叫做封藏。寒气主持物化，阴寒凝结，闭藏之气敷布。火为长气受到克制，郁而不扬。它的化物作用是寒气凛冽，流衍之气坚凝；它的职责是静藏；它的表现是水流灌溉；它的病变是溏泄；它的特性是阴寒凝结，冰冷惨淡；它的变动是冰雪霜雹；它在谷类是豆、稷；它在畜类是猪、牛；它的果类是栗、枣；它的颜色是黑色、赤色和黄色；它的五味是咸、苦和甘；它与冬季相应；它在人体经脉与足少阴肾经和足太阳膀胱经相应；它在内脏与心、肾相应；它在虫类是鳞虫、倮虫；它在物体是属于浆液、肉一类；病发胀满；如遇太阳寒水司天，水来乘火，火为长气不能正常。水气太盛，土湿之气为复气，化气大举，尘埃湿气弥漫于天地之间，大雨时降。邪气损伤肾脏。

故曰：不恒其德，则所胜来复，政恒其理，则所胜同化。此之谓也。（131条）

所以说：太过之年，失去常性，有胜气必有复气。五运作用正常，胜气也可与主岁之气同化。说的就是这个道理。

帝曰：天不足西北，左寒而右凉，地不满东南，右热而左温，其故何也？岐伯曰：阴阳之气，高下之理，太少之异也。东南方，阳也，阳者其精降于下，故右热而左温。西北方，阴也，阴者其精奉于上，故左寒而右凉。是以地有高

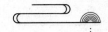

下，气有温凉，高者气寒，下者气热，故适寒凉者胀，之温热者疮，下之则胀已，汗之则疮已，此腠理开闭之常，太少之异耳。（132条）

黄帝说：西北方的阳气不足，所以北方寒而西方凉；东南方的阴气不足，所以南方热而东方温，这是为什么呢？岐伯说：阴气阳气，天地高下，太过不及的区别。东南方属于阳，阳气自上而下降，所以南方热而东方温；西北方属于阴，阴气自下而上升，所以北方寒而西方凉。因此，天地有上下，气候有温凉，天上气寒，地面气热。所以，人们遇到寒气发生肿胀，遇到温热之气发生疮疡。肿胀用下法可除，疮疡用发汗可愈。这是人的肌腠开阖的规律，气之太过与不及所造成的。

帝曰：其于寿夭何如？岐伯曰：阴精所奉其人寿；阳精所降其人夭。（133条）

黄帝问：对人的寿命有什么影响吗？岐伯回答说：阴精上奉的地方，人们多长寿；阳精所降的地方，人们多短寿。

帝曰：善。其病也，治之奈何？岐伯曰：西北之气散而寒之，东南之气收而温之，所谓同病异治也。故曰：气寒气凉，治以寒凉，行水渍之。气温气热，治以温热，强其内守。必同其气，可使平也，假者反之。帝曰：善。（134条）

黄帝说：讲得好。如果发病，应该怎样治疗呢？岐伯回答说：西北方天气寒冷，发散外寒，顺应天气而养；东南方天气温热，收敛阳气，温食以养。同一种疾病，不同地理，治疗方法不同，这就是同病异治。所以说，在天气寒冷的地方，顺天以寒凉养生，如发病要温水散寒；在天气温热的地方，顺天用温热食物养生，要使阳气固守于内而不外泄。养生延寿要顺应天气，可以使人体气化调和，气机顺畅。治病则与养生的方法相反。黄帝说：很好。

一州之气，生化寿夭不同，其故何也？岐伯曰：高下之理，地势使然也。崇高则阴气治之，污下则阳气治之，阳胜者先天，阴胜者后天，此地理之常，生化之道也。（135条）

同一个地区，人们的寿命长短各不相同，这是什么原因呢？岐伯说：这也是天地高下的规律，是地势高低所造成的。地势高的地方阴气偏盛，地势低的地方阳气偏盛。阳气盛，运气太过；阴气盛，运气不及。这是地势与万物生化的一般规律。

帝曰：其有寿夭乎？岐伯曰：高者其气寿，下者其气夭，地之小大异也，小者小异，大者大异。（136条）

黄帝问：与人们寿命长短有关系吗？岐伯说：地势高的地方，人的寿命较长；地势低的地方，人的寿命较短。地势高低相差的程度不一样，对人们寿命影响的大小也不同。高低差别小的，寿命长短的差别也小；高低差别大的，寿命长短的差别也大。

故治病者，必明天道地理，阴阳更胜，气之先后，人之寿夭，生化之期，乃

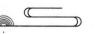

可以知人之形气矣。（137条）

因此，治疗疾病，必须懂得天道和地理，阴阳变化，气令先后，人们寿命的长短，以及生化规律，才能了解人的形体与气机。黄帝说：讲得好。

帝曰：善。其岁有不病，而脏气不应不用者何也？岐伯曰：天气制之，气有所从也。（138条）

有些年份，根据运气推演应当发生某种疾病而不发生，五脏之气应当与之相应而不相应，这是为什么呢？岐伯说：这是因为司天之气的克制，五脏之气顺从司天而发生的变化。

帝曰：愿卒闻之。岐伯曰：少阳司天，火气下临，肺气上从，白起金用，草木眚，火见燔焫，革金且耗，大暑以行，咳嚏鼽衄鼻窒，曰疡，寒热胕肿。风行于地，尘沙飞扬，心痛胃脘痛，厥逆鬲不通，其主暴速。（139条）

黄帝说：希望详细地听一听其中的道理。岐伯回答说：少阳相火司天，火气下临于地，肺气顺从司天之气，金气发挥作用，草木受灾。火热之气灼热，消耗金气之清凉，炎暑之气流行。人们多发生咳嗽、流涕、喷嚏、衄血、鼻塞不利、疮疡、恶寒发热、浮肿等病症。厥阴风木在泉，风行大地，尘沙飞扬，在人体可发生心痛、胃脘痛、厥逆、胸膈不通等病症。发病急，变化迅速。

阳明司天，燥气下临，肝气上从，苍起木用而立，土乃眚，凄沧数至，木伐草萎，胁痛目赤，掉振鼓栗，筋痿不能久立。暴热至，土乃暑，阳气郁发，小便变，寒热如疟，甚则心痛，火行于槁，流水不冰，蛰虫乃见。（140条）

阳明燥金司天，燥金下临于地，肝气顺从司天之气，厥阴风木发挥作用，脾土受灾。凄沧清冷之气时常发生。金盛克木，草木枯萎。病发胁痛、目赤、眩晕、震颤、战栗、筋痿不能久立。少阴君火在泉，酷热来临，暑气蒸腾于地。人体阳气郁结而发，小便不正常，寒热往来似疟疾，严重的还会出现心痛等病症。火热流行于草木枯槁的冬季，流水不能结冰，可以看见蛰虫不藏出来活动。

太阳司天，寒气下临，心气上从，而火且明，丹起金乃眚，寒清时举，胜则水冰，火气高明，心热烦，嗌干善渴，鼽嚏，喜悲数欠，热气妄行，寒乃复，霜不时降，善忘，甚则心痛。土乃润，水丰衍，寒客至，沉阴化，湿气变物，水饮内稽，中满不食，皮㿏肉苛，筋脉不利，甚则胕肿身后痈。（141条）

太阳寒水司天，寒水之气下临于地，心气顺从司天之气，火气照耀，火气盛克制金气，肺金受害，寒凉的气候时常出现。寒气太盛，滴水成冰。火气内盛，发生心烦、心热、咽干、口渴、鼻塞、喷嚏、悲伤欲哭、呵欠连声等病症；火气亢胜，寒气来复，寒霜不时而降；病发健忘，严重的还会发生心痛。太阴湿土在泉，土气润泽，雨水丰盛。寒水来临，水湿相合，阴气深重，万物因之而发生变化。病发水饮内停、腹中胀满、不能饮食、皮肤麻痹、肌肉不仁、筋脉不

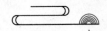

利，严重的还会发生浮肿，背部生痈肿。

厥阴司天，风气下临，脾气上从，而土且隆，黄起水乃眚，土用革，体重肌肉萎，食减口爽，风行太虚，云物摇动，目转耳鸣。火纵其暴，地乃暑，大热消烁，赤沃下，蛰虫数见，流水不冰，其发机速。（142条）

厥阴风木司天，风木之气下临于地，脾气顺从司天之气，使土湿之气变得厚实，土盛制水，肾水受害。木气旺盛，土气受克，人们多发身体沉重，肌肉萎缩，食欲减退，口淡无味等病症。风木之气在天空中流行，浮云飘忽，万物摇动。病发目眩、耳鸣。少阳相火在泉，风火相煽，火气流行，满地暑热。火热消烁津液，病发小便短赤，大便下血。蛰虫不藏，随处可见，流水不能结冰，发病急，变化快。

少阴司天，热气下临，肺气上从，白起金用，草木眚，喘呕寒热，嚏鼽衄鼻窒，大暑流行，甚则疮疡燔灼，金烁石流。地乃燥清，凄沧数至，胁痛善太息，肃杀行，草木变。（143条）

少阴君火司天，热气下临于地，肺气顺从司天之气，金气发挥作用以克制木气，草木受灾。病发喘息、呕吐、恶寒、发热、喷嚏、流涕、衄血、鼻塞等病症。暑热流行，重则使人们发生疮疡、高烧等症状；炎暑酷热亢盛，金石熔化。阳明燥金在泉，地气干燥清凉，凄沧肃杀之气常见。病发胁肋疼痛，喜欢叹息。肃杀之气流行，草木发生变化。

太阴司天，湿气下临，肾气上从，黑起水变，埃冒云雨，胸中不利，阴痿气大衰而不起不用。当其时反腰脽痛，动转不便也，厥逆。地乃藏阴，大寒且至，蛰虫早附，心下否痛，地裂冰坚，少腹痛，时害于食，乘金则止水增，味乃咸，行水减也。（144条）

太阴湿土司天，湿土之气下临于地，肾气顺从司天之气，寒水之气发挥作用以克制心火。尘阴笼罩，雨水时降；病发胸闷不舒，阳痿不举等阳气不足的病症。若遇湿土之气旺盛的时令，反而会使人腰椎疼痛，行动不便利，发生厥逆。太阳寒水在泉，地气阴凝闭藏，严寒的气候提前到来，蛰虫早早藏伏。病发心下痞满疼痛。土裂冰坚，病发少腹疼痛，时有食物中毒，水气乘金，可使病症缓解，寒水盛而味咸，泻水使之缓解。

帝曰：岁有胎孕不育，治之不全，何气使然？岐伯曰：六气五类，有相胜制也，同者盛之，异者衰之，此天地之道，生化之常也。（145条）

黄帝问：每年各种不同的动物，有的能够受孕作胎而繁殖，有的却不能生育，表现不同，这是何气所为呀？岐伯回答说：六气和五种不同的虫类，有着生克制胜关系，气同则繁殖旺盛，气不同则相应的虫类就会出现衰减，这是自然规律，万物生化的常规。

故厥阴司天，毛虫静，羽虫育，介虫不成；在泉，毛虫育，倮虫耗，羽虫不

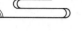

育。（146条）

所以厥阴风木司天，毛虫安静，羽虫可以生育旺盛，介虫不能生成；厥阴风木在泉，毛虫生育旺盛，倮虫减少，羽虫不能孕育。

少阴司天，羽虫静，介虫育，毛虫不成；在泉，羽虫育，介虫耗不育。（147条）

少阴君火司天，羽虫安静，介虫生育旺盛，毛虫不能生成；少阴君火在泉，羽虫可以生育，介虫减少甚至不能孕育。

太阴司天，倮虫静，鳞虫育，羽虫不成；在泉，倮虫育，鳞虫不成。（148条）

太阴湿土司天，倮虫安静，鳞虫生育旺盛，羽虫不能生成；太阴湿土在泉，倮虫可以生育，鳞虫不能生成。

少阳司天，羽虫静，毛虫育，倮虫不成；在泉，羽虫育，介虫耗，毛虫不育。（149条）

少阳相火司天，羽虫安静，毛虫生育旺盛，倮虫不能生成；少阳相火在泉，羽虫生育旺盛，介虫减少，毛虫不能生成。

阳明司天，介虫静，羽虫育，介虫不成；在泉，介虫育，毛虫耗，羽虫不成。（150条）

阳明燥金司天，介虫安静，羽虫生育旺盛，介虫不能生成；阳明燥金在泉，介虫生育旺盛，毛虫减少，羽虫不能生成。

太阳司天，鳞虫静，倮虫育；在泉，鳞虫耗，倮虫不育。（151条）

太阳寒水司天，鳞虫安静，倮虫生育旺盛；太阳寒水在泉，鳞虫减少，倮虫不能生成。

诸乘所不成之运，则甚也。故气主有所制，岁立有所生，地气制己胜，天气制胜己，天制色，地制形，五类衰盛，各随其气之所宜也。（152条）

如果不能孕育生成的五运，再遇到不能孕育生成的六气，那么情况就会更加严重。以上所论，若赶上所不能孕育的岁运，情况会更加严重。所以说，六气所主有对五虫生育有克制，每岁都有繁殖旺盛的，在泉之气克制所胜，司天受到所不胜之气制约。司天之气制约五色，在泉之气制约形质。五种虫类的盛衰变化，分别受司天之气的影响。

故有胎孕不育，治之不全，此气之常也，所谓中根也。根于外者亦五，故生化之别，有五气五味五色五类五宜也。（153条）

所以说五虫孕育，表现不同，这是运气规律造成的，这就是所说的中根呀。根于外的情况也有五种情况，根据生化的不同，有五气五味五色五类五宜。

帝曰：何谓也？岐伯曰：根于中者，命曰神机，神去则机息。根于外者，命曰气立，气止则化绝。故各有制，各有胜，各有生，各有成。故曰：不知年之所加，气之同异，不足以言生化。此之谓也。（154条）

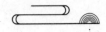

黄帝问：这是什么道理？岐伯说：凡根于中的动物类，叫做神机，神是功能表现，神去功能也就随之消失；根于外的植物类，叫做气立，六气停止，生化也就随之而灭绝。所以动植物各有克制、各有相胜，各有生长，各有收成。所以说：不知道五运六气的不同，是没有资格谈论万物的生化问题的，说的就是这个道理。

帝曰：气始而生化，气散而有形，气布而蕃育，气终而象变，其致一也。然而五味所资，生化有薄厚，成熟有少多，终始不同，其故何也？岐伯曰：地气制之也，非天不生，地不长也。（155条）

黄帝说：有了气就开始有生化，气布散而能造就形体，气敷布就有繁衍生育，气到了极点就会改变，这个过程对于万物来说，都是一致的。然而，五味滋养万物，生化程度不同，成熟有多有少，开始和终果各不相同，这是什么原因呢？岐伯说：这是因为受在泉之气制约，不是天气不生，而是地气不长啊。

帝曰：愿闻其道。岐伯曰：寒热燥湿，不同其化也。（156条）

黄帝说：我想听听其中的道理。岐伯说：寒、热、燥、湿，气化不同。

故少阳在泉，寒毒不生，其味辛，其治苦酸，其谷苍丹。（157条）

所以少阳相火在泉，寒毒之物不能生，辛味之物都不能生。生长的五味是苦味和酸味；青色和红色之类谷物长势好。

阳明在泉，湿毒不生，其味酸，其气湿，其治辛苦甘，其谷丹素。（158条）

阳明燥金在泉，湿毒之物不能生，酸味之物不能生。土气湿润，生长的五味是辛味、苦味和甘味；红色和白色之类谷物长势好。

太阳在泉，热毒不生，其味苦，其治淡咸，其谷黔秬。（159条）

太阳寒水在泉，热毒之物不能生，苦味之物都不能生。生长的五味是咸味和淡味；黄色和黑色之类谷物长势好。

厥阴在泉，清毒不生，其味甘，其治酸苦，其谷苍赤，其气专，其味正。（160条）

厥阴风木在泉，清毒之物不能生，甘味之物都不能生，生长的五味是酸味和苦味；青色和红色之类谷物长势好。厥阴风木在泉，气化专一，五味纯正。

少阴在泉，寒毒不生，其味辛，其治辛苦甘，其谷白丹。（161条）

少阴君火在泉，寒毒之物不能生，辛味之物都不能生。生长的五味是辛味、苦味和甘味；白色和红色之类谷物长势好。

太阴在泉，燥毒不生，其味咸，其气热，其治甘咸，其谷黔秬。化淳则咸守，气专则辛化而俱治。（162条）

太阴湿土在泉，燥毒之物不能生，咸味、气热之物都不能生。生长的五味是甘味和咸味；黄色和黑色之类谷物长势好。太阴在泉，气化淳厚，咸味内藏；土气精专，辛味也得以生化，金土之气共同发挥作用。

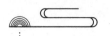
故曰：补上下者从之，治上下者逆之，以所在寒热盛衰而调之。故曰：上取下取，内取外取，以求其过。（163条）

所以说，养生要顺应天地之气，治病要逆天地之气，根据天地之气寒热虚实而调治。所以说，从天地养生，从内外治病，才能确定适宜的养生、治疗方法。

能毒者以厚药，不胜毒者以薄药。此之谓也。（164条）

对于能够耐受剧烈药物的人，给予气味厚而作用峻猛的药物；对于不能耐受剧烈药物的人，就给予气味薄而作用缓和的药物，说的就是这个道理。

气反者，病在上，取之下；病在下，取之上；病在中，傍取之。（165条）

运气反常，病发天气，从地气而治；病发地气，从天气而治。病发中气，从天地之气同时而治。

治热以寒，温而行之；治寒以热，凉而行之；治温以清，冷而行之；治清以温，热而行之。（166条）

治疗热病用寒性药，采用温服法；治疗寒病用热性药，采用凉服法；治疗温病用清凉药，采用冷服法；治疗清冷的病用温性药，采用热服法。

故消之削之，吐之下之，补之泻之，久新同法。（167条）

所以，消法、削法、吐法、下法、补法、泻法，不论是久病还是新病，都应该遵循以上治则。

帝曰：病在中而不实不坚，且聚且散，奈何？岐伯曰：悉乎哉问也！无积者求其脏，虚则补之，药以祛之，食以随之，行水渍之，和其中外，可使毕已。（168条）

黄帝问：若病在内部，不实也不坚硬，有时聚而成块，有时散而无形，这种病应当怎样治疗呢？岐伯回答说：你问得真详尽啊！没有积聚的，从五脏而治，虚证用补法，兼有邪气的，可以用药物驱逐它，辅以饮食，利水逐邪，疏通经络，使内外调和，疾病就可以痊愈了。

帝曰：有毒无毒服有约乎？岐伯曰：病有久新，方有大小，有毒无毒，固宜常制矣。（169条）

黄帝问：作用峻猛的有毒药物与作用和平的无毒药物，在服用方法上有规定吗？岐伯回答说：疾病有新久的不同，方剂有大小的区别，有毒的药物和无毒的药物，必须有一定的制度。

大毒治病，十去其六，常毒治病，十去其七，小毒治病，十去其八，无毒治病，十去其九。谷肉果菜，食养尽之，无使过之，伤其正也。不尽，行复如法。（170条）

用毒性大的药物治病，只能用到病邪去除十分之六，就应该停药；用一般毒性的药物治病，只能用到病邪去除十分之七，就应该停药；用毒性小的药物

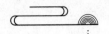

治病，只能用到病邪去除十分之八，就应该停药；即便是用没有毒性的药物治病，也只能用到去除病邪的十分之九，就应该停药。随后用五谷、肉类、果品、蔬菜等饮食物进行调养。避免用药过度，伤及正气。疾病不愈，再重复之前的用法。

必先岁气，无伐天和。无盛盛，无虚虚，而遗人夭殃，无致邪，无失正，绝人长命。（171 条）

必须首先明确当年的运气，不能违背自然规律。不能让治疗成为邪害，不能伤及正气，否则就会断送病人的性命。

帝曰：其久病者，有气从不康，病去而瘠，奈何？岐伯曰：昭乎哉圣人之问也！化不可代，时不可违。夫经络以通，血气以从，复其不足，与众齐同，养之和之，静以待时，谨守其气，无使倾移，其形乃彰，生气以长，命曰圣王。（172 条）

黄帝问：有久病的人，有的气机已经调顺，却不能完全恢复健康；病邪虽然已经除去，身体仍然很消瘦虚弱，这是为何啊？岐伯回答说：这是圣人才能提出来的圣明问题啊！天地运气对万物的影响，是人力所不能代替的，四时阴阳的变迁，人们也是不能违背的。能使经络通畅，气血和顺，恢复身体的不足，用正常人的养生方法，颐养精神，调和五脏，顺应天时，谨慎保护精气，不要使精气外泄，形体就会日渐充实，生命的精气也会一天一天地增长起来，这就是圣人调养之法。

故《大要》曰：无代化，无违时，必养必和，待其来复。此之谓也。帝曰：善。（173 条）

所以《大要》说：不要试图以人力改变天地变化的规律，不要违背四时阴阳的顺序，必须养正气，和气机，等待正气的恢复。就是这个意思。黄帝说：讲得太好了。

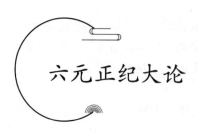

六元正纪大论

　　黄帝问曰：六化六变，胜复淫治，甘苦辛咸酸淡先后，余知之矣。夫五运之化，或从五气，或逆天气，或从天气而逆地气，或从地气而逆天气，或相得，或不相得，余未能明其事。欲通天之纪，从地之理，和其运，调其化，使上下合德，无相夺伦，天地升降，不失其宜，五运宣行，勿乖其政，调之正味，从逆奈何？岐伯稽首再拜对曰：昭乎哉问也，此天地之纲纪，变化之渊源，非圣帝孰能穷其至理欤！臣虽不敏，请陈其道，令终不灭，久而不易。（174条）

　　黄帝问道：六气的六种化和六种变，其胜气、复气、发病和作用的规律，甘苦辛咸酸淡诸气味生化先后的情况，我已经知道了。但是五运的变化，或与天气相顺从，有的与天气相反，有的顺从天气而与地气相反，有的顺从地气而与天气相反，有的互相顺从，有的互相不顺从，我没能明白其中的道理。想要通晓天气运行的规律，了解地气运行的道理，与五运相合，与其变化相协调，顺应天地运行规律，不能违逆；顺应天地阴阳升降，与其运动变化相协调，五运之气运行，不与其相违背，调和五味，怎样把握逆顺啊？

　　岐伯叩头再拜而回答：问得真高明啊！这是有天地的规律，变化的根本，若不是圣明之帝，谁能探讨这样至深的理论呢？臣虽无才华，愿意讲讲其中的道理，使它永不磨灭，长久流传。

　　帝曰：愿夫子推而次之，从其类序，分其部主，别其宗司，昭其气数，明其正化，可得闻乎？岐伯曰：先立其年以明其气，金木水火土运行之数，寒暑燥湿风火临御之化，则天道可见，民气可调，阴阳卷舒，近而无惑，数之可数者，请遂言之。（175条）

　　黄帝说：希望先生把这些道理进一步推演，使它更加条理化，根据规律本身的特点进行分类，以区分其渊流，明晰其气化规律，能讲给我听听吗？岐伯回答说：首先根据每年的天干、地支以明确主岁之气，了解木、火、土、金、水五行之气的运行规律，寒、暑、燥、湿、风、火六气加临的变化，那么就知道了天地运行规律，人们因为运气而产生的变化就可以调养，协调阴阳，而不会迷惑，对于能够推演的一般规律，请让我来讲讲吧。

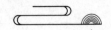

帝曰：太阳之政奈何？岐伯曰：辰戌之纪也。（176条）

黄帝问：太阳寒水司天的运气，有什么表现呢？岐伯说：太阳寒水司天是地支为辰戌的年份。

太阳　太角　太阴　壬辰　壬戌　其运风，其化鸣紊启拆，其变振拉摧拔，其病眩掉目瞑。

太角初正　少徵　太宫　少商　太羽终（177条）

壬辰年、壬戌年，太阳寒水司天，太阴湿土在泉，木运太过，岁运为太角。

运气为风气偏胜，气令偏温。其气化：微风吹拂，万物阵鸣，生机活跃，草木萌生；其变化：狂风大作，振毁万物，折断树木，连根拔起；其引起的疾病：头晕目眩，抽搐振栗，视物不清。

主运五步：初运太角，二运少徵，三运太宫，四运少商，终运太羽。

客运五步：初运太角，二运少徵，三运太宫，四运少商，终运太羽。

太阳　太徵　太阴　戊辰　戊戌同正徵。其运热，其化暄暑郁燠，其变炎烈沸腾，其病热郁。

太徵　少宫　太商　少羽终　少角初（178条）

戊辰、戊戌年，火运太过，中运为太徵。因太阳寒水司天，太过的火运受到司天寒水之气的制约，转变成平气之年，故为同正徵。

运气偏热，其气化：气候温热，暑热郁蒸；其变化：炎热炽烈，天地蒸腾；其引起的疾病多表现热郁于里的证候。

主运五步：初运少角，二运太徵，三运少宫，四运太商，终运少羽。

客运五步：初运太徵，二运少宫，三运太商，四运少羽，终运少角；

太阳　太宫　太阴　甲辰岁会同天符　甲戌岁会同天符　其运阴埃，其化柔润重泽，其变震惊飘骤，其病湿下重。

太宫　少商　太羽终　太角初　少徵（179条）

甲辰年、甲戌年，土运太过，中运太宫。太过的土运与在泉的湿土之气相同，为同天符之年。由于辰戌丑未都属于土，甲辰、甲戌之年支属土，故也是岁会之年。

运气为阴雨水湿尘埃。其气化为潮湿润泽；其变化为：雷雨狂风；其引起的疾病为湿邪留滞于下，肢体沉重。

主运五步：初运太角，二运少徵，三运太宫，四运少商，终运太羽。

客运五步：初运太宫，二运少商，三运太羽，四运太角，终运少徵。

太阳　太商　太阴　庚辰　庚戌　其运凉，其化雾露萧飔，其变肃杀凋零，其病燥背瞀胸满。

太商　少羽终　少角初　太徵　少宫（180条）

庚辰、庚戌年，金运太过，中运太商。

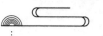
运气清凉,其气化见雾露萧瑟;其变化为:气行肃杀,草木凋零;其引起的疾病多为:津液亏乏,口干舌燥,胸背胀闷。

主运五步:初运少角,二运太徵,三运少宫,四运太商,终运少羽。

客运五步:初运太商,二运少羽,三运少角,四运太徵,终运少宫。

太阳　太羽　太阴　丙辰天符　丙戌天符　其运寒,其化凝惨溧冽,其变冰雪霜雹,其病大寒留于溪谷。

太羽终　太角初　少徵　太宫　少商(181条)

丙辰、丙戌年,水运太过,中运太羽。水运与司天寒水之气相同,是为天符之年。

运气寒冷,其气化为寒风凛冽,地冻惨凄;其变化为:冰天雪地,寒霜冰雹;其引起的疾病多为寒气留恋,溪谷凝滞。

主运五步:初运太角,二运少徵,三运太宫,四运少商,终运太羽。

客运五步:初运太羽,二运太角,三运少徵,四运太宫,终运少商。

凡此太阳司天之政,气化运行先天,天气肃,地气静,寒临太虚,阳气不令,水土合德,上应辰星镇星。其谷玄黅,其政肃,其令徐。寒政大举,泽无阳焰,则火发待时。少阳中治,时雨乃涯,止极雨散,还于太阴,云朝北极,湿化乃布,泽流万物,寒敷于上,雷动于下,寒湿之气,持于气交。民病寒湿,发肌肉萎,足痿不收,濡泻血溢。(182条)

凡是辰戌之年,太阳寒水司天,气化太过,气令常先于节气到来。司天之气肃杀,在泉之气清湿,寒气充满太虚,阳气不能布散。寒水之气与湿土之气相互配合以发挥作用,与天上的辰星、镇星明亮相应;黄色和黑色的谷物丰收。气象清肃,气令和缓。若寒气太过,阳气郁滞,火热之气会择时报复。三之气,主气少阳相火,太阳寒水加临,水火相克,会有雨水下降,三气之后,雨水终止。四之气,太阴湿土在泉,云奔北极,湿气四布,润泽万物。太阳寒水司天,太阴湿土在泉,寒湿之气相持于气交。人们易患受寒湿所侵,见肌肉萎软,两足痿弱,行走无力,泄泻、出血等病症。

初之气,地气迁,气乃大温,草乃早荣,民乃厉,温病乃作,身热头痛呕吐,肌腠疮疡。(183条)

初之气,主气为厥阴风木,客气为少阳相火,在泉之气太阴湿土迁移过来,气候很温暖,草木提早繁荣。人们易感受疫疠之气,温病发生,出现身热、头痛、呕吐、肌肉皮肤生疮溃疡。

二之气,大凉反至,民乃惨,草乃遇寒,火气遂抑,民病气郁中满,寒乃始。(184条)

二之气,主气为少阴君火,客气为阳明燥金,反而有很寒凉的气候,人们凄惨受寒,草木受冻,火气受抑。人们易患气郁、腹中胀满等病症。司天的寒

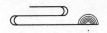

水之气开始发挥作用。

三之气，天政布，寒气行，雨乃降。民病寒，反热中，痈疽注下，心热瞀闷，不治者死。（185条）

三之气，司天之气充分发挥作用，主气为少阳相火，客气为太阳寒水，寒凉之气流行，雨水下降。人们易患外寒内热、痈疽、下痢，心中烦热、神志昏蒙等病症。若不及时治疗，就会死亡。

四之气，风湿交争，风化为雨，乃长乃化乃成。民病大热少气，肌肉萎足痿，注下赤白。（186条）

四之气，主气为太阴湿土，客气为厥阴风木，风湿之气交争，风助湿化雨，万物生长、化育、成熟。人们易患高热、气短、肌肉萎软、足弱无力、赤白痢疾等病症。

五之气，阳复化，草乃长乃化乃成，民乃舒。（187条）

五之气，主气为阳明燥金，客气为少阴君火，阳气重新发挥作用，草木因而生长、化育、成熟。人们感到舒畅。

终之气，地气正，湿令行，阴凝太虚，埃昏郊野，民乃惨凄，寒风以至，反者孕乃死。（188条）

终之气，主气太阳寒水，客气太阴湿土，太阴湿土在泉，湿气流行，阴气凝聚，尘埃飞扬，雾蔽郊野。人们感受寒湿惨凄。若有寒风到来，风能胜湿，风气不当至而至，会使孕妇受影响而致流产。

故岁宜苦以燥之温之，必折其郁气，先资其化源，抑其运气，扶其不胜，无使暴过而生其疾，食岁谷以全其真，避虚邪以安其正。适气同异，多少制之，同寒湿者燥热化，异寒湿者燥湿化，故同者多之，异者少之，用寒远寒，用凉远凉，用温远温，用热远热，食宜同法。有假者反常，反是者病，所谓时也。（189条）

所以治疗应该选用味苦性温的药物，用苦味燥湿，用温性御寒。要治疗郁发之气，必须考虑其生化之源，抑制过亢之气，扶助不胜之气，不要使过亢之气化生疾病，吃岁谷以保全真气；避免邪气侵袭，以保养人体正气。根据运和气的不同，选择不同的药物和用量。若岁运与六气都为寒湿，则选用燥热的药物调治；若岁运与六气寒湿不同，则选用燥湿的药物调治；气与运相同的，药物用量可以多些；气与运不相同，要减少药量。寒冷的运气不能用寒性药物，清凉的运气不能用凉性药物，温暖的运气不能用温性药物，炎热的运气不能用热性药物。饮食也是同样的方法。如果病症有假象，表现反常，则要用反治的方法，违反这个规律就会引发疾病，正所谓因时制宜。

帝曰：善。阳明之政奈何？岐伯曰：卯酉之纪也。（190条）

黄帝说：好。阳明燥金司天的运气，有什么表现呢？岐伯说：阳明燥金司

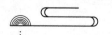

天是地支为卯、酉年份。

阳明　少角　少阴　清热胜复同,同正商。丁卯岁会　丁酉　其运风清热。

少角初正　太徵　少宫　太商　·少羽终(191条)

丁卯、丁酉年,阳明燥金司天,少阴君火在泉。木运不及,中运为少角。木运不及则金气偏胜,气令清凉。金气胜,会有火热之气克制报复。两年的胜气与复气相同。木运不及逢阳明燥金司天,木气从金气,与金运的平气正商相同。丁为木运,与地支卯的五行属性相同,故丁卯年为"岁会"。丁卯年、丁酉年的运气是风,胜气是清,复气是热。

主运五步:初运少角,二运太徵,三运少宫,四运太商,终运少羽。

客运五步:初运少角,二运太徵,三运少宫,四运太商,终运少羽。

阳明　少徵　少阴　寒雨胜复同,同正商。癸卯同岁会　癸酉同岁会　其运热寒雨。

少徵　太宫　少商　太羽终　太角初(192条)

癸卯年、癸酉年,阳明燥金司天,少阴君火在泉。火运不及,中运为少徵。火运不及则水气偏胜,气令寒冷。水气胜,会有湿土之气克制报复它。两年的胜气与复气相同。火运不及,又逢金气司天,火气从金气,运气与金运的平气正商相同。火运不及,逢少阴君火在泉,岁运不及与在泉属性相同,这两年都是同岁会。

癸卯、癸酉年的运气是火,胜气是寒,复气是雨湿。

主运五步:初运太角,二运少徵,三运太宫,四运少商,终运太羽。

客运五步:初运少徵,二运太宫,三运少商,四运太羽,终运太角。

阳明　少宫　少阴　风凉胜复同。己卯　己酉　其运雨风凉。

少宫　太商　少羽终　少角初　太徵(193条)

己卯、己酉年,阳明燥金司天,少阴君火在泉。土运不及,中运为少宫。土运不及则木气偏胜,气候多风。木气胜,会有金气克制报复它。两年的胜气与复气相同。土运之气为雨湿,胜气是风,复气是凉。

主运五步:初运少角,二运太徵,三运少宫,四运太商,终运少羽。

客运五步:初运少宫,二运太商,三运少羽,四运少角,终运太徵。

阳明　少商　少阴　热寒胜复同,同正商。乙卯天符　乙酉岁会,太一天符。其运凉热寒。

少商　太羽终　太角初　少徵　太宫(194条)

乙卯、乙酉年,阳明燥金司天,少阴君火在泉。金运不及,中运为少商。金运不及则火气偏胜,气候炎热。火气胜,会有寒水之气克制报复它。两年的胜气与复气相同。乙卯、乙酉年虽为金运不及,但得到司天燥金之气相助,属于金运平气正商。两年的中运与司天之气五行属性相同,故乙卯、乙酉年

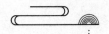

为"天符"。乙酉年地支与中运五行属性相同，故同时也为"岁会"。乙酉年既是天符又是岁会，故为"太一天符"。乙卯年、乙酉年金运之气为凉，胜气是热，复气是寒。

主运五步：初运太角，二运少徵，三运太宫，四运少商，终运太羽。

客运五步：初运少商，二运太羽，三运太角，四运少徵，终运太宫。

阳明　少羽　少阴　雨风胜复同，同少宫。辛卯　辛酉　其运寒雨风。

少羽终　少角初　太徵　少宫　太商（195条）

辛卯、辛酉年，阳明燥金司天，少阴君火在泉。水运不及，中运为少羽。水运不及则气令湿，胜气为雨湿；复气为风。两年的胜气与复气相同。少羽之年土气乘之，其运与少宫相同。

辛卯、辛酉年，水运之气为寒，胜气是湿，复气是风。

主运五步：初运少角，二运太徵，三运少宫，四运太商，终运少羽。

客运五步：初运少羽，二运少角，三运太徵，四运少宫，终运太商。

凡此阳明司天之政，气化运行后天，天气急，地气明，阳专其令，炎暑大行，物燥以坚，淳风乃治，风燥横运，流于气交，多阳少阴，云趋雨府，湿化乃敷。燥极而泽，其谷白丹，间谷命太者，其耗白甲品羽，金火合德，上应太白荧惑。其政切，其令暴，蛰虫乃见，流水不冰，民病咳嗌塞，寒热发，暴振溧癃閟，清先而劲，毛虫乃死，热后而暴，介虫乃殃，其发躁，胜复之作，扰而大乱，清热之气，持于气交。（196条）

凡是阳明燥金司天而行使职责，气化不及，气令比时令到来的晚。司天之气清肃，在泉之气较热，阳热之气主宰时令，炎暑之气盛行，万物干燥而坚实。

初之气主气厥阴风木影响气候，春风和煦。风气和司天燥金之气相合，风燥之气压制了中运，流行于气交之中，表现为阳气多而阴气少。四之气太阴湿土主气，云行雨布，土湿敷布，极度干燥的气候变得湿润。

与岁运相应的谷物是白色和红色的，间谷长势好。甲虫、羽虫之类的昆虫不能繁盛而减少。司天的金气与在泉的火气主宰一年的气令。与天上的太白、荧惑二星相应，格外明亮。气令清肃劲切，火热急烈，蛰虫不藏，冬有所见，流水不结冰。人们易患咳嗽、咽肿喉塞、发热恶寒、寒栗颤抖、二便不通等病症。阳明燥金司天，上半年气候清凉急劲，毛虫不能生长而死亡；少阴君火在泉，下半年气候炎热，介虫遭受灾殃。气候干燥，胜气与复气交互发作，正常的气候被打乱，清凉之气与火热之气，相争于气交之中。

初之气，地气迁，阴始凝，气始肃，水乃冰，寒雨化。其病中热胀，面目浮肿，善眠，鼽衄嚏欠呕，小便黄赤，甚则淋。（197条）

初之气，客气为太阴湿土，在泉之气少阴君火迁移过来，阴气凝聚，天气肃杀，水结成冰，寒风冷雨。病发内热胀满、面目浮肿、嗜睡、鼻塞流涕、衄

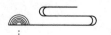

血、喷嚏、呵欠、呕吐、小便黄赤，甚则小便淋沥。

二之气，阳乃布，民乃舒，物乃生荣。厉大至，民善暴死。（198条）

二之气，二火相加，阳气敷布，人们感到舒适，万物生长繁荣。有疫疠暴发，伤及人命。

三之气，天政布，凉乃行，燥热交合，燥极而泽，民病寒热。（199条）

三之气，阳明燥金司天，清凉之气流行，主气少阳相火，客气阳明燥金，凉气与火热相互交合，干燥之极，反见湿气。人们易患寒热交作的病症。

四之气，寒雨降。病暴仆，振栗谵妄，少气嗌干引饮，及为心痛痈肿疮疡疟寒之疾，骨痿血便。（200条）

四之气，主气为太阴湿土，客气为太阳寒水，寒风湿雨下降。病发突然仆倒、振颤、战栗、胡言乱语、少气、咽干、口渴喜饮，以及心痛、痈肿、疮疡、寒性疟疾、骨痿、便血。

五之气，春令反行，草乃生荣，民气和。（201条）

五之气，主气为阳明燥金，客气为厥阴风木，出现春天的气候，草木生长繁荣，人们也很少生病。

终之气，阳气布，候反温，蛰虫来见，流水不冰，民乃康平，其病温。（202条）

终之气，主气为太阳寒水，客气为少阴君火，在泉之气流行，阳气四布，气候反而温暖，可以见到蛰虫在外活动，流水不结冰，人们也健康平安。会有温病出现。

故食岁谷以安其气，食间谷以去其邪，岁宜以咸以苦以辛，汗之清之散之，安其运气，无使受邪，折其郁气，资其化源。以寒热轻重少多其制，同热者多天化，同清者多地化，用凉远凉，用热远热，用寒远寒，用温远温，食宜同法。有假者反之，此其道也。反是者，乱天地之经，扰阴阳之纪也。（203条）

所以应该食用白色和红色的岁谷，以保养真气；食用间谷以祛除病邪。宜服用咸味、苦味、辛味的药物，用汗法、清法、散法治疗疾病。适应运气的变化，使外邪不能侵入，减缓郁发之气对人体的影响，资助被抑制之气的生化之源。根据寒热的轻重程度确定制方用药量的多少，如果运和气同属热，应以司天清凉之品；如果运和气同为寒凉，应以在泉火热之品。寒冷的运气不能用寒性药物，清凉的运气不能用凉性药物，温暖的运气不能用温性，炎热的运气不能用热性药物。饮食也是同样的方法。如果病症有假象，表现反常，则要用反治的方法，这是一般规律。违反这个规律，就违背了自然法则，扰乱了天地阴阳变化规律。

帝曰：善。少阳之政奈何？岐伯曰：寅申之纪也。（204条）

黄帝说：讲得好。少阳相火司天的运气，有什么表现呢？岐伯说：少阳相火司天是地支为寅、申的年份。

少阳　太角　厥阴　壬寅同天符　壬申同天符　其运风鼓,其化鸣紊启坼,其变振拉摧拔,其病掉眩支胁惊骇。

太角初正　少徵　太宫　少商　太羽终(205条)

壬寅、壬申年,少阳相火司天,厥阴风木在泉。木运太过,中运为太角。岁运与在泉同属风木,壬寅、壬申年都是同天符。木运太过,风气偏盛,气令偏温。它的气化表现为:煦风吹拂,枝叶颤鸣,草木萌生,一片生机;它的变化为:狂风振振,摧枯拉朽,树木折拔。病发震颤抽搐、头晕、目眩、胁支满、惊恐。

主运五步:初运太角,二运少徵,三运太宫,四运少商,终运太羽。

客运五步:初运太角,二运少徵,三运太宫,四运少商,终运太羽。

少阳　太徵　厥阴　戊寅天符　戊申天符　其运暑,其化暄嚣郁燠,其变炎烈沸腾,其病上热郁血溢血泄心痛。

太徵　少宫　太商　少羽终　少角初(206条)

戊寅、戊申年,少阳相火司天,厥阴风木在泉。火运太过,岁运为太徵。司天与中运五行属性相同,两年都是天符。火运太过,暑热蒸蒸。它的气化表现为:酷热郁蒸;它的变化为:炎火蒸腾。病发上部郁热、血溢、血泄、心痛。

主运五步是:初运少角,二运太徵,三运少宫,四运太商,终运少羽。

客运五步是:初运太徵,二运少宫,三运太商,四运少羽,终运少角。

少阳　太宫　厥阴　甲寅　甲申　其运阴雨,其化柔润重泽,其变震惊飘骤,其病体重胕肿痞饮。

太宫　少商　太羽终　太角初　少徵(207条)

甲寅年、甲申年,少阳相火司天,厥阴风木在泉。土运太过,中运为太宫。土运太过,阴雨多湿。它的气化表现为:濡湿润泽;它的变化为:狂风暴雨、雷霆振振。病发身体沉重、浮肿、水饮、痞满。

主运五步:初运太角,二运少徵,三运太宫,四运少商,终运太羽。

客运五步:初运太宫,二运少商,三运太羽,四运太角,终运少徵。

少阳　太商　厥阴　庚寅　庚申　同正商　其运凉,其化雾露清切,其变肃杀凋零,其病肩背胸中。

太商　少羽终　少角初　太徵　少宫(208条)

庚寅、庚申年,少阳相火司天,厥阴风木在泉。金运太过,中运为太商。金运太过,受到司天相火的克制,与金运平气正商相同。金运太过,气令偏凉。它的气化表现为:雾露凉风;它的变化为:肃杀凋零。病发肩、背、胸中不适。

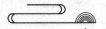
六元正纪大论

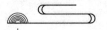

主运五步：初运少角，二运太徵，三运少宫，四运太商，终运少羽。

客运五步：初运太商，二运少羽，三运少角，四运太徵，终运少宫。

少阳　太羽　厥阴　丙寅　丙申　其运寒肃，其化凝惨凓冽，其变冰雪霜雹，其病寒浮肿。

太羽终　太角初　少徵　太宫　少商（209条）

丙寅、丙申年，少阳相火司天，厥阴风木在泉。水运太过，中运为太羽。水运太过之年，气令寒冷肃烈。它的气化表现为：寒风凛冽；它的变化为：冰雪霜雹。病发伤寒、水肿。

主运五步：初运太角，二运少徵，三运太宫，四运少商，终运太羽。

客运五步：初运太羽，二运太角，三运少徵，四运太宫，终运少商。

凡此少阳司天之政，气化运行先天，天气正，地气扰，风乃暴举，木偃沙飞，炎火乃流，阴行阳化，雨乃时应，火木同德，上应荧惑岁星。其谷丹苍，其政严，其令扰。故风热参布，云物沸腾，太阴横流，寒乃时至，凉雨并起。民病寒中，外发疮疡，内为泄满。故圣人遇之，和而不争。往复之作，民病寒热疟泄，聋瞑呕吐，上怫肿色变。（210条）

凡是少阳相火司天行使职责，气化太过，气令常先于时令到来。司天之气正，在泉之气风木善行而扰动。大风突起，草木倒伏，尘沙飞扬，炎火流行。二之气太阴湿土，司天相火主令，雨水应时而降。司天的相火与在泉的风木，主持一年的气令，与天上的荧惑星、岁星相应，显得明亮；岁谷是红色和青色的。热气炎炎，风扰火绕。风热相合，云物蒸腾。太阴湿土敷布，寒水之气来复，寒气降临，凉雨时降。病发里寒、外生疮疡、腹内胀满、泄泻。

圣贤之人遇到这种情况，谨和阴阳而不争。胜复之气反复发作，人们就易发生寒热往来、疟疾、泄泻、耳聋、目瞑、呕吐、呃逆、面部浮肿、颜色异变。

初之气，地气迁，风胜乃摇，寒乃去，候乃大温，草木早荣。寒来不杀，温病乃起，其病气怫于上，血溢目赤，咳逆头痛，血崩胁满，肤腠中疮。（211条）

初之气，客气为少阴君火，在泉之气厥阴风木迁移过来。主气厥阴风木，木生火，风气胜而万物摇动。风火相煽，寒气消退，气候非常温暖，草木提早繁荣。偶有寒气来临，也不会影响气令。但人们易发生温病，表现为寒热邪气上犯，口鼻出血、目赤、咳嗽气逆、头痛、血崩、胁肋胀满、皮肤生疮。

二之气，火反郁，白埃四起，云趋雨府，风不胜湿，雨乃零，民乃康。其病热郁于上，咳逆呕吐，疮发于中，胸嗌不利，头痛身热，昏愦脓疮。（212条）

二之气，主气为少阴君火，客气为太阴湿土，火气被湿土之气郁遏，湿气蒸腾，白色的云尘弥漫，云行雨降。风气不能克制湿土之气，雨水下降，民生安康。病发热邪郁于上，咳嗽气逆、呕吐、体内生疮，胸中与咽喉不利、头痛、身热、神志昏蒙、发脓疮。

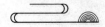

三之气，天政布，炎暑至，少阳临上，雨乃涯。民病热中，聋瞑血溢，脓疮咳呕，衄衊渴嚏欠，喉痹目赤，善暴死。（213条）

三之气，司天少阳相火之气敷布，炎暑到来。客主同气，火气过胜，不再降雨。病发内热、耳聋、目瞑、血溢、脓疮、咳嗽、呕吐、鼻流清涕、衄血、口渴、喷嚏、呵欠、喉痹、目赤，严重的会发生猝死。

四之气，凉乃至，炎暑间化，白露降，民气和平，其病满身重。（214条）

四之气，凉气到来，炎暑未退，炎热的天气时现时止，白露下降，民心平和。病发腹满、身重。

五之气，阳乃去，寒乃来，雨乃降，气门乃闭，刚木早凋，民避寒邪，君子周密。（215条）

五之气，阳热的气候消退，寒冷的气候到来，雨水下降，人们的皮肤腠理闭合，坚硬的树木提前凋零。人们要避免寒邪侵犯，居处固密。

终之气，地气正，风乃至，万物反生，霜雾以行。其病关闭不禁，心痛，阳气不藏而咳。（216条）

终之气，在泉为厥阴风木之气，风气流行。万物反季节而生发，会有大雾或雾霾。病发大小便失禁、心痛，因阳气不能潜藏而致咳嗽。

抑其运气，赞所不胜，必折其郁气，先取化源，暴过不生，苛疾不起。故岁宜咸辛宜酸，渗之泄之，渍之发之，观气寒温以调其过，同风热者多寒化，异风热者少寒化，用热远热，用温远温，用寒远寒，用凉远凉，食宜同法，此其道也。有假者反之，反是者病之阶也。（217条）

治疗原则是：抑制太过的运气，扶助所不胜之气，减弱郁发之气，治病求其生化之源，消除隐患，疾病不发。所以适宜用咸味、辛味、酸味的药物和食品，用渗法、泄法、渍法、汗法，根据气候的寒温调整方药，治疗疾病。如运和气同属于风热，多用寒凉之品；若运和气不属于风热，要少用寒凉之品。炎热的运气不能用热性药物，温暖的运气不能用温性药物，寒冷的运气不能用寒性药物，清凉的运气不能用凉性药物，饮食也是同样的方法，这是一般规律。如果病症有假象，表现反常，则要用反治的方法，违反这个规律，疾病就会加重。

帝曰：善。太阴之政奈何？岐伯曰：丑未之纪也。（218条）

黄帝说：讲得好。太阴湿土司天的运气，有什么表现呢？岐伯说：太阴湿土司天是地支为丑、未的年份。

太阴　少角　太阳　清热胜复同，同正宫。丁丑　丁未　其运风清热。

少角初正　太徵　少宫　太商　少羽终（219条）

丁丑、丁未年，太阴湿土司天，太阳寒水在泉。木运不及，中运为少角。木运不及，金气偏胜，气令清凉。金气胜极，火热之气来复。两年胜气与复气

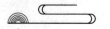

相同；木运不及，无以制土，土气又得司天之助，运气同土运的平气正宫。在这两年，岁运是风，胜气是清，复气是热。

主运五步：初运少角，二运太徵，三运少宫，四运太商，终运少羽。

客运五步：初运少角，二运太徵，三运少宫，四运太商，终运少羽。

太阴　少徵　太阳　寒雨胜复同。癸丑　癸未　其运热寒雨。

少徵　太宫　少商　太羽终　太角（220条）

癸丑、癸未年，太阴湿土司天，太阳寒水在泉。火运不及，中运为少徵。火运不及，水气偏胜，气令寒冷。水气胜极，湿土气为复气。在这两年，胜气与复气相同。火运之气为热，胜气是寒，复气是雨湿。

主运五步：初运太角，二运少徵，三运太宫，四运少商，终运太羽。

客运五步：初运少徵，二运太宫，三运少商，四运太羽，终运太角。

太阴　少宫　太阳　风清胜复同，同正宫。己丑太一天符　己未太一天符　其运雨风清。

少宫　太商　少羽终　少角初　太徵（221条）

己丑、己未年，太阴湿土司天，太阳寒水在泉。土运不及，中运为少官。土运不及，风气偏胜，气令多风。风气胜极，清凉的金气为复气。在这两年，胜气与复气相同。土运虽为不及，但得司天之气相助，故运同正宫。岁运与司天五行属性相同，所以己丑、己未年为天符。丑未之年，中运与岁支五行属性相同，故又为岁会。既是天符又是岁会，是为太一天符。在这两年，岁运是雨湿，胜气是风，复气是清。

主运五步：初运少角，二运太徵，三运少宫，四运太商，终运少羽。

客运五步：初运少宫，二运太商，三运少羽，四运少角，终运太徵。

太阴　少商　太阳　热寒胜复同。乙丑　乙未　其运凉热寒。

少商　太羽终　太角初　少徵　太宫（222条）

乙丑、乙未年，太阴湿土司天，太阳寒水在泉。金运不及，中运为少商。金运不及，火气偏胜，气令偏热。火热胜极，寒水之气为复气。在这两年，胜气与复气相同。金运之气是凉，胜气是热，复气是寒。

主运五步：初运太角，二运少徵，三运太宫，四运少商，终运太羽。

客运五步：初运少商，二运太羽，三运太角　四运少徵，终运太宫。

太阴　少羽　太阳　雨风胜复同，同正宫。辛丑同岁会　辛未同岁会　其运寒雨风。

少羽终　少角初　太徵　少宫　太商（223条）

辛丑、辛未年，太阴湿土司天，太阳寒水在泉。水运不及，岁运为少羽。水运不及，湿气偏胜，气令多雨。土气胜极，风木之气为复气。在这两年，胜气与复气相同。土气偏胜，又得到司天之气相助，运气与土运的平气正宫相

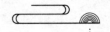

同。不及岁运与在泉五行属性相同,这两年都是同岁会。水运之气是寒,胜气是雨,复气是风。

主运五步:初运少角,二运太徵,三运少宫,四运太商,终运少羽。

客运五步:初运少羽,二运少角,三运太徵,四运少宫,终运太商。

凡此太阴司天之政,气化运行后天,阴专其政,阳气退辟,大风时起,天气下降,地气上腾,原野昏霡,白埃四起,云奔南极,寒雨数至,物成于差夏。民病寒湿,腹满身䐜愤胕肿,痞逆寒厥拘急。湿寒合德,黄黑埃昏,流行气交,上应镇星辰星。其政肃,其令寂,其谷黔玄。故阴凝于上,寒积于下,寒水胜火,则为冰雹,阳光不治,杀气乃行。故有余宜高,不及宜下,有余宜晚,不及宜早,土之利,气之化也,民气亦从之,间谷命其太也。(224条)

凡是太阴湿土司天行使职责,气化不及,气令经常比时令到来的晚,阴气主宰时令,阳气退避。表现为经常刮大风,司天湿气下降,在泉寒水之气上腾,原野昏暗,白色的尘埃四起,云向南方奔去,寒风冷雨时常而降,作物晚熟,至夏秋之交才能采收。病发寒湿、腹满、身胀、浮肿、痞塞、气逆、寒厥、手足拘急。寒湿二气相合,黄色和黑色的尘埃弥漫,雾霾笼罩在气交之中,天上的镇星和辰星相应,显得格外明亮。其职责静肃,气令平和。岁谷是黄、黑两种颜色的谷物。太阴湿气凝聚结于天,太阳寒气凝结于地,寒水胜火热则发生冰雹。阳气不能发挥作用,肃杀之气流行。在运气太过的年份,适宜在高地栽种谷物;运气不及的年份则宜在低洼之地栽种谷物。太过的年份宜晚栽种,不及的年份则宜早栽种。根据天时和地利的变化,人的气血阴阳与之相应,间谷的生长发育也是这样。

初之气,地气迁,寒乃去,春气正,风乃来,生布万物以荣,民气条舒,风湿相薄,雨乃后。民病血溢,筋络拘强,关节不利,身重筋痿。(225条)

初之气,客气厥阴风木,在泉之气太阳寒水迁移过来,寒气退去,春天来临,和风拂煦,春气四布,万物欣欣向荣,人们气血舒畅。风气克制湿气,雨期推迟。病发出血、筋络拘急强直、关节活动不利、身体沉重、筋脉痿痹。

二之气,大火正,物承化,民乃和,其病温厉大行,远近咸若,湿蒸相薄,雨乃时降。(226条)

二之气,主客之气均为少阴君火,万物承受火气而生化旺盛,民气平和。病发温疫,远近皆得,症状相似。司天的湿气与主时的火热之气交争,雨水顺时而降。

三之气,天政布,湿气降,地气腾,雨乃时降,寒乃随之。感于寒湿,则民病身重胕肿,胸腹满。(227条)

三之气,司天之气太阴湿土之气敷布,湿气下降,在泉的寒水之气上升,寒湿交合,雨水时而下降,雨后气候寒凉。人们感受寒湿之气,病发身体沉

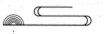

重、浮肿、胸腹胀满。

四之气，畏火临，溽蒸化，地气腾，天气否隔，寒风晓暮，蒸热相薄，草木凝烟，湿化不流，则白露阴布，以成秋令。民病腠理热，血暴溢疟，心腹满热胪胀，甚则胕肿。（228条）

四之气，少阳相火来临，湿土之气受到火气的蒸化，寒水之气上腾，司天湿土不行政令，早晚寒风袭袭。湿气与热气相争，草木之间，烟雾腾腾。湿气不能流动，凝结为下降白露，一片秋天景象。病发肌肤发热、突然大出血、疟疾、心腹胀满、皮肤发胀、甚至浮肿。

五之气，惨令已行，寒露下，霜乃早降，草木黄落，寒气及体，君子周密，民病皮腠。（229条）

五之气，主客之气都为阳明燥金，清凉凄惨之气流行，寒露来临，严霜早降，草木枯黄，枝叶凋落。寒气侵犯人体，贤明的君子，起居谨慎。人们易患皮肤、腠理之疾。

终之气，寒大举，湿大化，霜乃积，阴乃凝，水坚冰，阳光不治。感于寒，则病人关节禁固，腰脽痛，寒湿推于气交而为疾也。（230条）

终之气，寒气大盛，湿气也很旺盛，寒霜聚积，阴气凝结，滴水成冰，阳光不能温暖。感受寒邪，人们易患关节强直、腰椎疼痛等病症。这是由于寒湿之气持于气交之中而造成的。

必折其郁气，而取化源，益其岁气，无使邪胜，食岁谷以全其真，食间谷以保其精。故岁宜以苦燥之温之，甚者发之泄之。不发不泄，则湿气外溢，肉溃皮拆而水血交流。必赞其阳火，令御甚寒，从气异同，少多其判也，同寒者以热化，同湿者以燥化，异者少之，同者多之，用凉远凉，用寒远寒，用温远温，用热远热，食宜同法。假者反之，此其道也，反是者病也。（231条）

治疗上必须减弱郁发之气，从生化的源头找病机。补岁运之不足，不能让邪气过盛。食用岁谷以保真气，食用间谷以保阴精。所以宜用苦味之品，燥湿、温寒。对邪气重的，还可以用发散和宣泄的方法。若不使用发散和宣泄，湿气就会流溢于体表，而使皮裂肉烂，血水淋漓。必须扶助阳火，以抵御寒邪。根据运和气的异同，来确定治法、方药和剂量。运与气同属于寒，用温热性药治疗；运与气同属于湿，用燥性药治疗。运与气不同用药量少，运与气相同用药量可以稍多。清凉的运气不能用凉性药物，寒冷的运气不能用寒性药物，温暖的运气不能用温性药物，炎热的运气不能用热性药物，饮食也是同样的方法，如果病症有假象，表现反常，则要用反治的方法，这是一般规律。违反这个规律，就会发病。

帝曰：善。少阴之政奈何？岐伯曰：子午之纪也。（232条）

黄帝说：好。少阴君火司天的运气，有什么表现呢？岐伯说：少阴君火司天是地支为子、午的年份。

少阴　太角　阳明　壬子　壬午　其运风鼓，其化鸣紊启拆，其变振拉摧拔，其病支满。

太角初正　少徵　太宫　少商　太羽终（233条）

壬子、壬午年，少阴君火司天，阳明燥金在泉。木运太过，中运为太角。木运太过，气令多风。它的气化表现为：春风拂煦，草木鸣鸣，自然界的生机活跃，草木萌芽；它的变化为：狂风大作，草木摧毁，大树折断拔倒。病发两胁支撑胀满。

主运五步：初运太角，二运少徵，三运太宫，四运少商，终运太羽。

客运五步：初运太角，二运少徵，三运太宫，四运少商，终运太羽。

少阴　太徵　阳明　戊子天符　戊午太一天符　其运炎暑，其化暄曜郁燠，其变炎烈沸腾，其病上热血溢。

太徵　少宫　太商　少羽终　少角初（234条）

戊子、戊午年，少阴君火司天，阳明燥金在泉。火运太过，中运为太徵。戊子年为天符，戊午年为太一天符。火运太过，气候偏热。它的气化是：酷暑炎炎；它的变化为：烈炎蒸腾。发病因为少阴君火司天而发热、出血。

主运五步：初运少角，二运太徵，三运少宫，四运太商，终运少羽。

客运五步：初运太徵，二运少宫，三运太商，四运少羽，终运少角。

少阴　太宫　阳明　甲子　甲午　其运阴雨，其化柔润时雨，其变震惊飘骤，其病中满身重。

太宫　少商　太羽终　太角初　少徵（235条）

甲子、甲午年，少阴君火司天，阳明燥金在泉。土运太过，中运为太宫。土运太过，气令多阴雨。它的气化是：濡养润泽而时常降雨；它的变化为：狂风大作，暴雨雷霆。发病因为中运湿土太过，腹中胀满，身体沉重。

主运五步：初运太角，二运少徵，三运太宫，四运少商，终运太羽。

客运五步：初运太宫，二运少商，三运太羽，四远太角，终运少徵。

少阴　太商　阳明　庚子同天符　庚午同天符　同正商　其运凉劲，其化雾露萧飀，其变肃杀凋零，其病下清。

太商　少羽终　少角初　太徵　少宫（236条）

庚子、庚午年，少阴君火司天，阳明燥金在泉，金运太过，中运为太商。这两年都是同天符。金运太过，受司天之气君火的克制，金运太商与平气正商相同。金运之年，气令偏凉。它的气化是雾露萧瑟；它的变化为肃杀凋零。发病见于阳明燥金在泉清冷之气所致病证。

主运五步：初运少角，二运太徵，三运少宫，四运太商，终运少羽。

客运五步：初运太商，二运少羽，三运少角，四运太徵，终运少宫。

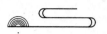

少阴 太羽 阳明 丙子岁会 丙午 其运寒,其化凝惨溧冽,其变冰雪霜雹,其病寒下。

太羽终 太角初 少徵 太宫 少商(237条)

丙子、丙午年,少阴君火司天,阳明燥金在泉。水运太过,中运为太羽。丙子年水运临子,为岁会。水运太过,气令偏寒。它的气化是:阴凝惨淡,寒风凛冽;它的变化为:冰雪霜雹。因为水运太过,病发寒邪为患。

主运五步:初运太角,二运少徵,三运太宫,四运少商,终运太羽。

客运五步:初运太羽,二运太角,三运少徵,四运太宫,终运少商。

凡此少阴司天之政,气化运行先天,地气肃,天气明,寒交暑,热加燥,云驰雨府,湿化乃行,时雨乃降,金火合德,上应荧惑太白。其政明,其令切,其谷丹白。水火寒热持于气交而为病始也,热病生于上,清病生于下,寒热凌犯而争于中,民病咳喘,血溢血泄鼽嚏,目赤眦疡,寒厥入胃,心痛腰痛,腹大嗌干肿上。(238条)

凡是少阴君火司天行使职责,气化太过,气令常常先于时令而到来。阳明燥金在泉,地气肃杀;少阴君火司天,天气明耀,初之气客气为太阳寒水,与司天寒热相加;司天之君火与在泉阳明燥金相交,火燥相交。阴云凝聚,湿气流行,雨水下降。司天君火与在泉燥金,共同主持着一年的气令;与天上的荧惑、太白相应,二星光芒较强。天气明耀、地气肃杀,岁谷是红、白两种颜色的谷物。气交之中,水火寒热相争,成为引起疾病的根本原因。热性病变发于司天,凉性病变根源于在泉,寒热交争于气交之中。人们易患咳嗽、哮喘、血溢、血泄、鼻塞流涕、喷嚏、目赤、眼角溃疡,寒气入胃、心痛、腰痛、腹部胀大、咽干、扁桃体肿胀。

初之气,地气迁,燥将去,寒乃始,蛰复藏,水乃冰,霜复降,风乃至,阳气郁,民反周密,关节禁固,腰脽痛,炎暑将起,中外疮疡。(239条)

初之气,客气太阳寒水,在泉之气阳明燥金迁移过来。寒水之气发挥作用,燥气还没有发挥作用,寒冷之气开始布散,蛰虫又重新伏藏。水凝结成冰,寒霜再降。主气的风受客气寒的影响,阳气不能伸展,人们会深居密室以避风寒。病发关节活动不灵、腰椎疼痛。炎暑来临,身体外发疮肿、内发溃疡。

二之气,阳气布,风乃行,春气以正,万物应荣,寒气时至,民乃和。其病淋,目瞑目赤,气郁于上而热。(240条)

二之气,主气少阴君火,阳气布散;客气厥阴风木,风气流行。春风和煦,万物欣欣向荣,虽然寒冷之气有时,但人们仍感到舒适。病发小便淋沥、视物模糊、双目红赤,少阴君火之气郁在上而发热。

三之气,天政布,大火行,庶类番鲜,寒气时至。民病气厥心痛,寒热更

附篇二 七篇大论白话解

240

作,咳喘目赤。(241条)

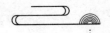

三之气,司天少阴君火敷布,火热之气旺盛,万物繁荣昌盛。火胜会有寒水来复。病发气厥、心痛、寒热往来、咳嗽、哮喘、目赤。

四之气,溽暑至,大雨时行,寒热互至,民病寒热,嗌干黄瘅,鼽衄饮发。(242条)

四之气,主气与客气都是太阴湿土,湿热蒸腾,大雨时下,寒热交替出现。病发寒热往来、咽喉干燥、黄疸、鼻塞流涕、衄血、水饮。

五之气,畏火临,暑反至,阳乃化,万物乃生乃长荣,民乃康,其病温。(243条)

五之气,客气是少阳相火降临,暑气又至,阳热之气发挥作用,万物又现生长繁荣,人们气血舒畅。温病流行。

终之气,燥令行,余火内格,肿于上,咳喘,甚则血溢。寒气数举,则霜雾翳,病生皮腠,内舍于胁,下连少腹而作寒中,地将易也。(244条)

终之气,在泉、客气都是阳明燥金,燥气流行,金侮火,少阴君火格拒于内,不能布散。病发上部肿胀、咳嗽、气喘、甚至出血。主气太阳寒水经常发挥作用,天空雾霾显现,烟雾迷漫。病发皮肤肌腠,邪气向内停留在胁肋,向下连及少腹,而成为内寒的病症。等到终气的末尾,在泉之气就将要迁移了。

必抑其运气,资其岁胜,折其郁发,先取化源,无使暴过而生其病也。食岁谷以全真气,食间谷以辟虚邪。岁宜咸以㪍之,而调其上,甚则以苦发之;以酸收之,而安其下,甚则以苦泄之。适气同异而多少之,同天气者以寒清化,同地气者以温热化,用热远热,用凉远凉,用温远温,用寒远寒,食宜同法。有假则反,此其道也,反是者病作矣。(245条)

在治疗时,必须抑制太过的运气,助其所胜之气,减弱郁发之气。先要找到生化之源,不能使运气太过而引发疾病。食用白色、红色的岁谷以保全真气,食用间谷以防御邪气。宜用咸寒之品软坚散结,调和司天君火,重则用苦味药发散火邪;用酸味药泻火之母气。调和在泉燥气,重则用苦寒的药物泻其母气。根据运与气的相同或差异,确定制方及用药剂量。如果运与司天之气热气相同,用寒凉的药物调治;如果运与在泉的凉气相同,用温热的药物调治。炎热的运气不能用热性药物,清凉的运气不能用凉性药物,温暖的运气不能用温性药物,寒冷的运气不能用寒性药物,饮食也是同样的方法。如果病症有假象,表现反常,则要用反治的方法,这是一般规律。违反这个规律,就会发病。

帝曰:善。厥阴之政奈何?岐伯曰:巳亥之纪也。(246条)

黄帝说:好。厥阴风木司天的运气,有什么表现呢?岐伯说:厥阴风木司天是地支为巳、亥的年份。

241

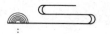

厥阴　少角　少阳　清热胜复同，同正角。丁巳天符　丁亥天符　其运风清热。

少角初正　太徵　少宫　太商　少羽终（247条）

丁巳、丁亥年，厥阴风木司天，少阳相火在泉。木运不及，中运为少角。木运不及，金气偏胜，气令清凉。金气胜极，火热来复。这两年的胜气与复气相同。木运不及，得到司天之气的帮助，与木运的平气正角相同。丁巳、丁亥年都属于天符。它们的运气是风，胜气是清，复气是热。

客运五步：初运少角，二运太徵，三运少宫，四运太商，终运少羽。

主运五步：初运少角，二运太徵，三运少宫，四运太商，终运少羽。

厥阴　少徵　少阳　寒雨胜复同。癸巳同岁会　癸亥同岁会　其运热寒雨。

少徵　太宫　少商　太羽终　太角初（248条）

癸巳、癸亥年，厥阴风木司天，少阳相火在泉。火运不及，中运为少徵。火运不及，寒水偏胜，气令寒冷。水气胜极，土湿之气来复。这两年的胜气与复气是相同的。癸巳、癸亥年都属于同岁会。它们的运气是热，胜气是寒，复气是湿。

主运五步：初运太角，二运少徵，三运太宫，四运少商，终运太羽。

客运五步：初运少徵，二运太宫，三运少商，四运太羽，终运太角。

厥阴　少宫　少阳　风清胜复同，同正角。己巳　己亥　其运雨风清。

少宫　太商　少羽终　少角初　太徵（249条）

己巳、己亥年，厥阴风木司天，少阳相火在泉。土运不及，中运为少宫。土运不及，风木气胜，气令多风。木气胜极，金气来复。这两年的胜气与复气相同。土运不及，厥阴司天制之，运气与木运的平气正角相同。岁运是雨湿，胜气是风，复气是清。

主运五步：初运少角，二运太徵，三运少宫，四运太商，终运少羽。

客运五步：初运少宫，二运太商，三运少羽，四运少角，终运太徵。

厥阴　少商　少阳　热寒胜复同，同正角。乙巳　乙亥　其运凉热寒。

少商　太羽终　太角初　少徵　太宫（250条）

乙巳、乙亥年，厥阴风木司天，少阳相火在泉。金运不及，中运为少商。金运不及，火热之气偏胜，气令多炎热。火气胜极，寒水之气来复。这两年的胜气与复气相同。金运不及，司天厥阴之气侮之，运气与木运平气正角相同。岁运是凉，胜气是热，复气是寒。

主运五步：初运太角，二运少徵，三运太宫，四运少商，终运太羽。

客运五步：初运少商，二运太羽，三运太角，四运少徵，终运太宫。

厥阴　少羽　少阳　雨风胜复同。辛巳　辛亥　其运寒雨风。

少羽终　少角初　太徵　少宫　太商（251条）

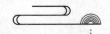

辛巳、辛亥年，厥阴风木司天，少阳相火在泉。水运不及，中运为少羽。水运不及，湿土之气偏胜，气令多雨。土气胜极，风木之气来复。这两年的胜气与复气相同。它们的运气是寒，胜气是湿，复气是风。

主运五步：初运少角，二运太徵，三运少宫，四运太商，终运少羽。

客运五步：初运少羽，二运少角，三运太徵，四运少宫，终运太商。

凡此厥阴司天之政，气化运行后天，诸同正岁，气化运行同天，天气扰，地气正，风生高远，炎热从之，云趋雨府，湿化乃行，风火同德，上应岁星荧惑。其政挠，其令速，其谷苍丹，间谷言太者，其耗文角品羽。风燥火热，胜复更作，蛰虫来见，流水不冰，热病行于下，风病行于上，风燥胜复形于中。（252条）

凡是厥阴风木司天行使职责，气化不及，气令常比时令到来的晚。但如果逢上述各平气之年，气化就与天时相同了。风木司天，天气扰动；少阳在泉，地气炎炎。司天的风气在上，在泉的火热之气相随，云聚雨降，湿土之气流行。风火二气共同主持一年的气令，与天上的岁星、荧惑相应，格外明亮。司天风气扰动，在泉火气炎炎，岁谷是青、红两种颜色的谷物，间谷生长旺盛，角虫和羽虫繁殖受到影响。风燥火热，胜复交替而作，蛰藏的动物出来活动，流水不能结冰。热病源于在泉，风病源于司天，风燥胜复于气交之中。

初之气，寒始肃，杀气方至，民病寒于右之下。（253条）

初之气，客气是阳明燥金，金气清凉，肃杀之气到来。在二之气太阳寒水来临时，病发寒病。

二之气，寒不去，华雪水冰，杀气施化，霜乃降，名草上焦，寒雨数至，阳复化，民病热于中。（254条）

二之气，主气是少阴君火，客气是太阳寒水，客胜主，寒气不去，雪花纷飞，河水结冰。主气的中气阳明燥金肃杀之气发挥作用，寒霜下降，草类的尖梢干枯，寒冷的雨水时常降下。主气少阴君火主时恢复发挥作用，在气交之中，人们易发热病。

三之气，天政布，风乃时举，民病泣出耳鸣掉眩。（255条）

三之气，司天厥阴风木敷布，时常刮大风。病发双目流泪、耳鸣、头晕、目眩、肢体抽搐。

四之气，溽暑湿热相薄，争于左之上，民病黄瘅而为胕肿。（256条）

四之气，主气是太阴湿土，客气是少阴君火。炎暑、湿热之气与司天风木互相交争。人们易患黄疸、浮肿等病症。

五之气，燥湿更胜，沉阴乃布，寒气及体，风雨乃行。（257条）

五之气，主气是阳明燥金，客气是太阴湿土，燥气与湿气你来我往，沉阴弥布。寒气易侵犯人体，风雨大作。

终之气，畏火司令，阳乃大化，蛰虫出见，流水不冰，地气大发，草乃生，

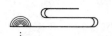
人乃舒，其病温厉。（258条）

终之气，在泉少阳相火主令，阳气旺盛，蛰伏的动物又出来活动，流水不能结冰。在泉火热之气发挥作用，草木重新生长，人们感到舒适。病发温疫。

必折其郁气，资其化源，赞其运气，无使邪胜。岁宜以辛调上，以咸调下，畏火之气，无妄犯之。用温远温，用热远热，用凉远凉，用寒远寒，食宜同法。有假反常，此之道也，反是者病。（259条）

治疗时，必须减弱郁发之气，助其生化之源，扶助不足的运气，避免邪气亢胜。宜用辛味药抑制司天的木气，用咸味药调治在泉的火气。相火之气，不要轻易地触犯。温暖的运气不能用温性药物，炎热的运气不能用热性药物，清凉的运气不能用凉性药物，寒冷的运气不能用寒性药物，饮食也是同样的方法。如果病症有假象，表现反常，则要用反治的方法，这是一般规律。违反这个规律，就会发病。

帝曰：善。夫子之言可谓悉矣，然何以明其应乎？岐伯曰：昭乎哉问也！夫六气者，行有次，止有位，故常以正月朔日平旦视之，睹其位而知其所在矣。运有余，其至先，运不及，其至后，此天之道，气之常也。运非有余非不足，是谓正岁，其至当其时也。（260条）

黄帝说：讲得好。先生的话已经很详尽了，但是怎样才能知道运气与时令是否相应呢？岐伯回答说：问得高明啊！六气运行有其一定的次序和方位，一般情况下，在每年正月初一的早晨，观察六气与时令的相应位置。中运太过的年份，六气会比时令来得提前；岁运不及，六气会比时令延后。这是自然规律，六气运行的一般规律。如果岁运是平气之年，就叫做正岁，节与气就会同时到来。

帝曰：胜复之气，其常在也，灾眚时至，候也奈何？岐伯曰：非气化者，是谓灾也。（261条）

黄帝说：胜气和复气，也是经常发生，灾害也会随之到来，如何观察呀？岐伯说：胜复不是正常的气化，是灾害呀。

帝曰：天地之数，终始奈何？岐伯曰：悉乎哉问也！是明道也。数之始，起于上而终于下，岁半之前，天气主之，岁半之后，地气主之，上下交互，气交主之，岁纪毕矣。故曰：位明气月可知乎，所谓气也。（262条）

黄帝问：司天、在泉的规律，是怎样开始和结束的呢？岐伯回答说：问得真全面啊！这是高明的道理。天地之气的运动，开始于司天终止于在泉，上半年由司天主导，下半年由在泉主导，天气下降，地气上升，主导气交，这是一年的规律。所以说，明白了六气与节气相应的时间和位置，就知道了天地之气的运行规律。

帝曰：余司其事，则而行之，不合其数何也？岐伯曰：气用有多少，化治有

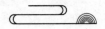

盛衰，衰盛多少，同其化也。（263条）

黄帝说：我用以上的规律观察运气，结果有时与实际并不相符，这是为什么？岐伯说：六气作用有多有少，气化有盛衰的不同，有了多少和盛衰的差异，就出现了"同化"的问题。

帝曰：愿闻同化何如？岐伯曰：风温春化同，热曛昏火夏化同，胜与复同，燥清烟露秋化同，云雨昏暝埃长夏化同，寒气霜雪冰冬化同，此天地五运六气之化，更用盛衰之常也。（264条）

黄帝说：希望听听什么是同化？岐伯说：风温的气令与春天的木气同化，炎暑的气令与夏天的火气同化，胜气与复气也有同化的情况，清凉干燥烟雾寒露的气令与秋天的金气同化，云雨尘埃的气令与长夏的土气同化；寒霜冰雪的气令与冬天的水气同化。这就是天地间五运与六气相互作用而发生盛衰变化的一般规律。

帝曰：五运行同天化者，命曰天符，余知之矣。愿闻同地化者何谓也？岐伯曰：太过而同天化者三，不及而同天化者亦三，太过而同地化者三，不及而同地化者亦三，此凡二十四岁也。（265条）

黄帝说：把中运与司天之气的五行属性相同的称为天符，我已经知道了。请问中运与在泉之气相同的怎样呢？岐伯回答说：中运太过而与司天之气相同的有三种情况；中运不及而与司天之气相同的也有三种情况；中运太过与在泉之气相同的有三种情况；中运不及而与在泉之气相同的也有三种情况。总计有二十四年。

帝曰：愿闻其所谓也。岐伯曰：甲辰甲戌太宫下加太阴，壬寅壬申太角下加厥阴，庚子庚午太商下加阳明，如是者三。（266条）

黄帝说：希望听听都是指的哪些年份？岐伯回答说：甲辰、甲戌年，中运为太宫，土运太过，下加太阴湿土在泉；壬寅、壬申年，中运为太角，木运太过，下加厥阴风木在泉；庚子、庚午年，中运为太商，金运太过，下加阳明燥金在泉；以上是中运太过与在泉之气相同的三种情况。

癸巳癸亥少徵下加少阳，辛丑辛未少羽下加太阳，癸卯癸酉少徵下加少阴，如是者三。（267条）

癸巳、癸亥年，中运为少徵，火运不及，下加少阳相火在泉；辛丑、辛未年，中运为少羽，水运不及，下加太阳寒水在泉；癸卯、癸酉年，中运为少徵，火运不及，下加少阴君火在泉；以上是中运不及与在泉之气相同的三种情况。

戊子戊午太徵上临少阴，戊寅戊申太徵上临少阳，丙辰丙戌太羽上临太阳，如是者三。（268条）

戊子、戊午年，中运为太徵，火运太过，上临少阴君火司天；戊寅、戊申年，中运为太徵，火运太过，上临少阳相火司天；丙辰、丙戌年，中运为太羽，

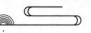

水运太过，上临太阳寒水司天；以上是中运太过与司天之气相同的三种情况。

丁巳丁亥少角上临厥阴，乙卯乙酉少商上临阳明，己丑己未少宫上临太阴，如是者三。除此二十四岁，则不加不临也。（269条）

丁巳、丁亥年，中运为少角，木运不及，上临厥阴风木司天；乙酉、乙卯年，中运为少商，金运不及，上临阳明燥金司天；己丑、己未年，中运为少宫，土运不及，上临太阴湿土司天；以上是中运不及与司天相同的三种情况。除了这二十四年，再没有中运与司天、在泉之气相同的加临了。

帝曰：加者何谓？岐伯曰：太过而加同天符，不及而加同岁会也。（270条）

黄帝问："下加"的年份叫什么呢？岐伯回答说：中运太过，而与在泉之气相同的年份，称做"同天符"；中运不及，而与在泉之气相同的年份，称做"同岁会"。

帝曰：临者何谓？岐伯曰：太过不及，皆曰天符，而变行有多少，病形有微甚，生死有早晏耳。（271条）

黄帝问："上临"的年份又叫什么呢？岐伯回答说：不论中运太过或不及，凡与司天之气相同的年份，都称为"天符"；只是运气有太过与不及的区别，病情也会有轻微与严重的差异，痊愈与死亡的时间也就有早晚的区别而已。

帝曰：夫子言用寒远寒，用热远热，余未知其然也，愿闻何谓远？岐伯曰：热无犯热，寒无犯寒，从者和，逆者病，不可不敬畏而远之，所谓时兴六位也。（272条）

黄帝说：先生讲过，在寒冷的季节要避免过用寒性药，在炎热的季节要避免过用热性药，我不知道其中的道理，想听听什么叫"远"？岐伯说：用热性药时，不要触犯炎热的天气；用寒性药时，不要触犯寒冷的天气。顺应这个规律，就会健康长寿；违背这个规律，就必然造成疾病。因而要小心谨慎地避免这种情况发生，这就是所说的顺应四时寒、热、温、凉，适应六气六步的盛衰。

帝曰：温凉何如？岐伯曰：司气以热，用热无犯，司气以寒，用寒无犯，司气以凉，用凉无犯，司气以温，用温无犯，间气同其主无犯，异其主则小犯之，是谓四畏，必谨察之。（273条）

黄帝说：温凉应该如何适应呢？岐伯说：主时之气为热的，不要用热性药物；主时之气为寒的，不要用寒性药物；主时之气为凉的，不要用凉性药物；主时之气为温的，不要用温性药；间气与主时之气相同时不可触犯；间气与主时之气不同时可以稍稍违反上述原则。寒热温凉四气不可触犯，故称做"四畏"；必须谨慎观察。

帝曰：善。其犯者何如？岐伯曰：天气反时，则可依时，及胜其主则可犯，以平为期，而不可过，是谓邪气反胜者。（274条）、

黄帝说：讲得好。在什么情况下可以触犯呢？岐伯说：天气如果与时令

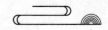

节气表现反常，要依照时令节气；如果邪气过胜就要施治，以达到平衡为目的，不可太过，这是针对邪气亢胜的情况。

故曰：无失天信，无逆气宜，无翼其胜，无赞其复，是谓至治。（275条）

所以说，不违反天气时令，不违背六气运行规律，不助长胜气，不助长复气，才是最好的治法。

帝曰：善。五运气行主岁之纪，其有常数乎？岐伯曰：臣请次之。（276条）

黄帝说：讲得好。五运主岁，有固定规律吗？岐伯说：请让我说说吧。

甲子　甲午岁

上少阴火　中太宫土运　下阳明金　热化二，雨化五，燥化四，所谓正化日也。其化上咸寒，中苦热，下酸热，所谓药食宜也。（277条）

甲子、甲午年

少阴君火司天，土运太过，中运是太宫，阳明燥金在泉。司天热化数二，中运湿化数五，在泉燥化数四，这就是正化日。所致疾病，因司天热气所致的，适宜用咸寒之品；因中运雨湿所致的，适宜用苦热之品；因在泉燥气所致的，适宜用酸热之品。这就是药物与食品的性味与运气相适宜。

乙丑　乙未岁

上太阴土　中少商金运　下太阳水　热化寒化胜复同，所谓邪气化日也。灾七宫。湿化五，清化四，寒化六，所谓正化日也。其化上苦热，中酸和，下甘热，所谓药食宜也。（278条）

乙丑、乙未年

太阴湿土司天，金运不及，中运是少商，太阳寒水在泉。

这两年都是胜气为热、复气为寒，有胜气与复气的气化表现，因而叫做"邪气化日"。由于胜复之气是因金气不及所引起的，所以灾害发生在与金气相应的西方。

司天湿化数五，中运清化数四，在泉寒化数六，这是正常的气化，为"正化日"。所致疾病的治疗，因为司天湿气所致的，适宜用苦热之品；因为中运清凉所致的，适宜用酸平之品；因为在泉寒气所致的，适宜用甘热之品。这就是药、食气味与运气相适应。

丙寅　丙申岁

上少阳相火　中太羽水运　下厥阴木　火化二，寒化六，风化三，所谓正化日也。其化上咸寒，中咸温，下辛温，所谓药食宜也。（279条）

丙寅、丙申年

少阳相火司天，水运太过，中运是太羽，厥阴风木在泉。司天火化数二，中运寒化数六，在泉风化数三，这是正常气化的"正化日"。所致疾病的治疗，因为司天火气所致的，适宜用咸寒之品；因为中运寒气所致的，适宜用咸温

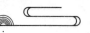

之品；因为在泉风气所致的，适宜用辛温之品。这就是药、食气味与运气相适应。

丁卯岁会　丁酉岁

上阳明金　中少角木运　下少阴火　清化热化胜复同，所谓邪气化日也。灾三宫。燥化九，风化三，热化七，所谓正化日也。其化上苦小温，中辛和，下咸寒，所谓药食宜也。（280 条）

丁卯（岁会）、丁酉年

阳明燥金司天，木运不及，中运是少角，少阴君火在泉。这两年同是胜气为清，复气为热，胜复之气化，叫做"邪气化日"。因为胜复之气是由木运不及而引起的，因而灾害发生在与木气相应的东方。司天燥化数九，中运风化数三，在泉热化数七，这些都是"正化日"。所致疾病的治疗，因为司天燥气所致的，适宜用苦小温之品；因为中运风气所致的，适宜用辛平之品；因为在泉热气所致的，适宜用咸寒之品。这就是药、食气味与运气相适应。

戊辰　戊戌岁

上太阳水　中太徵火运　下太阴土　寒化六，热化七，湿化五，所谓正化日也。其化上苦温，中甘和，下甘温，所谓药食宜也。（281 条）

戊辰、戊戌年

太阳寒水司天，中火运太过，运是太徵，太阴湿土在泉。司天寒化数六，中运热化数七，在泉湿化数五，这些都是"正化日"。所致疾病的治疗，因为司天寒气所致的，适宜用苦温之品；因为中运火气所致的，适宜用甘平之品；因为在泉湿气所致的，适宜用甘温之品。这就是药、食气味与运气相适应。

己巳　己亥岁

上厥阴木　中少宫土运　下少阳相火　风化清化胜复同，所谓邪气化日也。灾五宫。风化三，湿化五，火化七，所谓正化日也。其化上辛凉，中甘和，下咸寒，所谓药食宜也。（282 条）

己巳、己亥年

厥阴风木司天，土运不及，中运是少宫，少阳相火在泉。这两年同是胜气为风，复气为清，这是"邪气化日"。因为胜复之气是因为土气不及所引起的，所以灾害发生在与土气相应的中央。司天风化数三，中运湿化数五，在泉火化数七，这是"正化日"。所致疾病的治疗，因为司天风气所致的，适宜用辛凉之品；因为中运湿气所致的，适宜用甘平之品；因为在泉火气所致的，适宜用咸寒之品。这就是药、食气味与运气相适应。

庚午同天符　庚子岁同天符

上少阴火　中太商金运　下阳明金　热化七，清化九，燥化九，所谓正化日也。其化上咸寒，中辛温，下酸温，所谓药食宜也。（283 条）

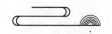

庚午(同天符)、庚子年(同天符)

少阴君火司天,金运太过,中运是太商,阳明燥金在泉。司天热化数七,中运清化数九,在泉燥化数九。这是"正化日"。所致疾病的治疗,因为司天热气所致的,适宜用咸寒之品;因为中运凉气所致的,适宜用辛温之品;因为在泉燥气所致的,适宜用酸温之品。这就是药、食气味与运气相适应。

辛未同岁会　辛丑岁同岁会

上太阴土　中少羽水运　下太阳水　雨化风化胜复同,所谓邪气化日也。灾一宫。雨化五,寒化一,所谓正化日也。其化上苦热,中苦和,下苦热,所谓药食宜也。(284条)

辛未(同岁会)、辛丑年(同岁会)

太阴湿土司天,水运不及,中运是少羽,太阳寒水在泉。两年都是胜气为湿,复气为风,这是"邪气化日"。因为胜复之气是因水运不及而引起的,所以灾害发生在与水气相应的北方。司天湿化数五,中运寒化数一,在泉寒化数一。这是"正化日"。所致疾病的治疗,因为司天湿气所致的,适宜用苦温之品;因为中运寒气所致的,适宜用苦平之品;因为在泉寒气所致的,适宜用苦热之品。这就是药、食气味与运气相适应。

壬申同天符　壬寅岁同天符

上少阳相火　中太角木运　下厥阴木　火化二,风化八,所谓正化日也。其化上咸寒,中酸和,下辛凉,所谓药食宜也。(285条)

壬申(同天符)、壬寅年(同天符)

少阳相火司天,木运太过,中运太角,厥阴风木在泉。司天火化数二,中运风化数八,在泉风化数八。这是"正化日"。所致疾病的治疗,因为司天火气所致的,适宜用咸寒之品;因为中运风气所致的,适宜用酸平之品;因为在泉风气所致的,适宜用辛凉之品。这就是药、食气味与运气相适应。

癸酉同岁会　癸卯岁同岁会

上阳明金　中少徵火运　下少阴火　寒化雨化胜复同,所谓邪气化日也。灾九宫。燥化九,热化二,所谓正化日也。其化上苦小温,中咸温,下咸寒,所谓药食宜也。(286条)

癸酉(同岁会)　癸卯岁(同岁会)

阳明燥金司天,火运不及,中运少徵,少阴君火在泉。两年都是胜气为寒,复气为雨,这是"邪气化日"。由于胜复之气是由于火运不及所引起的,因而灾害发生在与火气相应的南方。司天燥化数九,中运热化数二,在泉热化数二。这是"正化日"。所致疾病的治疗,因为司天燥气所致的,适宜用苦小温之品;因为中运热气所致的,适宜用咸温之品;因为在泉热气所致的,适宜用咸寒之品。这就是药、食气味与运气相适应。

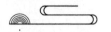

甲戌岁会同天符　甲辰岁岁会同天符

上太阳水　中太宫土运　下太阴土　寒化六，湿化五，正化日也。其化上苦热，中苦温，下苦温，药食宜也。（287条）

甲戌（岁会同天符）　甲辰岁（岁会同天符）

太阳寒水司天，土运太过，中运太宫，太阴湿土在泉。司天寒化数六，中运湿化数五，在泉湿化数五。这是"正化日"。所致疾病的治疗，因为司天寒气所致的，适宜用苦热之品；因为中运湿气所致的，适宜用苦温之品；因为在泉湿气所致的，也适宜用苦温之品。这就是药、食气味与运气相适应。

乙亥　乙巳岁

上厥阴木　中少商金运　下少阳相火　热化寒化胜复同，邪气化日也。灾七宫。风化八，清化四，火化二，正化度也。其化上辛凉，中酸和，下咸寒，药食宜也。（288条）

乙亥、乙巳年

厥阴风木司天，金运不及，中运少商，少阳相火在泉。两年都是胜气为热，复气为寒，这是"邪气化日"。因为胜复之气是由于金运不及所引起的，所以灾害发生在与金气相应的西方。

司天风化数八，中运清化数四，在泉火化数二。这是"正化度"。所致疾病的治疗，因为司天风气所致的，适宜用辛凉之品；因为中运清气所致的，适宜用酸平之品；因为在泉火气所致的，适宜用咸寒之品。这就是药、食气味与运气相适应。

丙子岁会　丙午岁

上少阴火　中太羽水运　下阳明金　热化二，寒化六，清化四，正化度也。其化上咸寒，中咸热，下酸温，药食宜也。（289条）

丙子（岁会）、丙午年

少阴君火司天，水运太过，中运太羽，阳明燥金在泉。司天热化数二，中运寒化数六，在泉清化数四。这是"正化度"。所致疾病的治疗，因为司天热气所致的，适宜用咸寒之品；因为中运寒气所致的，适宜用咸热之品；因为在泉清气所致的，适宜用酸温之品。这就是药、食气味与运气相适应。

丁丑　丁未岁

上太阴土　中少角木运　下太阳水　清化热化胜复同，邪气化度也。灾三宫。雨化五，风化三，寒化一，正化度也。其化上苦温，中辛温，下甘热，药食宜也。（290条）

丁丑、丁未年

太阴湿土司天，木运不及，中运少角，太阳寒水在泉。两年都是胜气为清，复气为热，这是"邪气化度"。因为胜复之气是因为木运不及所引起的，所

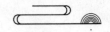

以灾害发生在与木气相应的东方。司天湿化数五，中运风化数三，在泉寒化数一。这是"正化度"。所致疾病的治疗，因为司天湿气所致的，适宜用苦温之品；因为中运风气所致的，适宜用辛温之品；因为在泉寒气所致的，适宜用甘热之品。这就是药、食气味与运气相适应。

戊寅　戊申岁天符

上少阳相火　中太徵火运　下厥阴木　火化七，风化三，正化度也。其化上咸寒，中甘和，下辛凉，药食宜也。（291条）

戊寅、戊申年（天符）

少阳相火司天，火运太过，中运太徵，厥阴风木在泉。司天火化数七，中运火化数七，在泉风化数三。这是"正化度"。所致疾病的治疗，因为司天火气所致的，适宜用咸寒之品；因为中运火气所致的，适宜用甘平之品；因为在泉风气所致的，适宜用辛凉之品。这就是药、食气味与运气相适应。

己卯　己酉岁

上阳明金　中少宫土运　下少阴火　风化清化胜复同，邪气化度也。灾五宫。清化九，雨化五，热化七，正化度也。其化上苦小温，中甘和，下咸寒，药食宜也。（292条）

己卯、己酉年

阳明燥金司天，土运不及，中运少宫，少阴君火在泉。两年都是胜气为风，复气为清，这是"邪气化度"。因为胜复之气是由于土运不及所引起的，所以灾害发生在与土气相应的中央。司天清化数九，中运雨化数五，在泉热化数七。这是"正化度"。所致疾病的治疗，因为司天清气所致的，适宜用苦小温之品；因为中运雨气所致的，适宜用甘平之品；因为在泉热气所致的，适宜用咸寒之品。这就是药、食气味与运气相适应。

庚辰　庚戌岁

上太阳水　中太商金运　下太阴土　寒化一，清化九，雨化五，正化度也。其化上苦热，中辛温，下甘热，药食宜也。（293条）

庚辰、庚戌年

太阳寒水司天，金运太过，中运太商，太阴湿土在泉。司天寒化数一，中运清化数九，在泉湿化数五。这是"正化度"。所致疾病的治疗，因为司天寒气所致的，适宜用苦热之品；因为中运清气所致的，适宜用辛温之品；因为在泉湿气所致的，适宜用甘热之品。这就是药、食气味与运气相适应。

辛巳　辛亥岁

上厥阴木　中少羽水运　下少阳相火　雨化风化胜复同，邪气化度也。灾一宫。风化三，寒化一，火化七，正化度也。其化上辛凉，中苦和，下咸寒，药食宜也。（294条）

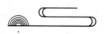

辛巳、辛亥年

厥阴风木司天，水运不及，中运少羽，少阳相火在泉。两年都是胜气为湿，复气为风，这是"邪气化度"。因为胜气与复气是因为水运不及所引起的，所以灾害发生在与水气相应的北方。司天风化数三，中运寒化数一，在泉火化数七。这是"正化度"。所致疾病的治疗，因为司天风气所致的，适宜用辛凉之品；因为中运寒气所致的，适宜用苦平之品；因为在泉火气所致的，适宜用咸寒之品。这就是药、食气味与运气相适应。

壬午　壬子岁

上少阴火　中太角木运　下阳明金　热化二，风化八，清化四，正化度也。其化上咸寒，中酸凉，下酸温，药食宜也。（295条）

壬午、壬子年

少阴君火司天，木运太过，中运太角，阳明燥金在泉。司天热化数二，中运风化数八，在泉清化数四。这是"正化度"。所致疾病的治疗，因为司天热气所致的，适宜用咸寒之品；由于中运风气所致的，适宜用酸凉之品；因为在泉清气所致的，适宜用酸温之品。这就是药、食气味与运气相适应。

癸未　癸丑岁

上太阴土　中少徵火运　下太阳水　寒化雨化胜复同，邪气化度也。灾九宫。雨化五，火化二，寒化一，正化度也。其化上苦温，中咸温，下甘热，药食宜也。（296条）

癸未、癸丑年

太阴湿土司天，火运不及，中运少徵，太阳寒水在泉。两年都是胜气为寒，复气为湿，这是"邪气化度"。因为胜复之气是由于火运不及所引起的，所以灾害发生在与火气相应的南方。司天湿化数五，中运火化数二，在泉寒化数一。这是"正化度"。所致疾病的治疗，因为司天湿气所致的，适宜于苦温之品；因为中运火气所致的，适宜用咸温之品；因为在泉寒气所致的，适宜用甘热之品。这就是药、食气味与运气相适应。

甲申　甲寅岁

上少阳相火　中太宫土运　下厥阴木　火化二，雨化五，风化八，正化度也。其化上咸寒，中咸和，下辛凉，药食宜也。（297条）

甲申、甲寅年

少阳相火司天，土运太过，中运是太宫，厥阴风木在泉。司天火化数二，中运湿化数五，在泉风化数八。这是"正化度"。所致疾病的治疗，因为司天火气所致的，适宜用咸寒之品；因为中运湿气所致的，适宜用咸平之品；因为在泉风气所致的，适宜用辛凉之品。这就是药、食气味与运气相适应。

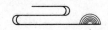

乙酉太一天符　乙卯岁天符

上阳明金　中少商金运　下少阴火　热化寒化胜复同，邪气化度也。灾七宫。燥化四，清化四，热化二，正化度也。其化上苦小温，中苦和，下咸寒，药食宜也。（298条）

乙酉（太乙天符）、乙卯年（为天符）

阳明燥金司天，金运不及，中运少商，少阴君火在泉。两年都是胜气为热，复气为寒，这是"邪气化度"。因为胜复之气是由于金运不及所引起的，所以灾害发生在与金气相应的西方。司天燥化数四，中运清化数四，在泉热化数二。这是"正化度"。所致疾病的治疗，因为司天燥气所致的，适宜用苦小温之品；因为中运清气所致的，适宜用苦平之品；因为在泉热气所致的，适宜用咸寒之品。这就是药、食气味与运气相适应。

丙戌天符　丙辰岁天符

上太阳水　中太羽水运　下太阴土　寒化六，雨化五，正化度也。其化上苦热，中咸温，下甘热，药食宜也。（299条）

丙戌（天符）　丙辰岁（天符）

太阳寒水司天，水运太过，中运太羽，太阴湿土在泉。司天寒化数六，中运寒化数六，在泉湿化数五。这是"正化度"。所致的疾病的治疗，因为司天寒气所致的，适宜用苦热之品；因为中运寒气所致的，适宜用咸温之品；因为在泉湿气所致的，适宜用甘热之品。这就是药、食气味与运气相适应。

丁亥天符　丁巳岁天符

上厥阴木　中少角木运　下少阳相火　清化热化胜复同，邪气化度也。灾三宫。风化三，火化七，正化度也。其化上辛凉，中辛和，下咸寒，药食宜也。（300条）

丁亥（天符）　丁巳岁（天符）

厥阴风木司天，木运不及，中运少角，少阳相火在泉。两年都是胜气为清，复气为热，这是"邪气化度"。因为胜复之气是由于木运不及所引起的，所以灾害发生在与木气相应的东方。司天风化数三，中运风化数三，在泉火化数七。这是正化日"。所致疾病的治疗，因为司天风气所致的，适宜用辛凉之品；因为中运风气所致的，适宜用辛平之品；因为在泉火气所致的，适宜用咸寒之品。这就是药、食气味与运气相适应。

戊子天符　戊午岁太一天符

上少阴火　中太徵火运　下阳明金　热化七，清化九，正化度也。其化上咸寒，中甘寒，下酸温，药食宜也。（301条）

戊子（大符）　戊午年（太乙大符）

少阴君火司天，火运太过，中运太徵，阳明燥金在泉。司天热化数七，中

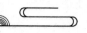

运热化数七，在泉清化数九。这是"正化度"。所致疾病的治疗，因为司天热气所致的，适宜用咸寒之品；因为中运热气所致的，适宜用甘寒之品；因为在泉清气所致的，适宜用酸温之品。这就是药、食气味与运气相适应。

己丑太一天符　己未岁太一天符

上太阴土　中少宫土运　下太阳水　风化清化胜复同，邪气化度也。灾五宫。雨化五，寒化一，正化度也。其化上苦热，中甘和，下甘热，药食宜也。（302条）

己丑（太一天符）　己未岁（太一天符）

太阴湿土司天，土运不及，中运少宫，太阳寒水在泉。两年都是胜气为风，复气为清，这是"邪气化度"。因为胜复之气是由于土运不及所引起的，所以灾害发生在与土气相应的中央。司天湿化数五，中运湿化数五，在泉寒化数一。这是"正化度"。所致疾病的治疗，因为司天湿气所致的，适宜用苦热之品；因为中运湿气所致的，适宜用甘平之品；因为在泉寒气所致的，适宜用甘热之品。这就是药、食气味与运气相适应。

庚寅　庚申岁

上少阳相火　中太商金运　下厥阴木　火化七，清化九，风化三，正化度也。其化上咸寒，中辛温，下辛凉，药食宜也。（303条）

庚寅、庚申年

少阳相火司天，金运太过，中运太商，厥阴风木在泉。司天火化数七，中运清化数九，在泉风化数三。这是"正化度"。所致疾病的治疗，因为司天火气所致的，适宜用咸寒之品；因为中运凉气所致的，适宜辛温之品；因为在泉风气所致的，适宜用辛凉之品。这就是药、食气味与运气相适应。

辛卯　辛酉岁

上阳明金　中少羽水运　下少阴火　雨化风化胜复同，邪气化度也。灾一宫。清化九，寒化一，热化七，正化度也。其化上苦小温，中苦和，下咸寒，药食宜也。（304条）

辛卯、辛酉年

阳明燥金司天，水运不及，中运少羽，少阴君火在泉。两年都是胜气为湿，复气为风，这是"邪气化度"。因为胜复之气是由于水运不及所引起的，所以灾害发生在与水气相应的北方。司天清化数九，中运寒化数一，在泉热化数七。这是"正化度"。所致疾病的治疗，因为司天清气所致的，适宜用苦小温之品；因为中运寒气所致的，适宜用苦平之品；因为在泉热气所致的，适宜用咸寒之品。这就是药、食气味与运气相适应。

壬辰　壬戌岁

上太阳水　中太角木运　下太阴土　寒化六，风化八，雨化五，正化度

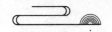

也。其化上苦温，中酸和，下甘温，药食宜也。（305 条）

壬辰、壬戌年

太阳寒水司天，木运太过，中运太角，太阴湿土在泉。司天寒化数六，中运风化数八，在泉湿化数五。这是"正化度"。所致疾病的治疗，因为司天寒气所致的，适宜用苦温之品；因为中运风气所致的，适宜用酸平之品；因为在泉湿气所致的，适宜用甘温之品。这就是药、食气味与运气相适应。

癸巳同岁会　癸亥岁同岁会

上厥阴木　中少徵火运　下少阳相火　寒化雨化胜复同，邪气化度也。灾九宫。风化八，火化二，正化度也。其化上辛凉，中咸和，下咸寒，药食宜也。（306 条）

癸巳（同岁会）　癸亥（同岁会）

厥阴风木司天，火运不及，中运少徵，少阳相火在泉。两年都是胜气为寒，复气为湿，这是"邪气化度"。因为胜复之气是由于火运不及所引起的，所以灾害发生在与火气相应的南方。司天风化数八，中运火化数二，在泉火化数二。这是"正化度"。所致疾病的治疗，因为司天风气所致的，适宜用辛凉之品；因为中运火气所致的，适宜用咸平之品；因为在泉火气所致的，适宜用咸寒之品。这就是药、食气味与运气相适应。

凡此定期之纪，胜复正化，皆有常数，不可不察。故知其要者，一言而终，不知其要，流散无穷，此之谓也。（307 条）

上述六十年运气变化的周期中，正化及胜复之化，都是有一定规律的，必须加以认真研究。所以说掌握了要领，一句话就能说明问题；不懂要领，就会漫无边际，说的就是这个意思。

帝曰：善。五运之气，亦复岁乎？岐伯曰：郁极乃发，待时而作也。（308 条）

黄帝说：讲得好。五运之气，也有胜复的年份吗？岐伯说：五运之气被胜气抑郁，郁极也会发生复气，等待时机才会发作。

帝曰：请问其所谓也？岐伯曰：五常之气，太过不及，其发异也。（309 条）

黄帝说：请问这是为什么？岐伯回答说：因为五运之气有太过与不及的不同，所以复气的发作也不同。

帝曰：愿卒闻之。岐伯曰：太过者暴，不及者徐，暴者为病甚，徐者为病持。（310 条）

黄帝说：我希望彻底了解一下这个问题。岐伯说：运气太过发作就急暴，运气不及发作就徐缓。发作急暴的引起的疾病也比较严重，发作徐缓的引起的疾病也缠绵持久。

帝曰：太过不及，其数何如？岐伯曰：太过者其数成，不及者其数生，土常以生也。（311 条）

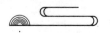

黄帝说：太过、不及与五行生成数是怎样相应的呢？岐伯说：太过的用成数，不及的用生数，土不论太过与不及都用生数。

帝曰：其发也何如？岐伯曰：土郁之发，岩谷震惊，雷殷气交，埃昏黄黑，化为白气，飘骤高深，击石飞空，洪水乃从，川流漫衍，田牧土驹。化气乃敷，善为时雨，始生始长，始化始成。故民病心腹胀，肠鸣而为数后，甚则心痛胁䐜，呕吐霍乱，饮发注下，胕肿身重。云奔雨府，霞拥朝阳，山泽埃昏，其乃发也，以其四气。云横天山，浮游生灭，怫之先兆。（312条）

黄帝问：郁极而复气发作是什么样啊？岐伯回答说：土气被木气郁极而复发：山岩峡谷震动，雷鸣气腾，尘埃飞扬，天昏地暗，一片黑黄。湿气上蒸化为白气，暴风骤雨降落于高山深谷之间，大雨落在岩石上面四处飞溅，洪水暴发，河水泛滥，山川、原野一片汪洋，汪洋之中的土丘、山岗好似牧马奔腾。复气发作，湿土之气敷布，天降时雨，万物生长收成。人们易患心腹胀满、肠鸣、频繁泄泻，严重的可发生心痛、胁胀、呕吐、霍乱、痰饮、水泻、浮肿、身体沉重等病症。

云气奔向降雨之处，霞光环绕着朝阳，山河之间出现雾霾，这是土郁发作的前兆，其时为四之气，太阴湿土主气。若见到云气横于天空山巅，或聚或散，忽生忽灭，浮游不定，便是土郁将发之先兆。

金郁之发，天洁地明，风清气切，大凉乃举，草树浮烟，燥气以行，霜雾数起，杀气来至，草木苍干，金乃有声。故民病咳逆，心胁满引少腹，善暴痛，不可反侧，嗌干面尘色恶。山泽焦枯，土凝霜卤，怫乃发也，其气五。夜零白露，林莽声凄，怫之兆也。（313条）

金气被火气郁极而复发：天高气爽，地气明耀，风清气急，秋凉显现，草木之间薄雾如烟。燥气流行，雾霾或大雾经常出现，天气肃杀，草木灰色干枯，西风凄厉。人们易患咳嗽、气逆、心胁胀满牵引少腹、剧烈疼痛不能转侧；咽燥、面色晦暗，如蒙尘垢。山川焦枯，水溪干涸，地凝寒霜，金郁而发，发作时间在五之气。夜降白露，深林凄切，这是金郁将发之先兆。

水郁之发，阳气乃辟，阴气暴举，大寒乃至，川泽严凝，寒雾结为霜雪，甚则黄黑昏翳，流行气交，乃为霜杀，水乃见祥。故民病寒客心痛，腰脽痛，大关节不利，屈伸不便，善厥逆，痞坚腹满。阳光不治，空积沉阴，白埃昏暝，而乃发也，其气二火前后。太虚深玄，气犹麻散，微见而隐，色黑微黄，怫之先兆也。（314条）

水气被土气郁极而复发：阳气退避，阴气大来，严寒降临，山川湖流结冰，寒冷的雾气凝为霜雪，甚至出现黄黑色雾霾，弥漫在天地之间，霜降损害草木作物，寒水之气发挥作用。寒邪为患，病发心痛、腰椎痛、四肢大关节活动不利、屈伸不便、厥逆、腹满、痞硬等症。阳气不能发挥作用，阴气凝聚，白色尘

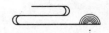

埃蒙蔽天空，就预示着水郁就要发作。发作的时间，一般是在君火与相火主气的前后。太空很暗，空气混浊，隐约可见黑而微黄的颜色，这是水郁将发的先兆。

木郁之发，太虚埃昏，云物以扰，大风乃至，屋发折木，木有变。故民病胃脘当心而痛，上支两胁，鬲咽不通，食饮不下，甚则耳鸣眩转，目不识人，善暴僵仆。太虚苍埃，天山一色，或气浊色，黄黑郁若，横云不起雨，而乃发也，其气无常。长川草偃，柔叶呈阴，松吟高山，虎啸岩岫，怫之先兆也。（315条）

木气被金气郁极而复发：天空昏暗，尘埃蒙蔽，云气飘扰，狂风大作，掀起屋顶，折断树木，这是木气复发所引起的现象。人们易患胃脘当心而痛，两胁撑胀，胸膈咽喉阻塞，饮食不下，甚至耳鸣、头晕、目眩、目不认人、突然僵直仆倒等病症。天苍苍，尘埃茫茫，浊气笼罩在天空和山野，空气中可见黄色和黑色郁结，云横天空，不见降雨，这就预示木郁将发，发作时间没有定期。如见大川野草倒伏，树叶翻转，高山松涛怒吼，虎啸峰峦，这是木郁即将发作之先兆。

火郁之发，太虚肿翳，大明不彰，炎火行，大暑至，山泽燔燎，材木流津，广厦腾烟，土浮霜卤，止水乃减，蔓草焦黄，风行惑言，湿化乃后。故民病少气，疮疡痈肿，胁腹胸背，面首四支，膜愤胪胀，疡痱呕逆，瘛疭骨痛，节乃有动，注下温疟，腹中暴痛，血溢流注，精液乃少，目赤心热，甚则瞀闷懊㤚，善暴死。刻终大温，汗濡玄府，其乃发也，其气四。动复则静，阳极反阴，湿令乃化乃成。华发水凝，山川冰雪，焰阳午泽，怫之先兆也。（316条）

火气被水气郁极而复发：天空朦胧，遮掩太阳，炎火流行，暑热蒸蒸，山川湖泽如同火烤，树汁蒸流，房屋烟雾缭绕，大地泛霜，池塘水减，漫山遍野的绿草变得焦黄，蛊惑人心的流言四起，雨湿之气不能按时到来。人们易患少气、疮疡、痈肿，两胁、胸腹、肩背、头面、四肢浮肿，疮疡、痱疹，呕吐，抽搐拘挛，骨痛、关节游走性疼痛，急性腹泻，温疟，腹中暴剧烈疼痛，出血妄行、津液减少，目赤，心热，甚至神昏烦闷，猝死等病症。夜半之时，天气仍热，人们汗出很多，这就预示火郁将要发作。其发作的时间在四之气。动后而静，阳到了极点就会转阴，主气由少阳相火转到太阴湿土，雨湿之气发挥作用，万物成长收获。花开之时，河水结冰，冰雪覆盖山川，在中午可以见到湖泽水气蒸腾，便是火郁将发的先兆。

有怫之应而后报也，皆观其极而乃发也。木发无时，水随火也。谨候其时，病可与期，失时反岁，五气不行，生化收藏，政无恒也。（317条）

郁气必有先兆，之后会有复气，郁极才会暴发。木郁而发时间不固定，水郁而发在二火之先后。仔细观察时令，疾病是可以预测的。不知时令岁气，不了解五运变化，不掌握生长化收藏的一般规律，就不能把握自然界的变化

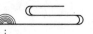

规律啊。

帝曰：水发而雹雪，土发而飘骤，木发而毁折，金发而清明，火发而曛昧，何气使然？岐伯曰：气有多少，发有微甚，微者当其气，甚者兼其下，征其下气而见可知也。（318条）

黄帝说：水郁而发出现冰雪霜雹，土郁极而发出现暴风骤雨，木郁而发出现物毁树断，金郁而发出现清凉肃杀，火郁而发出现炎赤焦枯，这是怎么造成的呢？岐伯回答说：胜气有多少，复发有差别。发作轻微的，只是本气发生变化；发作严重的，兼有所不胜之气的变化。观察其所不胜之气的表现，就可以知道了。

帝曰：善。五气之发，不当位者何也？岐伯曰：命其差。帝曰：差有数乎？岐伯曰：后皆三十度而有奇也。（319条）

黄帝说：讲得好。五郁复发，不应时是什么原因呢？岐伯说：复气有时差。黄帝问：时差有规律吗？岐伯回答说：发作都在相应时令之后三十多天。

帝曰：气至而先后者何？岐伯曰：运太过则其至先，运不及则其至后，此候之常也。（320条）

黄帝问：气令到来有先有后，这是为什么呢？岐伯回答说：运太过时，气令就提前到来；运不及时，气令就延迟到来，这是观测气令变化的一般规律。

帝曰：当时而至者何也？岐伯曰：非太过非不及，则至当时，非是者眚也。（321条）

黄帝问：气令适时到来的是什么原因呢？岐伯说：五运既非太过又非不及，气令就会准时到来，否则就会产生灾害。

帝曰：善。气有非时而化者，何也？岐伯曰：太过者当其时，不及者归其己胜也。（322条）

黄帝说：讲得好。气令与季节不相应是什么原因呢？岐伯说：岁运太过之年，气令一般与季节相应。岁运不及之年，气令与季节不相应，而出现己所不胜的气令。

帝曰：四时之气，至有早晏高下左右，其候何如？岐伯曰：行有逆顺，至有迟速，故太过者化先天，不及者化后天。（323条）

黄帝说：四时气候的到来，有早晚不同，有地势高低差别，有地域东西而异，如何观察呢？岐伯说：气行有逆有顺，气来有快有慢，故有岁运太过之年气令在时令之前到来，岁运不及之岁气令在时令之后到来。

帝曰：愿闻其行何谓也？岐伯曰：春气西行，夏气北行，秋气东行，冬气南行。故春气始于下，秋气始于上，夏气始于中，冬气始于标。春气始于左，秋气始于右，冬气始于后，夏气始于前。此四时正化之常。故至高之地，冬气常在，至下之地，春气常在，必谨察之。帝曰：善。（324条）

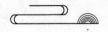

黄帝问：我想知道气是如何运行的？岐伯回答说：春气生于东方，向西而行；夏气生于南方，向北运而行；秋气生于西方，向东而行；冬气生于北方，向南而行。春气发生，自下而上升；秋气收敛，自上而下降；夏季为火，从内而发散于外；冬季严寒，从表而入藏于里。春气生于东方，秋气生于西方，冬气生于北方，夏气生于南方。这就是四时气令的正常运行规律。所以说至高之处，气候寒冷；低洼之地，气候温暖。必须谨慎观察。黄帝说：对。

黄帝问曰：五运六气之应见，六化之正，六变之纪，何如？岐伯对曰：夫六气正纪，有化有变，有胜有复，有用有病，不同其候，帝欲何乎？帝曰：愿尽闻之。岐伯曰：请遂言之。（325条）

黄帝问：五运六气之应见，六化之正，六变之纪，怎么样啊？岐伯回答说：六气的运行，有正常的气化和反常的变异，有胜气还有复气，有正常的作用，也有异常的灾害。各种表现不同，您想知道哪些呀？黄帝说：请都告诉我吧。岐伯说：那我就来全说说吧。

夫气之所至也，厥阴所至为和平，少阴所至为暄，太阴所至为埃溽，少阳所至为炎暑，阳明所至为清劲，太阳所至为寒雰，时化之常也。（326条）

六气的到来，厥阴风木之气来临表现为和煦，少阴君火之气来临表现为温暖，太阴湿土之气来临表现为潮湿，少阳相火之气来临表现为炎热，阳明燥金之气来临表现为清凉干燥，太阳寒水之气来临表现为寒冷。这是时令气化的一般规律。

厥阴所至为风府为璺启，少阴所至为火府为舒荣，太阴所至为雨府为员盈，少阳所至为热府为行出，阳明所至为司杀府为庚苍，太阳所至为寒府为归藏，司化之常也。（327条）

厥阴之气来临时风气偏盛，草木始萌；少阴之气来临时火气偏胜，万物荣秀；太阴之气来临时雨气偏盛，万物实满；少阳之气来临时热气偏盛，万物茂盛；阳明之气来临时肃杀气盛，万物成熟；太阳之气来临时寒气偏盛，万物潜藏。这是六气主时万物正常的生化规律。

厥阴所至为生为风摇，少阴所至为荣为形见，太阴所至为化为云雨，少阳所至为长为番鲜，阳明所至为收为雾露，太阳所至为藏为周密，气化之常也。（328条）

厥阴之气来临时万物生发，风气流行；少阴之气来临时万物繁荣，形态各显；太阴之气来临时万物润育，云雨化湿；少阳之气来临时万物司化，苗壮生长；阳明之气来临时万物收获，雾露降临；太阳之气来临时万物闭藏，阳气固密。这是六气主时万物正常的气化规律。

厥阴所至为风生，终为肃；少阴所至为热生，中为寒；太阴所至为湿生，终为注雨；少阳所至为火生，终为蒸溽；阳明所至为燥生，终为凉；太阳所至为寒

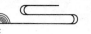

生，中为温。德化之常也。（329条）

厥阴之气来临时风气化生，风位之下，金气承之，被肃杀之气克制；少阴之气来临时热气化生，君火之下，阴精承之，被寒气克制；太阴之气来临时湿气化生，土位之下，风气承之，终见风雨；少阳之气来临时火气化生，相火之下，水气承之，发为湿热；阳明之气来临时燥气化生，金位之下，火气承之，火克金为凉；太阳之气来临时寒气化生，寒气被温热之气所克制。这是六气主时气令的正常变化规律。

厥阴所至为毛化，少阴所至为羽化，太阴所至为倮化，少阳所至为羽化，阳明所至为介化，太阳所至为鳞化，德化之常也。（330条）

厥阴之气来临时有毛的动物繁殖旺盛；少阴之气来临时有羽翼的动物繁殖旺盛；太阴之气来临时倮体的动物繁殖旺盛；少阳之气来临时有羽翼的动物繁殖旺盛；阳明之气来临时有甲壳的动物繁殖旺盛；太阳之气来临时有鳞片的动物繁殖旺盛。六气主时在动物繁殖上的生化规律。

厥阴所至为生化，少阴所至为荣化，太阴所至为濡化，少阳所至为茂化，阳明所至为坚化，太阳所至为藏化，布政之常也。（331条）

厥阴之气来临风气敷布，万物化生；少阴之气来临热气敷布，万物繁荣；太阴之气来临湿气敷布，万物润泽；少阳之气来临火气敷布，万物茂盛；阳明之气来临燥气敷布，万物成熟；太阳之气到来时，寒气敷布，万物潜藏。这是六气敷布，万物变化的正常规律。

厥阴所至为飘怒大凉，少阴所至为大暄寒，太阴所至为雷霆骤注烈风，少阳所至为飘风燔燎霜凝，阳明所至为散落温，太阳所至为寒雪冰雹白埃，气变之常也。（332条）

厥阴之气太过，狂风怒吼，木气亢则金气来制约，凉气显现；少阴之气太过，气候大热，火气亢则水气来制约，气候显寒；太阴之气太过，暴雨雷霆，土气亢则木气来制约，可现狂风；少阳之气太过，热气绕，火气亢则水气来制约，可出现寒冷霜凝；太阳之气太过，寒雪冰雹，水气亢则土气来制约，可见白埃雾霾。这是六气过亢时气候的变化表现。

厥阴所至为挠动为迎随，少阴所至为高明焰为曛，太阴所至为沉阴为白埃为晦暝，少阳所至为光显为彤云为曛，阳明所至为烟埃为霜为劲切为凄鸣，太阳所至为刚固为坚芒为立，令行之常也。（333条）

厥阴之气来临，万物扰动，往来不定；少阴之气来临，多有明显的火情，热气弥漫；太阴之气来临，天气阴沉，白埃雾霾弥漫，昏暗不明；少阳之气来临，阳光明媚，天显虹云，热气蒸腾；阳明之气来临，烟尘雾埃，凉露霜降，西风劲切，秋虫凄鸣；太阳之气来临，寒凝冰坚，冷风刺骨，万物坚硬。这是六气行令时万物的表现。

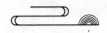

厥阴所至为里急,少阴所至为疡胗身热,太阴所至为积饮否隔,少阳所至为嚏呕为疮疡,阳明所至为浮虚,太阳所至为屈伸不利,病之常也。(334条)

厥阴之气来临,常见筋脉拘急的病症;少阴之气来临,常见疡疹、身热的病症;太阴之气来临,常见水饮停聚、痞塞不通的病症;少阳之气来临,常见喷嚏、呕吐、疮疡的病症;阳明之气来临,会发生肌肤浮肿的病症;太阳之气来临,常见关节屈伸不利的病症。这是六气所引起的常见病症。

厥阴所至为支痛,少阴所至为惊惑恶寒战栗谵妄,太阴所至为稸满,少阳所至为惊躁瞀昧暴病,阳明所至为尻尻阴股膝髀腨胻足病,太阳所至为腰痛,病之常也。(335条)

厥阴之气来临,会出现胁肋间支撑疼痛的病症;少阴之气来临,会出现惊骇疑惑、恶寒战栗、瞻言妄语等病症;太阴之气来临,会出现腹中胀满的病症;少阳之气来临,会出现惊骇、烦躁、神志昏昧、暴病等病症;阳明之气来临,会出现鼻流清涕,臀、会阴、大腿、膝、髋、腓肠肌、小腿骨、足等肺金的病症;太阳之气来临,会出现腰痛。这是六气所引起的常见病症。

厥阴所至为缅戾,少阴所至为悲妄衄蔑,太阴所至为中满霍乱吐下,少阳所至为喉痹耳鸣呕涌,阳明所至为皴揭,太阳所至为寝汗痉,病之常也。(336条)

厥阴之气来临,会出现肢体软弱短缩、转动不灵便的病症;少阴之气来临,会出现无故悲哀、衄蔑等病症;太阴之气来临,会出现腹中胀满、霍乱吐泻等病症;少阳之气来临,会出现喉痹、耳鸣、呕吐如涌等病症;阳明之气来临,会出现皮肤干燥皴裂等病症;太阳之气来临,会出现盗汗、发痉等病症。这是六气所引起的常见病症。

厥阴所至为胁痛呕泄,少阴所至为语笑,太阴所至为重胕肿,少阳所至为暴注䏖瘛暴死,阳明所至为鼽嚏,太阳所至为流泄禁止,病之常也。(337条)

厥阴之气来临,会出现胁痛、呕吐、泄利等病症;少阴之气来临,会出现多言、无故嘻笑等病症;太阴之气来临,会出现身重、浮肿等病症;少阳之气来临,会出现剧烈泄泻、抽搐、肉跳动、暴死等病症;阳明之气来临,会出现鼻塞流涕、喷嚏等病症;太阳之气来临,会出现二便失禁或闭塞不通等病症。这是六气所引起的常见病症。

凡此十二变者,报德以德,报化以化,报政以政,报令以令,气高则高,气下则下,气后则后,气前则前,气中则中,气外则外,位之常也。(338条)

以上十二种变化,说明六气和自然界的万物以及人体有着密切的联系,六气作用和变化,自然界的万物与之相应。六气到来时,有高下、前后、中外的不同,万物及人体也会产生相应的变化和疾病。

故风胜则动,热胜则肿,燥胜则干,寒胜则浮,湿胜则濡泄,甚则水闭胕肿,随气所在,以言其变耳。(339条)

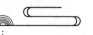

因此风气胜就会产生动摇；热气胜就会产生肿胀；燥气胜就会产生干枯；寒气胜就会产生虚浮；湿气胜就会产生濡泻，甚至小便不通、全身浮肿。根据六气的不同，就可以预知其所引起的变化与病症。

帝曰：愿闻其用也。岐伯曰：夫六气之用，各归不胜而为化。故太阴雨化，施于太阳；太阳寒化，施于少阴；少阴热化，施于阳明；阳明燥化，施于厥阴；厥阴风化，施于太阴。各命其所在以征之也。（340 条）

黄帝说：我想听听六气的作用。岐伯说：六气的气化作用是施加于不胜之气上产生的。如太阴湿土气化为湿，加于太阳寒水，以制约寒水之气的太过，维持自然界的气候正常，以利万物的生化。同理，太阳水气为寒化，施加于少阴君火；少阴君火为热化，施加于阳明燥金；阳明金气为燥化，施加于厥阴风木；厥阴木气为风化，施加于太阴湿土。在实际的应用当中，根据六气所在的位置，明确其各自的作用。

帝曰：自得其位何如？岐伯曰：自得其位，常化也。帝曰：愿闻所在也。岐伯曰：命其位而方月可知也。（341 条）

黄帝问：六气是如何在本位上发挥作用的？岐伯回答说：六气发挥作用在本位，这是气化的常态。黄帝说：我想了解一下六气的位置。岐伯说：如根据六气命名的位次，它们的位置和主持的月份就可以知道了。

帝曰：六位之气盈虚何如？岐伯曰：太少异也，太者之至徐而常，少者暴而亡。（342 条）

黄帝问：六气有余和不足的情况如何？岐伯回答说：这是太过和不及的差别。太过之气对万物的作用徐缓而持久，不及之气对万物的作用急暴而短暂。

帝曰：天地之气，盈虚何如？岐伯曰：天气不足，地气随之，地气不足，天气从之，运居其中而常先也。恶所不胜，归所同和，随运归从而生其病也。故上胜则天气降而下，下胜则地气迁而上，多少而差其分，微者小差，甚者大差，甚则位易气交易，则大变生而病作矣。《大要》曰：甚纪五分，微纪七分，其差可见。此之谓也。（343 条）

黄帝问：司天、在泉之气的有余和不足如何呢？岐伯说：司天之气不足，在泉之气上升；在泉之气不足，司天之气下降。中运居司天与在泉之间，先于司天在泉。中运受制于自己所不胜的司天、在泉之气，合于自己相同的司天、在泉之气，根据中运与司天在泉的胜复关系而决定是否发病。所以，司天之气胜，天气就下降；在泉之气胜，地气就上升。差别取决于胜气的多少，胜气微的差别就小，胜气甚的差别就大。差别太大就会导致气化位置和气交变化，就会引起巨大的气候变化而发生疾病。《大要》说：胜气甚的，五分在本位；胜气微的，七分在本位，其间的差别是可以观察的，就是这个道理。

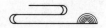

帝曰：善。论言热无犯热，寒无犯寒。余欲不远寒，不远热奈何？岐伯曰：悉乎哉问也！发表不远热，攻里不远寒。（344条）

黄帝说：讲得好。所谓用热性药时要远离炎热的气候，用寒性药时要远离寒冷的气候。我想用寒药、热药而不避时令气候，怎么办呢？岐伯说：问得真详细啊！发表散寒时不必远热，攻泻里热时不必远寒。

帝曰：不发不攻而犯寒犯热何如？岐伯曰：寒热内贼，其病益甚。（345条）

黄帝问：不发表不攻里，而在热天用了热性药，冷天用了寒性药，会产生什么后果呢？岐伯回答说：寒热之气必将内伤脏腑，疾病就会更加严重。

帝曰：愿闻无病者何如？岐伯曰：无者生之，有者甚之。（346条）

黄帝说：我想听听无病的人会怎样呢？岐伯说：无病的人会因此而生病，而有病的人就会加重病情。

帝曰：生者何如？岐伯曰：不远热则热至，不远寒则寒至，寒至则坚否腹满，痛急下利之病生矣，热至则身热，吐下霍乱，痈疽疮疡，瞀郁注下，瞤瘛肿胀，呕鼽衄头痛，骨节变肉痛，血溢血泄，淋闷之病生矣。（347条）

黄帝问：无病的人因此而生病会怎么样呢？岐伯说：不远热就会产生热病，不远寒就会产生寒病。寒气侵犯，就会发生坚硬痞塞、腹胀、急剧疼痛、下利等病症；热邪侵袭，就会发生发热、吐泻、霍乱、痈疽、疮疡、神志昏昧、烦闷、泄泻、抽搐、肌肉震颤、肿胀、呕吐、鼻流清涕、衄血、头痛、骨节痛、肌肉疼痛、出血、便血、二便不通等病症。

帝曰：治之奈何？岐伯曰：时必顺之，犯者治以胜也。（348条）

黄帝问：如何治疗呢？岐伯回答说：必须顺应四时气候的寒热温凉，如有违反，用相克的药物治疗。

黄帝问曰：妇人重身，毒之何如？岐伯曰：有故无殒，亦无殒也。（349条）

黄帝问道：孕妇患病，如何用药呢？岐伯说：针对疾病而用药，不会损害母体，也不会伤及胎儿。

帝曰：愿闻其故何谓也？岐伯曰：大积大聚，其可犯也，衰其太半而止，过者死。（350条）

黄帝说：我想听听什么样的疾病可以用药啊？岐伯说：对孕妇患有大积大聚的病症，其治疗原则，邪去大半时停药，用药过量，会伤及人命。

帝曰：善。郁之甚者，治之奈何？岐伯曰：木郁达之，火郁发之，土郁夺之，金郁泄之，水郁折之，然调其气，过者折之，以其畏也，所谓泻之。（351条）

黄帝说：讲得好。郁气严重的如何治疗呢？岐伯说：木气郁发，治以疏达；火气郁发，治以发散；土气郁发，治以消导；金气郁发，治以宣降；水气郁发，治以泻下。然后调节气机，折其亢害，用克制它的药物，这就是所谓的发泄。

帝曰：假者何如？岐伯曰：有假其气，则无禁也。所谓主气不足，客气胜

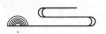

也。（352条）

黄帝问：有反常的时令怎么办啊？岐伯回答说：时令反常，根据表现，治疗没有禁忌。这是主气弱，客气强的原因。

帝曰：至哉圣人之道！天地大化运行之节，临御之纪，阴阳之政，寒暑之令，非夫子孰能通之！请藏之灵兰之室，署曰《六元正纪》。非斋戒不敢示，慎传也。（353条）

黄帝说：太好了，真乃圣贤至道啊！天地气化，运行规律，岁运交互，阴阳变化，四季交接，非圣人不能明悉呀！把它珍藏在灵兰密室，署名《六元正纪》，虔诚斋戒，方可阅读，不可随便传播。

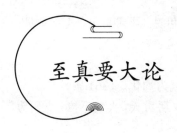

至真要大论

黄帝问曰：五气交合，盈虚更作，余知之矣。六气分治，司天地者，其至何如？岐伯再拜对曰：明乎哉问也！天地之大纪，人神之通应也。（354条）

黄帝问道：五运交互，太过、不及更替，我已经明白了。六气各有主时，司天、在泉统领天地，各气到来如何表现？岐伯再拜回答：问得高明啊！这是天地自然的规律，人与天地之相应啊。

帝曰：愿闻上合昭昭，下合冥冥奈何？岐伯曰：此道之所主，工之所疑也。（355条）

黄帝说：我想听听人是怎样与天地相应的？岐伯说：这是自然规律的主要内容，也是医者最容易产生疑惑的问题。

帝曰：愿闻其道也。岐伯曰：厥阴司天，其化以风；少阴司天，其化以热；太阴司天，其化以湿；少阳司天，其化以火；阳明司天，其化以燥；太阳司天，其化以寒。以所临脏位，命其病者也。（356条）

黄帝说：我想听听其中的道理。岐伯说：厥阴司天，气化为风；少阴司天，气化为热；太阴司天，气化为湿；少阳司天，气化为火；阳明司天，气化为燥；太阳司天，气化为寒。根据六气气化特点与其相应脏腑，确定其发病。

帝曰：地化奈何？岐伯曰：司天同候，间气皆然。（357条）

黄帝说：六气在泉的气化如何？岐伯说：在泉之气与司天之气的规律相同，左右的四个间气也是这样。

帝曰：间气何谓？岐伯曰：司左右者，是谓间气也。（358条）

黄帝问：什么是间气？岐伯说：分别在司天、在泉左右主持气化的四个气，叫做间气。

帝曰：何以异之？岐伯曰：主岁者纪岁，间气者纪步也。（359条）

黄帝问：如何区别呢？岐伯回答说：司天、在泉主持一年气化，间气主持各步气化。

帝曰：善。岁主奈何？岐伯曰：厥阴司天为风化，在泉为酸化，司气为苍化，间气为动化。（360条）

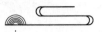
黄帝说：讲得好。每年的气化是什么样？岐伯说：厥阴司天，气令多风；厥阴在泉，化生酸味；厥阴司天，青灰色与之相应；厥阴为间气，万物摇动不定。

少阴司天为热化，在泉为苦化，不司气化，居气为灼化。（361条）

少阴司天，气令多热；少阴在泉，化生苦味；少阴司天，火气不应；少阴为间气，万物烧灼炎热。

太阴司天为湿化，在泉为甘化，司气为黅化，间气为柔化。（362条）

太阴司天，气令多雨湿；太阴在泉，化生甘味；太阴司天，黄色与它相应；太阴为间气，万物柔润。

少阳司天为火化，在泉为苦化，司气为丹化，间气为明化。（363条）

少阳司天，气令炎热；少阳在泉，化生苦味；少阳司天，红色与它相应；少阳为间气，炎热温煦。

阳明司天为燥化，在泉为辛化，司气为素化，间气为清化。（364条）

阳明司天，气令干燥；阳明在泉，化生辛味；阳明司天，白色与它相应；阳明为间气，一片清凉。

太阳司天为寒化，在泉为咸化，司气为玄化，间气为藏化。（365条）

太阳司天，气令寒冷；太阳在泉，化生咸味；太阳司天，黑色与它相应；太阳为间气，万物潜藏。

故治病者，必明六化分治，五味五色所生，五脏所宜，乃可以言盈虚病生之绪也。（366条）

所以说，医者诊病，必须清楚六气气化，与五色、五味的化生关系，与五脏相应，才可以讨论太过、不及与疾病发生的规律。

帝曰：厥阴在泉而酸化先，余知之矣。风化之行也何如？岐伯曰：风行于地，所谓本也，余气同法。（367条）

黄帝说：厥阴在泉化生酸味，我知道了。风气化生规律是怎样的呢？岐伯说：风气行于地，风是厥阴之本气，其他五气，都是这样。

本乎天者，天之气也，本乎地者，地之气也，天地合气，六节分而万物化生矣。（368条）

六气司天，是天之气；六气在泉，是地之气。天地之气交感，分主六步，成为万物化生的必要条件。

故曰：谨候气宜，无失病机。此之谓也。（369条）

所以说：严格根据气化，不要违背发病病机。说的就是这个道理。

帝曰：其主病何如？岐伯曰：司岁备物，则无遗主矣。（370条）

黄帝问：如何选择主治疾病的药物呢？岐伯说：根据各年的气化特点采集相应的药物，就是治病所需要的主要药物。

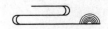

帝曰：先岁物何也？岐伯曰：天地之专精也。（371条）

黄帝问：为何要采集与岁运相应的药物呢？岐伯回答说：得天地之气的精华啊。

帝曰：司气者何如？岐伯曰：司气者主岁同，然有余不足也。（372条）

黄帝问：为什么要根据司天采集药物呢？岐伯回答说：根据司天之气采集药物与岁运是一样的道理，但岁运有太过、不及之别。

帝曰：非司岁物何谓？岐伯曰：散也，故质同而异等也，气味有薄厚，性用有躁静，治保有多少，力化有浅深，此之谓也。（373条）

黄帝问：不根据岁运、司天气化而采集的药物怎么样啊？岐伯回答说：气散而不专，同样的品质，质量差别很大。在气味的厚薄、功效作用、治病效果、药物效力都有很大差别，说的就是这个道理。

帝曰：岁主脏害何谓？岐伯曰：以所不胜命之，则其要也。（374条）

黄帝问：五运主岁为什么会伤害五脏呢？岐伯回答说：五运有胜复，不胜则为病，发病与脏腑相应，这是其中的关键。

帝曰：治之奈何？岐伯曰：上淫于下，所胜平之，外淫于内，所胜治之。（375条）

黄帝问：如何治疗呢？岐伯回答说：司天之气淫胜致病，用所胜气味来调理；六气淫胜，外邪内侵，以所胜药物治疗。

帝曰：善。平气何如？岐伯曰：谨察阴阳所在而调之，以平为期，正者正治，反者反治。（376条）

黄帝说：讲得好。运气平和而生病，如何治疗？岐伯说：要细心地观察天地阴阳的变化与人体气血阴阳的关系，达到阴阳平衡为目的。病机与症状一致的，用正治法；病机与症状不一致，要用反治法。

帝曰：夫子言察阴阳所在而调之，论言人迎与寸口相应，若引绳小大齐等，命曰平，阴之所在寸口何如？岐伯曰：视岁南北，可知之矣。（377条）

黄帝说：先生说要根据阴阳变化而调治，书中所论，人迎与寸口脉象相应，就像拉直的绳子，大小整齐相等，才是平和的脉象。三阴在寸口脉上有什么反映呢？岐伯说：观察此年的南政、北政，就可以知道。

帝曰：愿卒闻之。岐伯曰：北政之岁，少阴在泉，则寸口不应；厥阴在泉，则右不应；太阴在泉，则左不应。（378条）

黄帝说：我想马上知道啊。岐伯说：北政之岁，少阴在泉，则寸口不应；厥阴在泉，右寸不应；太阴在泉，左寸不应。

南政之岁，少阴司天，则寸口不应；厥阴司天，则右不应；太阴司天，则左不应。（379条）

南政之岁，少阴司天，寸口不应；厥阴司天，右寸不应；太阴司天，左寸不应。

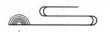
诸不应者，反其诊则见矣。（380条）

以上不应脉，以反向思维去诊察就可以观察到。

帝曰：尺候何如？岐伯曰：北政之岁，三阴在下，则寸不应；三阴在上，则尺不应。（381条）

黄帝问：尺部脉是什么样的呢？岐伯回答说：北政之岁，三阴在泉，寸脉不应；三阴司天，尺脉不应。

南政之岁，三阴在天，则寸不应；三阴在泉，则尺不应。左右同。（382条）

南政之岁，三阴司天，寸脉不应于手指；三阴在泉，则尺脉不应。左右脉相同。

故曰：知其要者，一言而终，不知其要，流散无穷。此之谓也。（383条）

所以说：掌握了要领，一句话就行；不得要领，就会漫无边际。说的就是这个道理。

帝曰：善。天地之气，内淫而病何如？岐伯曰：岁厥阴在泉，风淫所胜，则地气不明，平野昧，草乃早秀。民病洒洒振寒，善伸数欠，心痛支满，两胁里急，饮食不下，鬲咽不通，食则呕，腹胀善噫，得后与气，则快然如衰，身体皆重。（384条）

黄帝说：讲得好。司天、在泉之气，淫胜侵入人体致病怎样？岐伯说：厥阴在泉之年，风气淫胜，地气不平和，原野昏蒙，草类提前生长。病发洒然恶寒，伸腰舒筋，哈欠连天，心痛、两胁胀满，胁肋拘急，饮食不进，咽喉胸膈堵塞，食后呕吐，腹胀，嗳气，大便或矢气后感轻快但乏力，身体沉重。

岁少阴在泉，热淫所胜，则焰浮川泽，阴处反明。民病腹中常鸣，气上冲胸，喘不能久立，寒热皮肤痛，目瞑齿痛颔肿，恶寒发热如疟，少腹中痛腹大，蛰虫不藏。（385条）

少阴在泉的年份，热气淫胜，山谷湖泽热气蒸腾，阴处不阴。病发肠鸣，气上冲胸，喘息、不能久立，发热恶寒，皮肤疼痛、视物模糊，牙齿痛，颌部肿、寒热交替象疟疾，少腹疼痛，腹部胀大。蛰虫不伏藏。

岁太阴在泉，草乃早荣，湿淫所胜，则埃昏岩谷，黄反见黑，至阴之交。民病饮积，心痛，耳聋浑浑焞焞，嗌肿喉痹，阴病血见，少腹痛肿，不得小便，病冲头痛，目似脱，项似拔，腰似折，髀不可以回，腘如结，腨如别。（386条）

太阴在泉的年份，草木提前葱郁，湿气淫胜，山岩峡谷之中尘埃弥漫，暗黄弥显黑气，这是太阴湿土气交。病发水饮、积聚、心痛、耳聋、头目不清、咽肿、喉痹、宫血、尿血、便血、少腹肿痛、小便不利、气上冲而头痛、突眼、项强、腰痛如折、髋关节疼痛不能运动、膝关节不灵活、小腿肚转筋疼痛如裂。

岁少阳在泉，火淫所胜，则焰明郊野，寒热更至。民病注泄赤白，少腹痛溺赤，甚则血便。少阴同候。（387条）

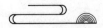

少阳在泉的年份，火气淫胜，郊野中光焰照耀，天气时寒时热。病发泄泻如注、赤白痢疾、少腹疼痛、小便短赤，严重还会出现便血。少阴在泉与此相同。

岁阳明在泉，燥淫所胜，则露雾清暝。民病喜呕，呕有苦，善大息，心胁痛不能反侧，甚则嗌干面尘，身无膏泽，足外反热。（388条）

阳明在泉的年份，燥气淫胜，雾气迷蒙，昏暗不清。病发呕吐、味苦、常常叹气、心胸与胁肋部疼痛而不能侧，严重的出现咽干、面色晦暗、皮肤干燥无泽、足部外侧发热。

岁太阳在泉，寒淫所胜，则凝肃惨栗。民病少腹控睾，引腰脊，上冲心痛，血见，嗌痛颔肿。（389条）

太阳在泉的年份，寒气淫胜，寒气凝结，肃杀惨栗。病发少腹疼痛连及睾丸，牵引腰脊，寒气上冲而心痛，出血、咽喉疼痛、颔部肿痛。

帝曰：善。治之奈何？岐伯曰：诸气在泉，风淫于内，治以辛凉，佐以苦，以甘缓之，以辛散之。（390条）

黄帝说；讲得好。如何治疗呢？岐伯说：六气在泉，风气淫胜，用辛凉之品为主，佐以苦味药物，用甘味药以缓急，用辛味药疏散。

热淫于内，治以咸寒，佐以甘苦，以酸收之，以苦发之。（391条）

热气淫胜，用咸寒之品为主，佐以甘苦味药物，用酸味药物收敛，用苦味药物发散。

湿淫于内，治以苦热，佐以酸淡，以苦燥之，以淡泄之。（392条）

湿气淫胜，用苦热之品为主，佐以酸淡味药物，用苦味药物以燥湿，用淡味药物渗泄。

火淫于内，治以咸冷，佐以苦辛，以酸收之，以苦发之。（393条）

火气淫胜，用咸冷之品为主，佐以苦辛味药物，用酸味药物收敛，用苦味的药物发散。

燥淫于内，治以苦温，佐以甘辛，以苦下之。（394条）

燥气淫胜，用苦温之品为主，佐以甘辛味药物，用苦味药物泻下。

寒淫于内，治以甘热，佐以苦辛，以咸泻之，以辛润之，以苦坚之。（395条）

寒气淫胜，用甘热之品为主，佐以苦辛味药物，用咸味药物泻下，用辛味药滋润，用苦味的药物坚阴。

帝曰：善。天气之变何如？岐伯曰：厥阴司天，风淫所胜，则太虚埃昏，云物以扰，寒生春气，流水不冰。民病胃脘当心而痛，上支两胁，鬲咽不通，饮食不下，舌本强，食则呕，冷泄腹胀，溏泄瘕水闭，蛰虫不去，病本于脾。冲阳绝，死不治。（396条）

黄帝说：讲得好。司天之气淫胜情况如何？岐伯说：厥阴司天的年份，风

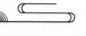

气淫胜，太空中尘埃飞扬，昏暗不清，云物摇扰，寒冷的季节里温暖加春，流水不会结冰。病发胃脘心口疼痛、牵掣两胁、咽喉胸膈阻塞不通、饮食不进、舌根发硬、食后呕吐、冷泄腹胀、大便溏泄、瘕证、闭经症。蛰虫不能按时潜藏。病机的根本在于风邪伤脾。冲阳脉无搏动，是难以治愈的死证。

少阴司天，热淫所胜，怫热至，火行其政。民病胸中烦热，嗌干，右胠满，皮肤痛，寒热咳喘，大雨且至，唾血血泄，鼽衄嚏呕，溺色变，甚则疮疡胕肿，肩背臂臑及缺盆中痛，心痛肺䐜，腹大满，膨膨而喘咳，病本于肺。尺泽绝，死不治。（397条）

少阴司天的年份，热气淫胜，天气炎热，火热发挥作用。病发胸中烦热、咽干、右胁胀满、皮肤疼痛、恶寒发热、咳嗽、哮喘。四之气，大雨下降，病发唾血、便血、鼻塞流涕、衄血、喷嚏、呕吐、小便的颜色改变。严重的还会发生疮疡，浮肿，肩、背、上肢及缺盆疼痛，心痛、肺胀，腹大胀满，哮喘，咳嗽等。病机根本原因在于热邪伤肺。尺泽脉无搏动，属于难以治愈的死证。

太阴司天，湿淫所胜，则沉阴且布，雨变枯槁，胕肿骨痛阴痹，阴痹者按之不得，腰脊头项痛，时眩，大便难，阴气不用，饥不欲食，咳唾则有血，心如悬，病本于肾。太溪绝，死不治。（398条）

太阴司天的年份，湿气淫胜，阴沉弥布，雨水过多，草木枯败。病发浮肿、骨痛、阴痹。阴痹病表现为不能按压，腰脊头项疼痛，时有头晕目眩，大便困难，阳痿不举，饥不欲食，咳嗽唾血，心中空空的感觉。病机的根本是湿邪伤肾。太溪无搏动，属于难以治愈的死证。

少阳司天，火淫所胜，则温气流行，金政不平。民病头痛，发热恶寒而疟，热上皮肤痛，色变黄赤，传而为水，身面胕肿，腹满仰息，泄注赤白，疮疡咳唾血，烦心胸中热，甚则鼽衄，病本于肺。天府绝，死不治。（399条）

少阳司天的年份，火气淫胜，气候温热，金气不能发挥清肃下降的作用。病发头痛，发热恶寒，疟疾，热气在上，皮肤疼痛，皮肤颜色变为黄赤。进一步发展会成为水病，头面及全身浮肿，腹胀满，仰面喘息，泄泻如注，赤白痢疾，疮疡，咳血，唾血，心烦，胸中热，甚至鼻塞流涕，衄血。病机根本在于火邪伤肺。天府脉无搏动，属于难以治愈的死证。

阳明司天，燥淫所胜，则木乃晚荣，草乃晚生，筋骨内变，民病左胠胁痛，寒清于中，感而疟，大凉革候，咳，腹中鸣，注泄鹜溏，名木敛，生菀于下，草焦上首，心胁暴痛，不可反侧，嗌干面尘腰痛，丈夫㿗疝，妇人少腹痛，目昧眦，疡疮痤痈，蛰虫来见，病本于肝。太冲绝，死不治。（400条）

阳明司天的年份，燥气淫胜，树木繁荣的时间推迟，草类生长较晚。人体的筋骨发生病变，病发左侧胁肋疼痛。清凉之气入侵人体所致，发生疟疾。大凉之气改变了原来的气候，病发咳嗽，肠鸣，泄泻如注，或鸭溏。高大的树

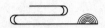

木枝梢萎缩，生气郁伏于根部，草类尖梢变得枯焦。病发心胸、两胁急剧疼痛，身体不能转侧，咽干，面色晦暗，腰痛，男子发生癫疝，妇女少腹疼痛，视物模糊，眼角溃疡，疮疡、痤疮、疖肿、痈疽。蛰虫在伏藏的时令出来活动。病机根本在于燥邪伤肝。太冲脉无搏动，属于难以治愈的死证。

太阳司天，寒淫所胜，则寒气反至，水且冰，血变于中，发为痈疡，民病厥心痛，呕血血泄鼽衄，善悲时眩仆。运火炎烈，雨暴乃雹，胸腹满，手热肘挛掖肿，心澹澹大动，胸胁胃脘不安，面赤目黄，善噫嗌干，甚则色炲，渴而欲饮，病本于心。神门绝，死不治。所谓动气，知其脏也。（401条）

太阳司天的年份，寒气淫胜，在不应当寒冷的季节而寒气到来，水结为冰。寒气使人血脉发生病变成为痈疽疮疡。病发厥逆心痛、呕血、便血、鼻塞流涕、衄血、容易悲伤、时常眼前发黑而晕倒。逢火运太过之年，暴雨冰雹俱下。病发胸腹胀满、手热、肘部拘挛、腋下肿、心悸、胸胁不适、胃脘嘈杂、面红、目黄、嗳气、咽干、甚至面色灰暗、口渴欲饮。病机根本在于水气伤心。神门脉无搏动，属于难以治愈的死证。所说的诊察脉的搏动，感知阴阳气相搏，可以测知脏气的盛衰。

帝曰：善。治之奈何？岐伯曰：司天之气，风淫所胜，平以辛凉，佐以苦甘，以甘缓之，以酸泻之。（402条）

黄帝说：讲得好。如何治疗啊？岐伯说：司天之气，风气淫胜，治以辛凉之品为主，佐以甘苦味药物，用甘味的药物缓急，用酸味的药物疏泻风气。

热淫所胜，平以咸寒，佐以苦甘，以酸收之。（403条）

热气淫胜，用咸寒之品为主，佐以苦甘味药物，用酸味药物收敛。

湿淫所胜，平以苦热，佐以酸辛，以苦燥之，以淡泄之。（404条）

湿气淫胜，治以苦热之品为主，佐以酸辛味药物，用苦味药物燥湿，用淡味药物渗湿。

湿上甚而热，治以苦温，佐以甘辛，以汗为故而止。（405条）

湿郁于上化热，用苦温之品为主，佐以甘辛味药物，汗出湿散，停止服药。

火淫所胜，平以酸冷，佐以苦甘，以酸收之，以苦发之，以酸复之，热淫同。（406条）

火气淫胜，治以酸冷之品为主，佐以苦甘味药物，用酸味药物收敛，用苦味药物发散，用酸味的药物恢复津液，热气淫胜与此同法。

燥淫所胜，平以苦湿，佐以酸辛，以苦下之。（407条）

燥气淫胜，治以苦温之品为主，佐以酸味药物，用苦味药物泻下。

寒淫所胜，平以辛热，佐以甘苦，以咸泻之。（408条）

寒气淫胜，治以辛热之品为主，佐以甘味药物，用咸味药物泻下。

帝曰：善。邪气反胜，治之奈何？岐伯曰：风司于地，清反胜之，治以酸

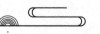

温,佐以苦甘,以辛平之。(409条)

黄帝说:讲得好。邪气胜致病如何治疗呢?岐伯说:厥阴风木在泉,燥金清肃之气乘之,治以酸温之品为主,佐以苦甘味药物,用辛味药物平燥凉。

热司于地,寒反胜之,治以甘热,佐以苦辛,以咸平之。(410条)

少阴君火在泉,寒水之气乘之,治以甘热之品为主,佐以苦辛味药物,用咸味的药物平寒。

湿司于地,热反胜之,治以苦冷,佐以咸甘,以苦平之。(411条)

太阴湿土在泉,火热之气乘之,治以苦冷之品为主,佐以咸甘味药物,用苦味药物平热。

火司于地,寒反胜之,治以甘热,佐以苦辛,以咸平之。(412条)

少阳相火在泉,寒水之气乘之,治以甘热之品为主,佐以苦辛味药物,用咸味药物平寒。

燥司于地,热反胜之,治以平寒,佐以苦甘,以酸平之,以和为利。(413条)

阳明燥金在泉,火热之气乘之,治以寒平之品为主,佐以苦甘味药物,用酸味的药物平热。调和的方法最为适宜。

寒司于地,热反胜之,治以咸冷,佐以甘辛,以苦平之。(414条)

太阳寒水在泉,火热之气乘之,治以咸冷之品为主,佐以甘辛味药物,用苦味的药物平热。

帝曰:其司天邪胜何如?岐伯曰:风化于天,清反胜之,治以酸温,佐以甘苦。(415条)

黄帝问:司天邪胜如何治疗呢?岐伯回答说:厥阴风木司天,清肃的金气乘之,治以酸温之品为主,佐以甘苦味药物。

热化于天,寒反胜之,治以甘温,佐以苦酸辛。(416条)

少阴君火司天,寒水之气乘之,治以甘温之品为主,佐以苦酸辛味药物。

湿化于天,热反胜之,治以苦寒,佐以苦酸。(417条)

太阴湿土司天,热气乘之,治以苦寒之品为主,佐以苦酸味药物。

火化于天,寒反胜之,治以甘热,佐以苦辛。(418条)

少阳相火司天,寒水之气乘之,治以甘热之品为主,佐以苦辛味药物。

燥化于天,热反胜之,治以辛寒,佐以苦甘。(419条)

阳明燥金司天,热气乘之,治以辛寒之品为主,佐以甘苦味药物。

寒化于天,热反胜之,治以咸冷,佐以苦辛。(420条)

太阳寒水司天,热气乘之,治以咸冷之品为主,佐以苦辛味药物。

帝曰:六气相胜奈何?岐伯曰:厥阴之胜,耳鸣头眩,愦愦欲吐,胃鬲如寒,大风数举,倮虫不滋,胠胁气并,化而为热,小便黄赤,胃脘当心而痛,上支两胁,肠鸣飧泄,少腹痛,注下赤白,甚则呕吐,鬲咽不通。(421条)

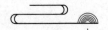

黄帝问：六气为胜气怎么样啊？岐伯说：厥阴风木为胜气，病发耳鸣、头晕、目眩、烦烦欲吐、胃脘及胸膈寒气凝结。大风呼呼而来，倮虫不生。病发胁肋积聚，气郁化热，小便黄赤，胃脘当心口窝处疼痛，连及两胁，肠鸣、泄泻、少腹疼痛、泄泻如注、下利赤白，甚至呕吐、咽喉胸膈阻塞。

少阴之胜，心下热善饥，脐下反动，气游三焦，炎暑至，木乃津，草乃萎，呕逆躁烦，腹满痛溏泄，传为赤沃。（422条）

少阴君火为胜气，病发心下烦热、易饥饿、脐下悸动，气冲三焦。炎暑到来，树木流津，草类焦枯。病发呕吐、气逆、烦躁、腹胀疼痛、大便溏泄、传变为便血。

太阴之胜，火气内郁，疮疡于中，流散于外，病在胠胁，甚则心痛热格，头痛喉痹项强，独胜则湿气内郁，寒迫下焦，痛留顶，互引眉间，胃满，雨数至，燥化乃见，少腹满，腰脽重强，内不便，善注泄，足下温，头重足胫胕肿，饮发于中，胕肿于上。（423条）

太阴湿土为胜气，火气内郁，疮疡内生，火热流布于外。疾病发生在胠胁等处。甚至心痛、热气阻格、头痛、喉痹、项强。湿气亢而内郁，寒气侵袭下焦，头顶部疼痛牵引眉间，胃脘胀满。大雨频频，秋燥来临，病发少腹满，腰椎沉重强直，腹中不适，泄泻如注，足下温，头沉重，足胫浮肿，水饮内发，面部浮肿。

少阳之胜，热客于胃，烦心心痛，目赤欲呕，呕酸善饥，耳痛溺赤，善惊谵妄，暴热消烁，草萎水涸，介虫乃屈，少腹痛，下沃赤白。（424条）

少阳相火为胜气，热邪客胃，病发心烦、心痛、目赤、欲呕吐、呕吐酸水、易饥、耳痛、尿赤、易惊恐、谵言妄语。炎热灼灼，草木焦枯，水流干涸，介虫不生。病发少腹疼痛、下利赤白。

阳明之胜，清发于中，左胠胁痛溏泄，内为嗌塞，外发癫疝，大凉肃杀，华英改容，毛虫乃殃，胸中不便，嗌塞而咳。（425条）

阳明燥金为胜气，清凉之气见于气交，病发左侧胁肋疼痛、大便溏泄、内发咽喉不利、外发癫疝。气令大凉肃杀，草木花叶变色而枯落，毛虫不生。病发胸中不舒，咽喉不利，咳嗽。

太阳之胜，凝溧且至，非时水冰，羽乃后化，痔疟发，寒厥入胃，则内生心痛，阴中乃疡，隐曲不利，互引阴股，筋肉拘苛，血脉凝泣，络满色变，或为血泄，皮肤否肿，腹满食减，热反上行，头项囟顶脑户中痛，目如脱，寒入下焦，传为濡泻。（426条）

太阳寒水为胜气，阴凝凛冽之气来临，河水提前结冰，羽虫不生。病发痔疮，疟疾。寒气入胃，出现心痛，阴部疮疡，外阴不适，阴部与大腿内侧相互牵引疼痛，筋肉拘急，麻痹不仁，血脉凝涩，青筋暴露，有的发生便血，皮肤肿胀，腹部胀满，饮食减少、热气上逆，头颈、囟顶、颅脑疼痛，眼睛外突，寒气传

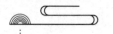

入下焦，发为泄泻。

帝曰：治之奈何？岐伯曰：厥阴之胜，治以甘清，佐以苦辛，以酸泻之。（427条）

黄帝问：如何治疗啊？岐伯回答说：厥阴风木为胜气，治以甘凉之品为主，佐以苦辛药物，用酸味药物泻风。

少阴之胜，治以辛寒，佐以苦咸，以甘泻之。（428条）

少阴君火为胜气，治以辛寒之品为主，佐以苦咸味药物，用酸味药物泻热。

太阴之胜，治以咸热，佐以辛甘，以苦泻之。（429条）

太阴湿土为胜气，治以咸热之品为主，佐以辛甘味药物，用苦味药物泻湿。

少阳之胜，治以辛寒，佐以甘咸，以甘泻之。（430条）

少阳相火为胜气，治以辛寒之品为主，佐以甘咸味药物，用甘味药物泻火。

阳明之胜，治以酸温，佐以辛甘，以苦泄之。（431条）

阳明燥金为胜气，治以酸温之品为主，佐以辛甘味药物，用苦味药物泻燥。

太阳之胜，治以甘热，佐以辛酸，以咸泻之。（432条）

太阳寒水为胜气，治以甘热之品为主，佐以辛酸味的药物，用咸味药物泻寒。

帝曰：六气之复何如？岐伯曰：悉乎哉问也！厥阴之复，少腹坚满，里急暴痛，偃木飞沙，倮虫不荣，厥心痛，汗发呕吐，饮食不入，入而复出，筋骨掉眩清厥，甚则入脾，食痹而吐。冲阳绝，死不治。（433条）

黄帝问：六气复气是什么样啊？岐伯回答说：问得真详尽啊！厥阴风木为复气，病发少腹坚硬胀满，腹部拘急，剧烈疼痛。狂风大作，树木倒伏，尘沙飞扬，倮虫不生。病发厥心痛、出汗、呕吐、饮食不入、反胃、筋骨振颤、头晕、目眩、四肢清冷。邪气侵入脾脏，严重的会发生食痹、呕吐。冲阳脉无搏动，这属难以治愈的死证。

少阴之复，燠热内作，烦躁鼽嚏，少腹绞痛，火见燔焫，嗌燥，分注时止，气动于左，上行于右，咳，皮肤痛，暴瘖心痛，郁冒不知人，乃洒淅恶寒，振栗谵妄，寒已而热，渴而欲饮，少气骨痿，隔肠不便，外为浮肿哕噫，赤气后化，流水不冰，热气大行，介虫不复，病痱胗疮疡，痈疽痤痔，甚则入肺，咳而鼻渊。天府绝，死不治。（434条）

少阴君火为复气，郁热从内而发，烦躁、鼻塞流涕、喷嚏、少腹绞痛、身热如炭、咽干、热结旁流，热气生于左，向上行于右，咳嗽、皮肤疼痛、突然失音、心痛、神志昏昧、不省人事，继则出现阵阵恶寒、寒栗战抖、谵言妄语。寒战后，又出现高热、口渴欲饮、少气、骨软无力、肠道阻滞、大便不通、浮肿、呃逆暖气。少阴君火为复气，流水不能结冰，炎热之气流行，介虫类不生。病发痈疹疮疡、痈疽、痤疮、痔瘘。热邪入肺，重则咳嗽、鼻渊。天府脉无搏动，多属于难以治愈的死证。

太阴之复，湿变乃举，体重中满，食饮不化，阴气上厥，胸中不便，饮发于中，咳喘有声，大雨时行，鳞见于陆，头顶痛重，而掉瘛尤甚，呕而密默，唾吐清液，甚则入肾，窍泻无度。太溪绝，死不治。（435条）

太阴湿土为复气，湿气太过，病发身体重困，腹中胀满，饮食不消化。寒湿气逆，胸闷不舒，水饮内发，咳嗽，哮喘。大雨倾盆，陆地积水成河，可见鱼类游动。病发头顶疼痛难忍，振颤抽搐频发，呕吐，闭门不出，懒于言行，口吐清水。邪气入肾，重则二便不能约束，泄下无度。太溪脉无搏动，属于难以治愈的死证。

少阳之复，大热将至，枯燥燔蒸，介虫乃耗，惊瘛咳衄，心热烦躁，便数憎风，厥气上行，面如浮埃，目乃瞤瘛，火气内发，上为口糜呕逆，血溢血泄，发而为疟，恶寒鼓栗，寒极反热，嗌络焦槁，渴引水浆，色变黄赤，少气脉萎，化而为水，传为胕肿，甚则入肺，咳而血泄。尺泽绝，死不治。（436条）

少阳相火为复气，赤热炎炎，万物灼热焦枯，介虫不生。病发惊厥，抽搐，咳嗽，衄血，心热，烦躁，小便频数，恶风。火热之气上蒸，面色晦暗如同尘蒙，双目跳动抽搐。火气入内，在上表现为口舌糜烂、呕吐、气逆、血溢、便血。发为疟疾，恶寒战栗，寒极而发热，咽喉焦燥，口渴饮饮，面色黄赤，少气，脉虚弱，水饮内停，传变为浮肿。邪气侵肺，严重的发生咳嗽、便泄。尺泽脉无搏动，属于难以治愈的死证。

阳明之复，清气大举，森木苍干，毛虫乃厉，病生胠胁，气归于左，善太息，甚则心痛否满，腹胀而泄，呕苦咳哕烦心，病在鬲中头痛，甚则入肝，惊骇筋挛。太冲绝，死不治。（437条）

阳明燥金为复气，清凉之气敷布，森林树木苍老干枯，毛虫类易因传染病而死亡。病发胁肋，邪气侵犯左侧，叹息不已。严重的会出现心痛、胃脘痞满、腹胀、泄泻、呕苦、咳嗽、干哕、心烦、胸膈不舒、头痛。邪气入肝，严重的发生惊骇、筋脉拘急。太冲脉无搏动，属于难以治愈的死证。

太阳之复，厥气上行，水凝雨冰，羽虫乃死，心胃生寒，胸膈不利，心痛否满，头痛善悲，时眩仆，食减，腰脽反痛，屈伸不便，地裂冰坚，阳光不治，少腹控睾，引腰脊上冲心，唾出清水，及为哕噫，甚则入心，善忘善悲。神门绝，死不治。（438条）

太阳寒水为复气，寒气上行，寒雨凝冰，羽虫因寒而亡。病发心寒、胃寒、

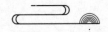

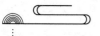

胸膈不舒、心痛、痞满、头痛、喜悲伤欲哭、时常眼前发黑而晕倒、饮食减少、腰椎疼痛、屈伸不利。天寒地冻，地裂冰坚，阳气的温暖作用不能发挥。病发少腹疼痛连及睾丸，牵引腰脊。寒气冲心，唾清水，以及干哕、嗳气。邪气入心，严重的出现健忘、易悲伤。神门脉无搏动，属于难以治愈的死证。

帝曰：善。治之奈何？岐伯曰：厥阴之复，治以酸寒，佐以甘辛，以酸泻之，以甘缓之。（439 条）

黄帝说：讲得好。怎么治疗呢？岐伯说：厥阴风木为复气，治以酸寒之品为主，佐以甘辛味药物，用酸味的药物泻风，用甘味的药物缓急。

少阴之复，治以咸寒，佐以苦辛，以甘泻之，以酸收之，辛苦发之，以咸耎之。（440 条）

少阴君火为复气，治以咸寒之品为主，佐以苦辛味药物，用甘味的药物泻热，用酸味药物收敛，用辛苦味药物发散，用咸味的药物软坚泻火。

太阴之复，治以苦热，佐以酸辛，以苦泻之，燥之，泄之。（441 条）

太阴湿土为复气，治以苦热之品为主，佐以酸辛味药物，用苦味的药物泻湿，治以燥湿和渗泄的方法。

少阳之复，治以咸冷，佐以苦辛，以咸耎之，以酸收之，辛苦发之。发不远热，无犯温凉，少阴同法。（442 条）

少阳相火为复气，治以咸冷之品为主，佐以苦辛味药物，用咸味的药物软坚泻火，用酸味的药物收敛，用辛苦味的药物发散。发散法不避气候炎热，注意温凉调和。少阴君火为复气，用发散法治疗时也与此同法。

阳明之复，治以辛温，佐以苦甘，以苦泄之，以苦下之，以酸补之。（443 条）

阳明燥金为复气，治以辛温之品为主，佐以苦甘味药物，用苦味药物泻燥，用苦味药物通下，用酸味的药物补阴。

太阳之复，治以咸热，佐以甘辛，以苦坚之。（444 条）

太阳寒水为复气，治以咸热之品为主，佐以甘辛味药物，用苦味的药物坚阴。

治诸胜复，寒者热之，热者寒之，温者清之，清者温之，散者收之，抑者散之，燥者润之，急者缓之，坚者耎之，脆者坚之，衰者补之，强者泻之，各安其气，必清必静，则病气衰去，归其所宗，此治之大体也。（445 条）

治疗各种胜气、复气的原则：气寒的用热法，气热的用寒法，气温的用清法，气凉的用温法，气散的用收法，气郁的用散法，气燥的用润法，气急的用缓法，坚实的用软坚法，脆弱的用坚固法，衰弱的用补法，亢盛的用泻法。各要使人体气机调和，正气清静安宁，则病气可以衰退，阴阳气血各有所归，这是大概的治疗方法。

帝曰：善。气之上下何谓也？岐伯曰：身半以上，其气三矣，天之分也，天

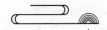

气主之。身半以下，其气三矣，地之分也，地气主之。以名命气，以气命处，而言其病。半，所谓天枢也。故上胜而下俱病者，以地名之。下胜而上俱病者，以天名之。（446条）

黄帝说：讲得好。天地上下之气是怎么回事呢？岐伯说：气交天地之半以上有三气，分为天气，由司天主持；气交平分之下，也有三气，分为地气，由在泉主持。用天地之名命名天气、地气，用天气、地气命名气的位置，然后讨论发病。岁半，指天枢。所以司天气胜，天气下降而导致发病者，从在泉讨论；在泉气胜，上升于天而致发病，从司天论治。

所谓胜至，报气屈伏而未发也。复至则不以天地异名，皆如复气为法也。（447条）

所说的胜气到来，是指复气郁而未发的时候。如果复气到来，则不用讨论天地之气的升降关系，都要根据复气的性质确定治法。

帝曰：胜复之动，时有常乎？气有必乎？岐伯曰：时有常位，而气无必也。（448条）

黄帝问：胜气、复气的变化，在时令上有一定规律吗？胜复之气一定会有吗？岐伯回答说：胜复的时令有常规，而胜气与复气却是不一定的。

帝曰：愿闻其道也。岐伯曰：初气终三气，天气主之，胜之常也。四气尽终气，地气主之，复之常也。有胜则复，无胜则否。（449条）

黄帝说：我想听听其中的道理。岐伯说：每年从初之气到三之气，由司天之气主持，统管上半年，是胜气经常发生的时候；从四之气到终之气，由在泉之气主持，统领下半年，是复气经常发生的时间。有胜气才会有复气，没有胜气也就没有复气。

帝曰：善。复已而胜何如？岐伯曰：胜至则复，无常数也。衰乃止耳。复已而胜，不复则害，此伤生也。（450条）

黄帝说：好。复气过去后又发生胜气，那是为何呢？岐伯说：胜气到了极点，必有复气发生，胜复之气可以反复发作而没有一定的规律，直到气衰才会停止。复气已经过去又出现了胜气，如果没有复气，胜气就会成为灾害，危害生命。

帝曰：复而反病何也？岐伯曰：居非其位，不相得也。大复其胜则主胜之，故反病也。所谓火燥热也。（451条）

黄帝问：复气来了，反而致病，这是为何？岐伯回答说：复气到来不在它主时的位置上，而与主时之气不合的缘故。复气本身不足，复气来时过分地报复胜气，故复气来时反而致病。主要发生在火、热、燥三气为复气的时候。

帝曰：治之何如？岐伯曰：夫气之胜也，微者随之，甚者制之。气之复也，

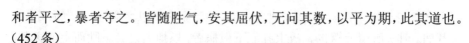

和者平之，暴者夺之。皆随胜气，安其屈伏，无问其数，以平为期，此其道也。（452 条）

黄帝问：如何治疗呢？岐伯回答说：六气之胜，胜微则顺从，胜甚则制约。复气到来，如平和而来，只需调和平复；复气暴烈而来，则要压制。都要根据胜复之气的表现，调节其发作程度，不用考虑发作规律，以平和为目的，这就是胜复之治的原则。

帝曰：善。客主之胜复奈何？岐伯曰：客主之气，胜而无复也。（453 条）

黄帝说：讲得好。客气与主气之间的胜复关系是怎样的呢？岐伯说：客主二气之间只有胜气而没有复气。

帝曰：其逆从何如？岐伯曰：主胜逆，客胜从，天之道也。（454 条）

黄帝问：客气与主气相胜的逆从关系是什么呢？岐伯说：主气胜客气为逆，客气胜主气为从，这是自然规律。

帝曰：其生病何如？岐伯曰：厥阴司天，客胜则耳鸣掉眩，甚则咳；主胜则胸胁痛，舌难以言。（455 条）

黄帝问：客主胜复，发病会怎样呢？岐伯回答说：厥阴司天，客气胜就会发生耳鸣、振摇、眩晕，甚至咳嗽；主气胜就会发生胸胁疼痛、舌强不能说话。

少阴司天，客胜则鼽嚏颈项强，肩背瞀热，头痛少气，发热耳聋目暝，甚则胕肿血溢，疮疡咳喘；主胜则心热烦躁，甚则胁痛支满。（456 条）

少阴司天，客气胜就会发生鼻流清涕、喷嚏、颈项强直、肩背不适，头昏闷热、头痛、气短、发热、耳聋、视物不清，严重的会出现浮肿、出血、疮疡、咳嗽、哮喘；主气胜会发生心烦、躁热，严重的会出现胁疼、胁胀。

太阴司天，客胜则首面胕肿，呼吸气喘；主胜则胸腹满，食已而瞀。（457 条）

太阴司天，客气胜就会发生头面浮肿、呼吸气喘；主气胜就会出现胸腹胀满、进食后头昏。

少阳司天，客胜则丹胗外发，及为丹熛疮疡，呕逆喉痹，头痛嗌肿，耳聋血溢，内为瘛疭；主胜则胸满咳仰息，甚而有血，手热。（458 条）

少阳司天，客气胜就会出现皮肤红疹，以及丹毒、疮疡、呕吐气逆、喉痹、头痛、咽肿、耳聋、出血，肢体抽搐拘挛；主气胜就会出现胸满、咳嗽、仰面呼吸，严重的会发生出血、两手发热。

阳明司天，清复内余，则咳衄嗌塞，心鬲中热，咳不止而白血出者死。（459 条）

阳明司天，主气少阳相火，火克金，燥金过胜，清凉之气成为复气，就会发生咳嗽、衄血、咽喉阻塞、心膈发热、咳嗽、咯吐白沫。如有出血，为难以治愈的死证。

太阳司天，客胜则胸中不利，出清涕，感寒则咳；主胜则喉嗌中鸣。（460 条）

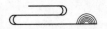

太阳司天，客气胜就会发生胸中不利、鼻流清涕、感受寒邪发生的咳嗽；主气胜会发生喉中哮鸣。

厥阴在泉，客胜则大关节不利，内为痉强拘瘛，外为不便；主胜则筋骨繇并，腰腹时痛。（461条）

厥阴在泉，客气胜就会发生大关节活动不灵便，筋脉拘挛抽搐，行动不便；主气胜会出现筋骨拘挛强直，时有腰疼、腹痛。

少阴在泉，客胜则腰痛，尻股膝髀腨胻足病，瞀热以酸，胕肿不能久立，溲便变；主胜则厥气上行，心痛发热，鬲中，众痹皆作，发于胠胁，魄汗不藏，四逆而起。（462条）

少阴在泉，客气胜就会发生腰痛、臀、大腿、膝、髋、小腿肚、小腿骨、足部生病，闷热酸疼，浮肿，不能久立，二便失常；主气胜会发生气厥而上，心痛、发热，胸膈不舒，各种痹病发作，病发胁肋，出汗不止，四肢厥冷。

太阴在泉，客胜则足痿下重，便溲不时，湿客下焦，发而濡泻，及为肿隐曲之疾；主胜则寒气逆满，食饮不下，甚则为疝。（463条）

太阴在泉，客气胜就会发生足痿无力，下肢沉重，二便失常，湿滞下焦，腹泻，浮肿、阴部疾患；主气胜会出现寒气上逆、胸腹胀满、饮食不下，严重的会发生疝气。

少阳在泉，客胜则腰腹痛而反恶寒，甚则下白溺白；主胜则热反上行而客于心，心痛发热，格中而呕。少阴同候。（464条）

少阳在泉，客气胜就会发生腰疼、腹痛。火极而反，出现恶寒，严重会出现大便变为白色，小便白；主气胜会出现热气上行，侵犯心脏，引起心痛、发热、中脘格拒而呕吐。少阴在泉，与此相同。

阳明在泉，客胜则清气动下，少腹坚满而数便泻；主胜则腰重腹痛，少腹生寒，下为鹜溏，则寒厥于肠，上冲胸中，甚则喘不能久立。（465条）

阳明在泉，客气胜就会发生清凉之地气扰动，少腹坚硬胀满、腹泻频繁；主气胜就会出现腰部沉重，腹痛，少腹生寒，大便鸭溏，寒气逆于肠，上冲胸中，严重的会引起哮喘、不能久立。

太阳在泉，寒复内余，则腰尻痛，屈伸不利，股胫足膝中痛。（466条）

太阳在泉，客气寒水加临主气寒水，寒气亢胜，就会发生腰、臀部疼痛，屈伸不利，大腿、小腿、足、膝疼痛。

帝曰：善。治之奈何？岐伯曰：高者抑之，下者举之，有余折之，不足补之，佐以所利，和以所宜，必安其主客，适其寒温，同者逆之，异者从之。（467条）

黄帝说：讲得好。如何治疗呢？岐伯说：气在上，使它下降；气在下，使它上升；气有余，使它减弱；气不足，给予补益。佐以所需，和其所宜，使主客之气协调，根据寒热温凉外在表现，主气与客气性质相同的就用逆治法，主气与

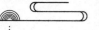

客气不相同的就用从治法。

帝曰：治寒以热，治热以寒，气相得者逆之，不相得者从之，余以知之矣。其于正味何如？岐伯曰：木位之主，其泻以酸，其补以辛。（468条）

黄帝说：治疗寒性病用热性药，治疗热性病用寒性药，主客之气性质相得用逆治法，不相得用从治法，我已经知道了。如何根据药物性味治疗呢？岐伯说：主气为厥阴风木，用酸味药泻风，用辛味药调补。

火位之主，其泻以甘，其补以咸。（469条）

主气为少阴君火、少阳相火，用甘味药泻火，用咸味药调补。

土位之主，其泻以苦，其补以甘。（470条）

主气为太阴湿土，用苦味药泻湿，用甘味药调补。

金位之主，其泻以辛，其补以酸。（471条）

主气为阳明燥金，用辛味药泻燥，用酸味药调补。

水位之主，其泻以咸，其补以苦。（472条）

主气为太阳寒水，用咸味药泻水，用苦味药调补。

厥阴之客，以辛补之，以酸泻之，以甘缓之。（473条）

客气为厥阴风木，用辛味药调补，用酸味药泻风，用甘味药缓急。

少阴之客，以咸补之，以甘泻之，以咸收之。（474条）

客气为少阴君火，用咸味药调补，用甘味药泻火，用咸味药软坚清火。

太阴之客，以甘补之，以苦泻之，以甘缓之。（475条）

客气为太阴湿土，用甘味药调补，用苦味药泻湿，用甘味药缓急。

少阳之客，以咸补之，以甘泻之，以咸软之。（476条）

客气为少阳相火，用咸味药调补，用甘味药泻火，用咸味药软坚清火。

阳明之客，以酸补之，以辛泻之，以苦泄之。（477条）

客气为阳明燥金，用酸味药调补，用辛味药泻燥，用苦味药宣泄。

太阳之客，以苦补之，以咸泻之，以苦坚之，以辛润之。开发腠理，致津液通气也。（478条）

客气为太阳寒水，用苦味药调补，用咸味药泻水，用苦味药坚阴，用辛味药润通。辛味药具有宣通阳气，开阖腠理，布散津液，气血畅通的作用。

帝曰：善。愿闻阴阳之三也何谓？岐伯曰：气有多少，异用也。（479条）

黄帝说：好。我想听听阴阳各分为三的道理？岐伯说：这是因为阴阳之气有多有少，三阴三阳的作用也各不相同的缘故。

帝曰：阳明何谓也？岐伯曰：两阳合明也。（480条）

黄帝问：阳明是什么意思呢？岐伯回答说：阳明在少阳和太阳之间，阳明就是两阳相合而明的意思。

帝曰：厥阴何也？岐伯曰：两阴交尽也。（481条）

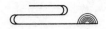

黄帝问：厥阴是什么意思？岐伯回答说：厥阴是与少阴、太阴两阴相交的开始，承接三阳之结束。

帝曰：气有多少，病有盛衰，治有缓急，方有大小，愿闻其约奈何？岐伯曰：气有高下，病有远近，证有中外，治有轻重，适其至所为故也。（482条）

黄帝说：阴阳之气有多少，疾病有虚实，治法有缓急，制方有大小，我想知道有何法度？岐伯说：气有上下，病程有长短，症状有表里，治法有轻重，根据药力来确定。

《大要》曰：君一臣二，奇之制也；君二臣四，偶之制也；君二臣三，奇之制也；君二臣六，偶之制也。（483条）

《大要》说：君药一味，臣药二味，制奇方；君药二味，臣药四味，制偶方；君药二味，臣药三味，制奇方；君药二味，臣药六味，制偶方。

故曰：近者奇之，远者偶之，汗者不以奇，下者不以偶，补上治上制以缓，补下治下制以急，急则气味厚，缓则气味薄，适其至所，此之谓也。（484条）

病程短用奇方治疗，病程长用偶方治疗；发汗不用奇方，攻下不用偶方；补上、泻上使用缓方，补下、泻下使用急方；急方选用气味重的药物，缓方选用气味轻的药物；以药力恰到病变部位为准，就是这个道理。

病所远而中道气味之者，食而过之，无越其制度也。（485条）

如果病程长久，有的服药后药力未到达病所而在中途发挥了作用，有的则是药力过度，要把握治疗的尺度。

是故平气之道，近而奇偶，制小其服也。远而奇偶，制大其服也。大则数少，小则数多。多则九之，少则二之。奇之不去则偶之，是谓重方。偶之不去，则反佐以取之，所谓寒热温凉，反从其病也。（486条）

所以，治疗疾病使气血平和的原则是：病程短的，不论奇方或偶方，都应该制小方来服用；病程长久的，不论奇方或偶方，都应该制大方来治疗。大方是药的味数少而药量重，小方是药的味数多而分量轻。味数最多可达九味，味数少可以仅用两味。如果单用一个方子而病不去的，可以再加用一个方子，这就是重方。如果用重方而病仍不愈，就要用反佐法来治疗，即根据药性的寒热温凉，与疾病性质相反。

帝曰：善。病生于本，余知之矣。生于标者，治之奈何？岐伯曰：病反其本，得标之病，治反其本，得标之方。（487条）

黄帝说：好。病发六气之本，我已知道了。病发六气之标，如何治疗呢？岐伯说：疾病与六气之本相反，发为标病，治疗标病与治疗本病方法相反，是标病的制方原则。

帝曰：善。六气之胜，何以候之？岐伯曰：乘其至也，清气大来，燥之胜也，风木受邪，肝病生焉。（488条）

281

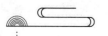

黄帝说：讲得好。怎样观察六气的偏胜呢？岐伯说：要在六气到来的时候进行观察。清气流行，为燥金之气偏胜，风木之气受邪，就会发生肝病。

热气大来，火之胜也，金燥受邪，肺病生焉。（489条）

热气流行，为火热之气偏胜，燥金受邪，就会发生肺病。

寒气大来，水之胜也，火热受邪，心病生焉。（490条）

寒气流行，为寒水之气偏胜，火气受邪，就会发生心病。

湿气大来，土之胜也，寒水受邪，肾病生焉。（491条）

湿气流行，为湿土之气偏胜，水气受邪，就会发生肾病。

风气大来，木之胜也，土湿受邪，脾病生焉。（492条）

风气流行，为风木之气偏胜，土气受邪，就会发生脾病。

所谓感邪而生病也。乘年之虚，则邪甚也。失时之和，亦邪甚也。遇月之空，亦邪甚也。重感于邪，则病危矣。有胜之气，其必来复也。（493条）

这就是五脏感受邪气而生病。如果遇到岁运不及之年，邪气就更加严重。如果遇到主客之气不和，邪气也会很严重。月亏之时，邪气也很严重。复复受邪，病情危重。有胜气，必有复气。

帝曰：其脉至何如？岐伯曰：厥阴之至其脉弦，少阴之至其脉钩，太阴之至其脉沉，少阳之至大而浮，阳明之至短而涩，太阳之至大而长。至而和则平，至而甚则病，至而反者病，至而不至者病，未至而至者病，阴阳易者危。（494条）

黄帝说：六气到来，脉象怎样呢？岐伯说：厥阴之气到来时脉象弦，少阴之气到来时脉象钩，太阴之气到来时脉象沉，少阳之气到来时脉象大而浮，阳明之气到来时脉象短而涩，太阳之气到来时脉象大而长。六气到来，脉象调和，是无病的平脉；六气到来，脉象过盛，就是有病的表现；六气到来，出现相反的脉象，也是有病的表现；六气到来，相应的脉象不显，也是有病的表现；六气未到，而相应的脉象提前出现，也是有病的表现；三阴主时见阳脉、三阳主时见阴脉，阴阳之脉象易位，是病情危重的表现。

帝曰：六气标本，所从不同奈何？岐伯曰：气有从本者，有从标本者，有不从标本者也。（495条）

黄帝说：六气标本，有从与不从的区别，是什么样啊？岐伯说：六气表现，有的是从于本，有的是从于标本，有的不从于标本。

帝曰：愿卒闻之。岐伯曰：少阳太阴从本，少阴太阳从本从标，阳明厥阴，不从标本从乎中也。故从本者化生于本，从标本者有标本之化，从中者以中气为化也。（496条）

黄帝说：我想详细听听。岐伯说：少阳之本为火、太阴之本为湿，其表现从于本；少阴之本热，其标为阴，太阳之本寒，其标为阳，少阴与太阳的表现

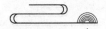

同时从于标本；阳明之本燥，其标阳，厥阴之本风，其标阴，阳明与厥阴的表现不从于标本，而从于中气。所以说，从本的变化以本气为基础；同时从标从本变化的，有时以本气为基础、有时标气为基础；从中气而变化的，以中气为基础。

帝曰：脉从而病反者，其诊何如？岐伯曰：脉至而从，按之不鼓，诸阳皆然。（497条）

黄帝说：脉象从于六气，而与疾病表现相反的，如何诊察呢？岐伯说：脉象从于六气，脉象不饱满且无力，三阳脉都是这样。

帝曰：诸阴之反，其脉何如？岐伯曰：脉至而从，按之鼓甚而盛也。（498条）

黄帝说：三阴与疾病相反，脉象是怎样的呢？岐伯说：脉象从于三阴，脉象鼓动饱满而且应手有力。

是故百病之起，有生于本者，有生于标者，有生于中气者，有取本而得者，有取标而得者，有取中气而得者，有取标本而得者，有逆取而得者，有从取而得者。逆，正顺也。若顺，逆也。（499条）

所以说百病的产生，有的是生于六气之本，有的生于六气之标，有的生于中气。在治疗上，有的需要治本，有的需要治标，有的需要治中气，有的需要既治本又治标，有的需用逆治法，有的需用从治法。所谓逆其病而治，其实是顺治。所谓顺其病而治，其实是逆治。

故曰：知标与本，用之不殆，明知逆顺，正行无问。此之谓也。（500条）

所以说，懂得了标与本的道理，治疗就不会失误，能够明确逆与顺的治法，就可以心中明了，准确施治。就是这个道理。

不知是者，不足以言诊，足以乱经。故《大要》曰：粗工嘻嘻，以为可知，言热未已，寒病复始，同气异形，迷诊乱经。此之谓也。（501条）

不知道这个道理，是不能谈论诊病的，否则就会背经离俗。所以《大要》上说：技术低劣的医生，一知半解便会沾沾自喜，认为无所不会，治热病还未见效，寒病又来了，同样的气化表现不同，诊断不清，稀里糊涂。就是这样啊。

夫标本之道，要而博，小而大，可以言一而知百病之害，言标与本，易而勿损，察本与标，气可令调，明知胜复，为万民式，天之道毕矣。（502条）

标与本的道理，看起来简单，其内涵广博，懂得这个理论，可以通过一点临床表现就能懂得一切疾病的发生规律。掌握了标本之道，各种疾病变化都不会形成危害；明白标本关系，可以根据气令变化而去调治；把握胜复规律，就可以为民众做出表率。可以说是完全把握了自然规律啊。

帝曰：胜复之变，早晏何如？岐伯曰：夫所胜者，胜至已病，病已愠愠，而复已萌也。夫所复者，胜尽而起，得位而甚，胜有微甚，复有少多，胜和而和，

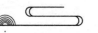

胜虚而虚,天之常也。(503 条)

黄帝问:胜气与复气的变化,发生有早有晚是怎样的呢?岐伯回答说:胜气来临,至极人会生病;病气郁伏,复气就开始萌生。复气来临,是在胜气达到极点时开始发作。在复气所主时令会很厉害。胜气有轻重,复气也相应有多少;胜气和缓的复气也就和缓,胜气不足的复气也就不足,这是自然规律。

帝曰:胜复之作,动不当位,或后时而至,其故何也?岐伯曰:夫气之生,与其化衰盛异也。寒暑温凉盛衰之用,其在四维。故阳之动,始于温,盛于暑;阴之动,始于清,盛于寒。春夏秋冬,各差其分。(504 条)

黄帝说:胜复之气的发作,有时不在它所主时令,有时在其时位之后发生,这是什么原因?岐伯说:气的发生和变化,有盛衰不同。寒、暑、温、凉气候变化,表现在四季。阳气生发,开始于春天的温暖,盛于夏季的暑热;阴气的生发,开始于秋季的清凉,盛于冬季的寒冽。春夏秋冬,各有差别。

故《大要》曰:彼春之暖,为夏之暑,彼秋之忿,为冬之怒,谨按四维,斥候皆归,其终可见,其始可知。此之谓也。(505 条)

所以《大要》上说:从春天的温暖发展到夏天的暑热,从秋天的清凉肃杀发展到冬天的严寒凛冽。仔细地观察四季的气候变化,可以了解气候变化的盛衰,知道开始与终止的时间。就是这个道理。

帝曰:差有数乎?岐伯曰:又凡三十度也。(506 条)

黄帝问:四时气候的变迁差异有规律吗?岐伯回答说:大约在三十天左右。

帝曰:其脉应皆何如?岐伯曰:差同正法,待时而去也。《脉要》曰:春不沉,夏不弦,冬不涩,秋不数,是谓四塞。沉甚曰病,弦甚曰病,涩甚曰病,数甚曰病,参见曰病,复见曰病,未去而去曰病,去而不去曰病,反者死。(507 条)

黄帝问:在脉象上有什么反映呢?岐伯回答说:脉象的变化与四时气候的变迁差别相同,随气候到变化而变化。《脉要》说:春脉无沉象,夏脉无弦象,冬脉无涩象,秋脉无数象,叫做四塞。春脉过于沉是病脉,夏脉过于弦是病脉,冬脉过于涩是病脉,秋脉过于数是病脉,脉象参杂互见的是病脉,气候未去而脉象先去的是病脉,气候已去而脉象未去的也是病脉,脉象与气候相反的则是病危的死脉。

故曰:气之相守司也,如权衡之不得相失也。夫阴阳之气,清静则生化治,动则苛疾起,此之谓也。(508 条)

所以说脉象与气候息息相应,如同秤杆与秤砣的关系一样,不能失去平

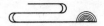

衡。自然界的阴阳之气，和调清静，万物生化正常；阴阳之气妄动，就会导致疾病发生。就是这个道理。

帝曰：幽明何如？岐伯曰：两阴交尽故曰幽，两阳合明故曰明。幽明之配，寒暑之异也。（509条）

黄帝说：幽明是什么意思？岐伯说：太阴、少阴两阴之后，阴将尽而阳将生时，叫做幽；太阳、少阳两阳的中间，即两阳合明，叫做明。幽明体现了阴阳交替，四时气候的寒暑往来变迁。

帝曰：分至何如？岐伯曰：气至之谓至，气分之谓分，至则气同，分则气异，所谓天地之正纪也。（510条）

黄帝问：分至是什么意思？岐伯说：气来叫做至，气分叫做分。"至"则气相同、"分"则气有异，这是自然气候的一般规律。

帝曰：夫子言春秋气始于前，冬夏气始于后，余已知之矣。然六气往复，主岁不常也，其补泻奈何？岐伯曰：上下所主，随其攸利，正其味，则其要也，左右同法。（511条）

黄帝说：先生所说春天、秋天之气开始于立春、立秋之前，冬天、夏天之气开始于立冬、立夏之后，我已经知道了。然而六气循环，岁主之气经常变化，如何采取补泻治疗呢？岐伯说：根据司天、在泉所主司，按照它们对五味的喜恶，选择适宜的药物，抓住肯綮。左右间气的治疗方法，与此相同。

《大要》曰：少阳之主，先甘后咸；阳明之主，先辛后酸；太阳之主，先咸后苦；厥阴之主，先酸后辛；少阴之主，先甘后咸；太阴之主，先苦后甘。佐以所利，资以所生，是谓得气。（512条）

《大要》说：少阳相火主时，先用甘味药，后用咸味药；阳明燥金主时，先用辛味药，后用酸味药；太阳寒水主时，先用咸味药，后用苦味药；厥阴风木主时，先用酸味药，后用辛味药；少阴君火主时，先用甘味药，后用咸味药；太阴湿土主时，先用苦味药，后用甘味药。选择对调和六气有利的药物作为辅佐，资助被抑之气的生化之源，这就是得到了调气的方法。

帝曰：善。夫百病之生也，皆生于风寒暑湿燥火，以之化之变也。经言盛者泻之，虚者补之，余锡以方士，而方士用之尚未能十全，余欲令要道必行，桴鼓相应，犹拔刺雪污，工巧神圣，可得闻乎？岐伯曰：审察病机，无失气宜，此之谓也。（513条）

黄帝说：讲得好。百病的发生，都是由风、寒、暑、湿、燥、火六气引起的，及其发生各种各样的变化。经典所说：邪气盛的用泻法，精气虚的用补法。我把这个道理教给了医生们，但他们临床应用却不能达到十全的效果。我很想让这个重要的理论得到推广，在临床上效如桴鼓，像拔掉肉上的刺、洗去衣物上污浊那样立竿见影，培养工、巧、神、圣高超的技能，你能给我讲讲

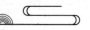

怎样施行吗？岐伯说：要仔细地审察发病机制，不要违背气化规律，这样做就可以了。

帝曰：愿闻病机何如？岐伯曰：诸风掉眩，皆属于肝。（514 条）

黄帝说：我想听听病机是怎样的。岐伯说：各种因风气所致的肢体摇动、头晕、目眩，都属于肝脏。

诸寒收引，皆属于肾。（515 条）

各种因寒气所致的收缩牵引病症，都属于肾脏。

诸气膹郁，皆属于肺。（516 条）

各种因气郁所致的呼吸急迫、胸闷病症，都属于肺脏。

诸湿肿满，皆属于脾。（517 条）

各种因湿气所致的浮肿、胀满病症，都属于脾脏。

诸热瞀瘛，皆属于火。（518 条）

各种发热、头目昏蒙不清、筋脉拘挛、抽搐病症，都属于少阳相火。

诸痛痒疮，皆属于心。（519 条）

各种疼痛、瘙痒、疮肿病症，都属于心脏。

诸厥固泄，皆属于下。（520 条）

各种厥逆、二便不通、二便失禁的病症，大都病发于地气。

诸痿喘呕，皆属于上。（521 条）

各种喘、呕、痿症，大都病发于天气。

诸禁鼓栗，如丧神守，皆属于火。（522 条）

各种口噤不开、寒栗颤抖，如同神不守舍病症，都属于少阳相火。

诸痉项强，皆属于湿。（523 条）

各种痉、颈项强直的病症，都属于太阴湿土。

诸逆冲上，皆属于火。（524 条）

各种气逆上冲病症，都属于少阳相火。

诸胀腹大，皆属于热。（525 条）

各种腹部胀大病症，都属于少阴君火。

诸躁狂越，皆属于火。（526 条）

各种烦躁、狂乱、不能自主的病症，都属于少阳相火。

诸暴强直，皆属于风。（527 条）

各种突然发作的肢体强直，都属于厥阴风木。

诸病有声，鼓之如鼓，皆属于热。（528 条）

各种呻吟、膨胀如鼓的病症，都属于少阴君火。

诸病胕肿，疼酸惊骇，皆属于火。（529 条）

各种下肢浮肿、疼痛酸楚、惊吓、恐惧的病症，都属于少阳相火。

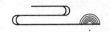

诸转反戾，水液浑浊，皆属于热。（530条）

各种抽筋、角弓反张、肢体屈伸不能、排出混浊水液病症，都属于少阴君火。

诸病水液，澄彻清冷，皆属于寒。（531条）

各种水液代谢物，澄彻清冷的病症，都属于太阳寒水。

诸呕吐酸，暴注下迫，皆属于热。（532条）

各种呕吐、泛酸、急性腹泻，泄下如注、肛门急迫的病症，都属于少阴君火。

故《大要》曰：谨守病机，各司其属，有者求之，无者求之，盛者责之，虚者责之，必先五胜，疏其血气，令其调达，而致和平。此之谓也。（533条）

所以《大要》上说：谨慎遵守病机，把握疾病所属。有病要析机，无病也要析机。根据亢胜与不足确定治则，先要明确五脏之气的偏胜偏衰，疏通气血，使其调和，从而恢复正常状态。就是这个道理。

帝曰：善。五味阴阳之用何如？岐伯曰：辛甘发散为阳，酸苦涌泄为阴，咸味涌泄为阴，淡味渗泄为阳。六者或收或散，或缓或急，或燥或润，或软或坚，以所利而行之，调其气使其平也。（534条）

黄帝说：讲得好。药物五味的阴阳属性及其作用是怎样的？岐伯说：辛味、甘味药物，具有发散作用，属于阳；酸味、苦味药物，具有催吐和泻下作用，属于阴；咸味药物，具有催吐和泻下作用，属于阴；淡味药物，具有渗湿、发泄作用，属于阳。药物的六种性味，有的收敛，有的发散，有的缓和，有的急躁，有的干燥，有的润泽，有的软化，有的坚固，根据病情需要而选择应用，调和五脏之气使之平衡。

帝曰：非调气而得者，治之奈何？有毒无毒，何先何后？愿闻其道。岐伯曰：有毒无毒，所治为主，适大小为制也。（535条）

黄帝说：不用调气的方法，如何治疗呢？有毒的药物和无毒的药物，先用哪种？后用哪种？我想听听这其中的道理。岐伯说：无论用有毒还是无毒的药物，都以能治疗疾病为原则，根据病情制定大小适宜的方剂。

帝曰：请言其制。岐伯曰：君一臣二，制之小也；君一臣三佐五，制之中也；君一臣三佐九，制之大也。（536条）

黄帝说：请说说制方原则。岐伯说：君药一味，臣药二味，制小方；君药一味，臣药三味，佐药五味，制中方；君药一味，臣药三味，佐药九味，制大方。

寒者热之，热者寒之，微者逆之，甚者从之，坚者削之，客者除之，劳者温之，结者散之，留者攻之，燥者濡之，急者缓之，散者收之，损者温之，逸者行之，惊者平之，上之下之，摩之浴之，薄之劫之，开之发之，适事为故。（537条）

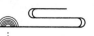
病属于寒，使用热性药；病属于热，使用寒性药。病势较轻，用逆治法；病势严重，用从治法。病症表现坚实，用削减法；病邪侵袭体内，用祛邪法；劳倦耗气，用温补法；气血郁结，用行气散结法；邪气滞留，用攻逐法；表现干燥，用滋润法；病症急迫，用缓和法；精气耗散，用收敛法；精气虚损，用温补法；气血运行不畅，用行气活血法；惊悸不安的，用镇静法。还有升法、降法、按摩、水浴、祛邪、截邪、开窍、发越等，以符合具体病情为原则。

帝曰：何谓逆从？岐伯曰：逆者正治，从者反治，从少从多，观其事也。（538条）

黄帝问：什么叫逆从？岐伯回答说：逆是正治法；从是反治法。药物用量多少，根据病情而定。

帝曰：反治何谓？岐伯曰：热因寒用，寒因热用，塞因塞用，通因通用，必伏其所主，而先其所因，其始则同，其终则异，可使破积，可使溃坚，可使气和，可使必已。（539条）

黄帝问：什么叫反治？岐伯说：疾病表现为热象，使用热性药；疾病表现为寒象，使用寒性药；疾病表现为阻塞不通，使用补益收敛的药物；疾病表现为通利的现象，使用通利的药物。要治疗疾病的本质，必先找出发病的原因，发病开始可能相同，但是最终表现可能大不一样。要用攻逐积聚，消散坚块破溃的方法，使气血调和，达到治疗疾病的目的。

帝曰：善。气调而得者何如？岐伯曰：逆之从之，逆而从之，从而逆之，疏气令调，则其道也。（540条）

黄帝说：好。如何使气调和啊？岐伯说：有逆治法，有从治法，有气逆而从治，有气从而逆治，疏通气使之调和，这是调气的法则。

帝曰：善。病之中外何如？岐伯曰：从内之外者，调其内；从外之内者，治其外；从内之外而盛于外者，先调其内而后治其外；从外之内而盛于内者，先治其外而后调其内；中外不相及，则治主病。（541条）

黄帝说：讲得好。病发于表里内外如何治疗？岐伯说：病生于内部而表现于外部，从内部治疗；病生于外部而涉及内部，治疗在外的病；病生于内部而到达外部，病邪盛于外部的，先治内病，然后再治疗外部的疾病；病生于外部而到达内部，病邪盛于内部的，要先治疗外部的疾病，然后再治内部疾病。分不清内外部位，就针对主要病症治疗。

帝曰：善。火热复，恶寒发热，有如疟状，或一日发，或间数日发，其故何也？岐伯曰：胜复之气，会遇之时，有多少也。阴气多而阳气少，则其发日远；阳气多而阴气少，则其发日近。此胜复相薄，盛衰之节，疟亦同法。（542条）

黄帝说：好。火热为复气，恶寒发热，症如疟疾，有的一天一发，有的间隔

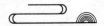

数天一发，这是为何呢？岐伯说：这是胜气与复气，发作有时，发作程度不同的缘故。阴气多而阳气少，发作的时间间隔会长；阳气多而阴气少，其发作时间间隔会短。这是胜复相争，互有盛衰的表现。疟疾发作，与此同理。

帝曰：论言治寒以热，治热以寒，而方士不能废绳墨而更其道也。有病热者寒之而热，有病寒者热之而寒，二者皆在，新病复起，奈何治？岐伯曰：诸寒之而热者取之阴，热之而寒者取之阳，所谓求其属也。（543条）

黄帝说：医籍中说，治疗寒病要用热性药，治疗热病要用寒性药，医生们不能违背这个原则而改变。有的发热疾病用了寒性药而热不退，有的寒性疾病用了热性药而仍然寒，寒热俱在，又发新病，如何治疗呢？岐伯说：凡是用寒性药泻热而热不除的疾病，从阴而治；凡是用热性药散寒而寒邪不去的疾病，从阳治疗，这是根据疾病阴阳属性而治疗的原则。

帝曰：善。服寒而反热，服热而反寒，其故何也？岐伯曰：治其王气，是以反也。（544条）

黄帝说：讲得好。服用寒性药反而出现热象，服用热性药反而出现寒象，这是什么原因呢？岐伯说：这是治疗表面亢胜之气，所以出现相反的结果。

帝曰：不治王而然者何也？岐伯曰：悉乎哉问也！不治五味属也。夫五味入胃，各归所喜，故酸先入肝，苦先入心，甘先入脾，辛先入肺，咸先入肾，久而增气，物化之常也。气增而久，夭之由也。（545条）

黄帝说：不治亢胜之气，那该如何治疗呢？岐伯说：问得真全面啊！是因为对五味应用不当而造成了治疗错误啊！五味入胃，各归其所喜的脏器，所以说酸味先入肝，苦味先入心，甘味先入脾，辛味先入肺，咸味先入肾。长期服用会使相应的脏气增长，这是五味气化作用的一般规律。脏气增长，过久就会偏盛，成为致病原因。

帝曰：善。方制君臣何谓也？岐伯曰：主病之谓君，佐君之谓臣，应臣之谓使，非上下三品之谓也。（546条）

黄帝说：好。制方中的君臣，是什么意思？岐伯说：治疗疾病的主要药物叫君药，辅佐君药的药物叫臣药，与臣药相应的药物叫使药。与药典中上、中、下三品不同。

帝曰：三品何谓？岐伯曰：所以明善恶之殊贯也。（547条）

黄帝问：三品是什么？岐伯回答说：是用来说明药物有毒、无毒差异不同的理论。

帝曰：善。病之中外何如？岐伯曰：调气之方，必别阴阳，定其中外，各守其乡，内者内治，外者外治，微者调之，其次平之，盛者夺之，汗之下之，寒热温凉，衰之以属，随其攸利，谨道如法，万举万全，气血正平，长有天命。帝曰：善。（548条）

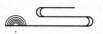

　　黄帝说：讲得好。疾病有内外之别，如何治疗呢？岐伯说：调和气血的方法，必须分辨阴阳属性，确定内外病位，根据病变所在而治疗。内病内治，外病外治；病情轻微的，用调法；病情稍重的，使用平法；病邪亢盛的，使用攻法。发汗、泻下，根据寒热温凉，选用适宜药物，使病气衰退。根据发病病机，遵道守法，方能万无一失，使气血平和、健康长寿。黄帝说：讲得好。

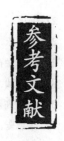

1. 黄帝内经素问[M]. 北京：人民卫生出版社, 1963.

2. 灵枢经[M]. 北京：人民卫生出版社, 2013.

3. 黄帝内经[M]. 南京：江苏科学技术出版社, 2008.

4. [唐]王冰. 王冰医学全书[M]. 太原：山西科学技术出版社, 2012.

5. 李志庸. 张景岳医学全书[M]. 北京：中国中医药出版社, 2015.

6. 邹勇. 五运六气入门与提高十二讲[M]. 北京：人民卫生出版社, 2017.

7. 高尔鑫. 汪石山医学全书[M]. 北京：中国中医药出版社, 1999.

8. [汉]张仲景. 桂林古本伤寒杂病论[M]. 北京：中国中医药出版社, 2014.

9. 赵明山, 鞠宝兆.《黄帝内经》文化解读[M]. 沈阳：辽宁科学技术出版社, 2014.

10. 河南博物院. 河南博物院[M]. 北京：文物出版社, 2013.

11. 孙光荣. 孙光荣释译中藏经[M]. 北京：中国中医药出版社, 2014.

12. [汉]班固. 汉书[M]. [唐]颜师古, 注. 北京：中华书局, 2012.

13. 周礼[M]. 徐正英, 常佩雨, 译. 北京：中华书局, 2014.

14. 王象礼. 陈无择医学全书[M]. 北京：中国中医药出版社, 2005.

15. 科普图鉴编辑部. 天文大百科[M]. 北京：人民邮电出版社, 2016.

16. 霍弗特·西林. 天文大发现[M]. 李海宁, 译. 北京：人民邮电出版社, 2013.

17. 西蒙·纽康. 通俗天文学[M]. 刘连景, 译. 北京：新世界出版社, 2014.

18. 布莱恩·克莱格. 宇宙的奥秘[M]. 高彩霞, 译. 济南：山东画报出版社, 2014.

19. 斯蒂芬·霍金. 宇宙简史[M]. 赵君亮, 译. 南京：译林出版社, 2012.

20. 李伟. 君火以明, 相火以位考释[J]. 中医药杂志, 2017, 14(58): 1250-1252.

21. [宋]邵雍. 邵雍全集[M]. 上海：上海古籍出版社, 2015.

22. 周春才. 易经·黄帝内经图典[M]. 北京：线装书局, 2005.

23. 韩永贤. 黄帝内经素问探源[M]. 北京：中医古籍出版社, 2014.

24. [东汉]魏伯阳. 周易参同契[M]. [宋]朱熹, 注. 北京：中央编译出版社, 2015.

25. 赵尚华. 医易通论[M]. 太原：山西科学技术出版社, 2006.

26. [宋]陈抟. 河洛理数[M]. [宋]邵雍, 述. 谢路军, 整理. 北京：九州出版社, 2016.

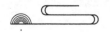
27. 邹勇. 三因司天方解读[M]. 北京：人民卫生出版社，2018.

28. 李山玉，李健民. 八卦象数疗法[M]. 北京：团结出版社，2009.

29. [商]姬昌. 周易大全[M]. 北京：华文出版社，2013.

30. 唐君毅. 中国文化之精神价值[M]. 南京：江苏教育出版社，2006.

31. [清]高士宗. 素问直解[M]. 北京：中国医药科技出版社，2014.

32. 张志聪. 黄帝内经素问集注[M]. 北京：中国医药科技出版社，2014.

33. 方药中，许家松. 黄帝内经素问运气七篇讲解[M]. 北京：人民卫生出版社，2012.

34. 苏颖. 中医运气学[M]. 北京：中国中医药出版社，2012.

35. 杨力. 中医运气学[M]. 北京：北京科学技术出版社，1999. 第2版.

36. 马莳. 黄帝内经素问注证发微[M]. 北京：中医古籍出版社，2017.

37. 淮南子[M]. 陈广忠，译注. 北京：中华书局，2012.

38. 肖军. 五运六气的天学基础[J]. 天文爱好者，2019（2）：89.

39. 王友军. 五气经天的天文学解读[J]. 英国中医，2018，7（1）：8.